“十二五”职业教育国家规划教材

经全国职业教育教材审定委员会审定

QUANKE YIXUE

全科医学

（第2版）

任光圆 主编

高等教育出版社·北京

内容提要

本书为“十二五”职业教育国家规划教材。共分为三篇二十章。第一篇为全科医学的基本理论，从全科医学的产生、发展和相关概念的介绍入手，重点阐述了以人为中心、以家庭为单位、以社区为导向、以预防为先导的健康照顾的理论与原则。第二篇为全科医疗实践，从基层医疗照顾中的基本技术入手，按全科医疗的原则，重点介绍了除日常社区医疗外的亚健康人群照顾，重点人群（妇女、儿童、老年人）卫生保健要点，慢性非传染性疾病管理要求，社区急症处理原则和社区康复、临终关怀、社区护理的方法。第三篇为全科医疗管理，以居民健康档案为重点，对社区卫生服务管理、公共卫生管理、全科医学教育与研究、全科医疗中的法律法规与伦理、全科医疗质量管理等方面内容进行了介绍。

本书适用于高职高专临床医学类、卫生管理类等专业学生，同时也可作为全科医生、社区护士、公共卫生医生、社区卫生服务管理人员等人员的继续教育培训教材与自学参考教材。

图书在版编目（CIP）数据

全科医学 / 任光圆主编 . --2 版.-- 北京：高等教育出版社，2015.7

ISBN 978-7-04-042848-3

Ⅰ.①全… Ⅱ.①任… Ⅲ.①全科医学－高等职业教育－教材 Ⅳ.① R4

中国版本图书馆 CIP 数据核字（2015）第 107297 号

策划编辑 夏 宇　　责任编辑 陈鹏凯　　封面设计 李小璐　　版式设计 童 丹
插图绘制 郝 林　　责任校对 刘娟娟　　责任印制 韩 刚

出版发行	高等教育出版社	网　址	http://www.hep.edu.cn
社　址	北京市西城区德外大街4号		http://www.hep.com.cn
邮政编码	100120	网上订购	http://www.landraco.com
印　刷	保定市中画美凯印刷有限公司		http://www.landraco.com.cn
开　本	787mm×1092mm 1/16		
印　张	19	版　次	2007 年1月第 1 版
字　数	450千字		2015 年7月第 2 版
购书热线	010-58581118	印　次	2015 年7月第 1 次印刷
咨询电话	400-810-0598	定　价	32.00元

本书如有缺页、倒页、脱页等质量问题，请到所购图书销售部门联系调换

物 料 号　42848-00

《全科医学》（第2版）编写人员

主　编　任光圆

副主编　孙统达　王勤荣　刘　伟

编　者　（以姓氏拼音为序）

董　宣（天津医学高等专科学校）

冯小君（宁波卫生职业技术学院）

刘　伟（江苏大学医学院）

马高祥（绍兴文理学院医学院）

马国庆（绍兴文理学院医学院）

任光圆（宁波卫生职业技术学院）

孙统达（宁波卫生职业技术学院）

王　静（浙江医学高等专科学校）

王勤荣（金华职业技术学院医学院）

周卫凤（安徽医学高等专科学校）

赵志军（河南大学第一附属医院）

出版说明

教材是教学过程的重要载体，加强教材建设是深化职业教育教学改革的有效途径，推进人才培养模式改革的重要条件，也是推动中高职协调发展的基础性工程，对促进现代职业教育体系建设，切实提高职业教育人才培养质量具有十分重要的作用。

为了认真贯彻《教育部关于"十二五"职业教育教材建设的若干意见》(教职成〔2012〕9号)，2012年12月，教育部职业教育与成人教育司启动了"十二五"职业教育国家规划教材(高等职业教育部分)的选题立项工作。作为全国最大的职业教育教材出版基地，我社按照"统筹规划，优化结构，锤炼精品，鼓励创新"的原则，完成了立项选题的论证遴选与申报工作。在教育部职业教育与成人教育司随后组织的选题评审中，由我社申报的1 338种选题被确定为"十二五"职业教育国家规划教材立项选题。现在，这批选题相继完成了编写工作，并由全国职业教育教材审定委员会审定通过后，陆续出版。

这批规划教材中，部分为修订版，其前身多为普通高等教育"十一五"国家级规划教材(高职高专)或普通高等教育"十五"国家级规划教材(高职高专)，在高等职业教育教学改革进程中不断吐故纳新，在长期的教学实践中接受检验并修改完善，是"锤炼精品"的基础与传承创新的硕果；部分为新编教材，反映了近年来高职院校教学内容与课程体系改革的成果，并对接新的职业标准和新的产业需求，反映新知识、新技术、新工艺和新方法，具有鲜明的时代特色和职教特色。无论是修订版，还是新编版，我社都将发挥自身在数字化教学资源建设方面的优势，为规划教材开发配备数字化教学资源，实现教材的一体化服务。

这批规划教材立项之时，也是国家职业教育专业教学资源库建设项目及国家精品资源共享课建设项目深入开展之际，而专业、课程、教材之间的紧密联系，无疑为融通教改项目、整合优质资源、打造精品力作奠定了基础。我社作为国家专业教学资源库平台建设和资源运营机构及国家精品开放课程项目组织实施单位，将建设成果以系列教材的形式成功申报立项，并在审定通过后陆续推出。这两个系列的规划教材，具有作者队伍强大、教改基础深厚、示范效应显著、配套资源丰富、纸质教材与在线资源一体化设计的鲜明特点，将是职业教育信息化条件下，扩展教学手段和范围，推动教学方式方法变革的重要媒介与典型代表。

教学改革无止境，精品教材永追求。我社将在今后一到两年内，集中优势力量，全力以赴，出版好、推广好这批规划教材，力促优质教材进校园、精品资源进课堂，从而更好地服务于高等职业教育教学改革，更好地服务于现代职教体系建设，更好地服务于青年成才。

高等教育出版社
2014年5月31日

前　言

基层卫生服务是一项改善和促进国民健康与福利的核心工作。加强以全科医生为主体的基层医疗卫生人才培养，是构建新型医疗卫生服务体系，使全体居民公平享有基本医疗卫生服务的重要基础。《全科医学》自2007年第1版出版以来，特别是随着当前各项“新医改”任务的不断推进与深入，政府对于培养“下得去、留得住、用得好”的高素质全科医生人员队伍提出了更多、更高的新要求，相继出台了《关于建立全科医生制度的指导意见》等一系列政策文件，使全科医学教育培训迎来了较好的发展机遇。作为一名长期从事全科医学教育科研的工作者，有责任对前一版内容进行补充完善，为建立健全统一规范的全科医生培养模式服务。

本次修订，紧密结合基层社区卫生服务实际工作，以加强培养医学生的社区综合卫生服务能力为切入点，以必需、够用、实用、实践、实效性为原则，突出以职业岗位技术的针对性和操作性为要素，根据当前新医改任务要求，更新了部分章节内容，构建以职业岗位技能为中心的课程体系，力图使高职高专医学生对于全科医学的基本概念、内涵、特点及操作技能有明确、完整的理解与掌握，以实现全科医学技能通科化、社区技能社会化。

在修订过程中，得到了高等教育出版社领导和编辑的大力支持和帮助，为本书的编写给予了多次真诚的指导，提出了许多宝贵建议，在此，致以衷心的感谢！

与其他临床专科相比，全科医学在我国仍然处于起步发展阶段。限于编者学识与经验有限，水平不高，加之时间匆忙，书中难免有疏漏和不妥，敬请各位专家、读者和同道予以批评指正，以期进一步修订与完善。

任光圆

2015年1月于宁波

目　录

第一篇　全科医学基本理论

第一章　绪论 ………… 3

第一节　全科医学发展简史 ………… 3

第二节　全科医学产生的基础 ………… 8

第三节　全科医学的医学观 ………… 11

第四节　学习全科医学的意义 ………… 13

第二章　全科医学的相关概念 ………… 15

第一节　全科医学 ………… 15

第二节　全科医疗 ………… 17

第三节　全科医生 ………… 21

第三章　以人为中心的健康照顾 ………… 28

第一节　两种不同的服务模式 ………… 28

第二节　以人为中心的健康照顾的原则 ………… 30

第三节　全科医生的应诊任务 ………… 31

第四节　全科医生应诊的过程 ………… 33

第五节　病人管理 ………… 39

第四章　以家庭为单位的健康照顾 ………… 42

第一节　家庭的结构与功能 ………… 42

第二节　家庭与健康的关系 ………… 47

第三节　家庭评估 ………… 51

第四节　家庭健康照顾 ………… 55

第五章　以社区为导向的健康照顾 ………… 63

第一节　社区与健康 ………… 63

第二节　以社区为基础的健康照顾 … 66

第三节　社区诊断 ………… 68

第四节　社区筛检 ………… 71

第五节　社区健康照顾团队 ………… 74

第六章　以预防为先导的健康照顾 ………… 77

第一节　预防医学概述 ………… 77

第二节　临床预防 ………… 81

第三节　健康教育与健康促进 ………… 89

第二篇　全科医疗实践

第七章　基层医疗照顾中的基本技术 ………… 99

第一节　全科医生的临床思维 ………… 99

第二节　医患沟通技巧 ………… 101

第三节　病史采集 ………… 103

第四节　概率方法及评价量表的应用 ………… 106

第八章　亚健康人群照顾 ………… 113

第一节　概述……………………… 113
第二节　合理膳食与适量运动……… 117
第三节　控烟……………………… 121
第四节　心理卫生………………… 125

第九章　重点人群保健 ………… 128

第一节　妇女保健………………… 128
第二节　儿童保健………………… 133
第三节　老年人保健……………… 137

第十章　慢性非传染性疾病管理 … 140

第一节　以社区为导向的慢性病管理……………………… 140
第二节　慢性病社区管理举例……… 143

第十一章　社区急症处理 ………… 159

第一节　概述……………………… 159
第二节　现场急救………………… 164
第三节　转诊与运送……………… 168

第十二章　社区康复 ………… 171

第一节　概述……………………… 171
第二节　康复服务在社区中的开展 … 176

第十三章　社区护理 ………… 181

第一节　概述……………………… 181
第二节　社区护理发展简史………… 184
第三节　社区护理的管理与工作内容……………………… 186

第十四章　临终关怀 ………… 190

第一节　概述……………………… 190
第二节　临终前照顾……………… 193
第三节　死亡后护理……………… 197

第三篇　全科医疗管理

第十五章　居民健康档案 ………… 201

第一节　概述……………………… 201
第二节　建立居民健康档案的目的……………………… 204
第三节　居民健康档案的种类和内容……………………… 205
第四节　社区居民健康档案的管理 … 213

第十六章　社区卫生服务管理 …… 216

第一节　概述……………………… 216
第二节　社区卫生服务组织管理…… 221
第三节　社区卫生服务资源管理…… 223
第四节　社区卫生服务质量管理…… 231
第五节　社区卫生服务的品牌管理 … 233

第十七章　公共卫生管理 ………… 236

第一节　公共卫生管理及其体系……………………… 236
第二节　突发公共卫生事件应对机制……………………… 241
第三节　传染病管理……………… 242

第十八章　全科医学教育与研究 ………… 246

第一节　全科医学教育……………… 246
第二节　全科医学科研……………… 252

第十九章　全科医疗中的法律法规与伦理 ………… 262

第一节 全科医疗中的有关法律…… 262
第二节 全科医疗中的有关法规…… 266
第三节 全科医疗中的有关伦理…… 269

第二十章 全科医疗质量管理…… 273

第一节 概述………………………… 273
第二节 全科医疗质量的要素……… 274
第三节 全科医疗质量的管理内容 … 276
第四节 全科医疗质量的管理方法………………………… 278
第五节 全科医疗质量评价体系…… 280

参考文献 ………………………………………………………………………… 283

英中文对照名词………………………………………………………………… 285

第一篇

全科医学基本理论

第一章 绪 论

学习提要：

本章主要讨论了全科医学的国内外发展历史和产生背景与基础，介绍了全科医学的医学模式、健康观与方法论，分析了学习全科医学的意义。通过本章学习，要求掌握全科医学的医学模式、健康观与方法论，熟悉全科医学的产生背景与基础，熟悉全科医学的学习意义，了解国内外全科医学的发展历史。

全科医学（general practice）又称为家庭医学（family medicine），是20世纪60年代末在北美洲兴起的一门以人为中心，以维护和促进健康为目标，向个人、家庭与社区提供连续、综合、便捷的基本卫生服务的新型医学学科。它的产生有着悠久的历史渊源，更有鲜明的现代医学发展时代特征。经过近50年的发展和完善，全科医学已逐渐形成了自己独特的医学观和方法论及学科体系，弥补了高度专科化的生物医学的不足，真正实现了医学模式的转变，为合理利用卫生资源，降低医疗费用，满足社区居民的卫生服务需求发挥了重要的作用。全科医学自20世纪80年代后期引入我国后，引起了广大基层医务工作者的极大兴趣和卫生行政部门的高度重视，对我国社区卫生服务的发展起到了极大的推动作用。

第一节 全科医学发展简史

研究和分析全科医学发展的历史和背景，有助于我们更好地理解全科医学的基本理念和现实意义，有助于我们更准确地展望全科医学的发展趋势和未来前景。

一、国外全科医学的发展

中世纪以前，在西方国家还未出现作为正式职业的医生，多是牧师、商人或手艺人，通过学徒式从师获得的医技知识和行医经验，作为副业为公众提供治疗疾病的服务，这些人被称为治疗者（healer/therapist）。18世纪初，欧洲开始出现以行医为终身职业的少数经大学正规训练的医生，这些医生主要在城市开业从事类似内科的工作，但只为少数富人和贵族服务，称其为“贵族医生”。到18世纪中期，由于旧的社会阶层之间的藩篱被打破，人们对医疗服务需求的提高，“贵族医生”不再自命不凡，开始学习原由“匠人”去做的外科手术等技术，成为什么都干的“多面手”（generalist）。部分“贵族医生”进入北美洲，以个人开业的方式为公众提供医疗服务，他们与公众接触频繁，关系比较密切，因而深受民众欢迎并得以迅速发展。19世纪初，英国的《*Lancet*》杂志首次把这些受过医学训练而个体开业的行医者称为通科医生（general practitioner），以便与其他治疗者区别，从此，通科医生这一称谓逐渐在社会上广泛传播。直到19世纪末，通科医生仍占据西方医学的主导地位，因此有人将19世纪的欧洲和北美洲称为“通科医生时代”。

百年来近代医学的快速发展，使人们对于疾病与健康的关系有了更为深入的熟悉与理解。20世纪初，医学基础学科的迅速发展和与医学密切相关的物理学、化学等学科的进展，为医学教育建立在科学的基础上奠定了基础，并伴随着医学学科、医疗技术的发展和分化，促进了临床实践的专门化——临床学科出现。1889年成立的美国 Johns Hopkins 医学院，对医学教育进行了大胆改革，将两年制改成四年制，要求学生用两年时间学习基础医学，并在实验室接受基本的科学研究和实际操作训练，另两年时间在附属医院按专科接受临床教学，在病房中进行实践。1910年，美国教育家 Abraham Flexner 对美国和加拿大155所医学院的课程设置、教学质量进行了现状调查，发表了具有历史意义的考察报告，这篇报告赞赏 Johns Hopkins 医学院改革医学教育的做法，建议用 Johns Hopkins 医学院的模式来改造医学教育，提倡强化基础教育，强调医学研究，学生应在附属医院接受专科医师的带教，为培养专科医生提供了基本保证，这一建议得到医学院校的普遍响应，从此医学院校就不再尽力培养多面手的通科医生了。

1910—1940年期间是第一次专科化发展的高潮，自美国1917年第一个专科医学会——眼科医学会成立后，其他专科医学会及相应的医院医师训练项目相继建立，具有相当规模提供专科化服务的综合性医院遍布各大城市，各医院高水平的专科医生和高精尖的医疗设备吸引着民众的就医去向，使通科医生逐渐受到冷落。20世纪40年代末至60年代末，随着生物医学研究的深入和医疗技术的不断进步，进一步分科已无法避免，各种专科随之蓬勃兴起，各种亚专科的专科委员会相继成立。医院提供的服务越分越细，一名医生通常只负责医疗服务的某个方面或只对某一器官、系统的疾病进行诊治，专科医生在一个相对狭窄的领域中的研究达到前所未有的深度，专科化的发展再次被推向高潮，各个临床医学专科迅速发展，专科医生数量剧增，专科医疗在20世纪50年代末占据了医疗服务行业的主导地位，而通科医疗面临衰亡的危机，通科医生数量急剧减少。

但在专科化再次发展的同时，人们发现医疗卫生服务被分割成为各个专科医疗服务的片段，缺乏能够提供连续性、综合性和个性化的医疗服务，专科化服务的内在缺陷越来越引起人们的关注，如医生看病应诊的场所由社区的诊室、患者的家里到了医院；专科医生不允许花长时间接待病人，无法对病人作详细询问和认真观察，更多地依赖于化验和检查等。专科化使医疗的可及性、连续性、综合性及人性化服务受到了极大的挑战。同时，人口的老龄化、医学模式的转变、疾病谱和死因谱的变化、慢性病的增多、高新精尖的医疗服务技术使就医诊疗费用迅猛增加，使得政府和民众不堪重负，专科化的现代医学不能应对这一挑战，因而使处于衰落阶段的通科医生也看到了自身生存的前景，认清了自己的使命，在公众的呼唤、医学界的呼吁和通科医生自身的不懈努力下，于1947年代表通科医生的组织——美国通科医疗学会（AAGP）正式成立，历史为通科医生的新生准备了充分的条件。

1966年 Millis 和 William 的报告指出，由于专科化与全科医疗的分裂，提供综合性医疗服务出现了障碍，强调了培养家庭医生的必要性，认为家庭医生利用的知识体系及其功能完全不同于其他专科医生，报告同时界定了其服务的主要内容及培养家庭医生的特征，建议建立一个注重医生与病人及其家庭的相互作用的新的专科即家庭医疗。1969年2月，家庭医疗作为第20个医学专科委员会的建议得到政府的批准，同时，成立了美国家庭医疗专科委员会

(American board of family practice ,ABFP),负责家庭医疗专科证书的考核与颁发,通常人们将其作为全科医学学科正式建立的标志。1971 年,美国通科医疗学会(AAGP)正式改名为美国家庭医师学会(American academy of family physician,AAFP)。20 世纪的全科医生面对的是完全不同 18 世纪的通科医生的历史条件,全科医生的回归绝不是历史的简单重复,而是通过建立在现代医学科学、医学心理学、社会医学和行为科学、公共卫生管理、健康管理等学科的基础上的新的学科。从 1970 年开始,一名医生只有完成 3 年的家庭医疗住院医师培训项目,并通过综合性考试之后,美国家庭医疗专科委员会才会授予有效期为 6 年的专科医师证书。6 年之后,要再次获得专科证书必须符合以下 4 个要求:① 6 年间至少获得 300 个学时被认可的继续医学教育学分;② 持有在美国或加拿大开业的有效执照;③ 通过一次综合性笔试;④ 进行一次病史记录检查,必须达到满意的程度。家庭医疗专科证书的再认定在其他专科是没有的,这不仅保证了家庭医生的学术水平和服务质量,也体现了美国家庭医生为获得与其他专科医生同等的社会认同与地位所做出的不懈努力。

20 世纪 70 年代早期,家庭医疗已成为解决医疗保健分离、卫生资源分布不均和医疗费用上涨等问题的有效途径,因而得到了政府和医学界的广泛支持,家庭医疗也从此得到迅速发展。1972 年,世界家庭医生组织(WONCA)在澳大利亚墨尔本正式成立,学会成为世界各地全科医生提供学术交流与信息交流的公共平台,较好地促进了全科医学在全球各地的发展。到 80 年代,全美 85%以上的医学院都设有不同类型的家庭医学科或系,并为医学生开设相关课程。全美约 13%的医学毕业生选择家庭医疗住院医师训练项目,家庭医疗的住院医师训练项目的数量得到稳步发展。但因资金限制,高质量的家庭医疗项目更多地分布于独立的综合性医院或社区医院中。美国的家庭医生(含通科医生)自 1975 年降到最低,1986 年前后又见明显回升,从医疗规模来看,家庭医疗已位居所有专科的第二位。随着管理化医疗(managed care)和健康维护组织(MHO)的发展,社会对全科医生的需求将明显增加,对全科医生的要求也将逐渐提高。

附:世界家庭医生组织(WONCA)

世界家庭医生组织(WONCA)于 1972 年在澳大利亚墨尔本市举行的第五届世界全科医学大会上正式成立。在此之前,WONCA 只是一个非正式的学术团体,其成员(包括团体和个人)积极而成功地举办了四次世界全科医学大会,推动了全科医学的复兴,促进了全科医学的交流和传播,也为 WONCA 的成立奠定了基础。

WONCA 是非官方的、国际性的全科医学学术团体,在学术上尤其在初级卫生保健方面与世界卫生大会(WHO)有着密切合作。WONCA 的主要活动是主办全科医学的国际会议,每三年举行一次,1995 年曾在我国香港召开。WONCA 负责出版发行国际性的杂志和刊物,目前主要有《WONCA 新闻》和《家庭医学》,还出版了如《初级卫生保健中健康问题的国际分类》及《初级卫生保健的国际分类》等重要书籍。

WONCA 自成立以来,以其出色的活动和强有力的组织力量,促进了全科医学在世界范围的发展。同时,WONCA 自身也得到了壮大。1972 年 WONCA 拥有 18 个成员,目前已拥有 50 多个会员(各国全科/家庭医学会),是世界上拥有医生数量最多、影响最广泛的医学学术团体。

WONCA 的事务由理事会负责，理事会由来自各会员国的代表组成，世界大会由理事会负责组织、协调。理事会任命并组成执委会，执委会是对 WONCA 的决策和发展最有影响力的机构。

二、全科医学在中国的发展

全科医学自 20 世纪 60 年代末在北美洲兴起以来，在我国实行改革开放政策后，也有一些零星介绍，但全科医学完整概念正式引入我国则是在 80 年代末。1986—1988 年，WONCA 的前任主席 Dr Raiakumar 和 Peter Lee 几次来华访问，建议中国开展全科医疗。原卫生部科教司、首都医科大学等机构的领导按照他们的建议于 1989 年在首都医科大学成立了国内第一家全科医学培训中心，北京市成立了北京全科医学学会。经原卫生部、中华医学会、北京市卫生局和首都医科大学等单位的共同努力，以及国外全科医学界特别是 WONCA 的支持，1989 年末在北京召开了第一届全科医学国际学术会议。这次会议促进了全科医学概念在国内医学界的传播，初步引起了卫生管理部门领导层的重视，对全科医学的引入起到了积极的推动作用。1993 年 11 月中华医学会全科医学分会的成立，标志着我国全科医学的诞生。1998 年、2002 年、2003 年《中国全科医学杂志》《中华全科医师杂志》《全科医学临床与教育杂志》分别创刊。

从 20 世纪 90 年代初开始，我国的医学及医学教育界对全科医学的理论和实践进行了认真的研究和试点。首都医科大学举办了第一届全科医师培训班。1991 年 6 月，吴春容教授与浙江省江山市卫生局合作，在四都镇卫生院启动了我国第一个农村全科医疗试点；1992 年 11 月，全国首届全科医学教育与服务现场研讨会在浙江金华召开，在国内产生了一定的影响。此后，首都医科大学、原浙江医科大学、原浙江省金华卫校等分别开始招生，培养本科、专科、中专层次的全科医生。至 90 年代中期，试点性的全科医疗及全科医生的培养项目已遍布大部分省份。实践证明，以全科医生为骨干的社区卫生服务顺应了我国基层卫生服务的改革方向。1997 年 1 月 15 日，中共中央、国务院下达的《关于卫生改革与发展的决定》明确提出，要“加快发展全科医学、培养全科医生”，为培养某一类医生而写入中央的决定之中，足以说明政府行政管理部门对开展全科医学、培养全科医生这一工作的重视。此后，全国各地根据《中共中央、国务院关于卫生改革与发展的决定》精神，在全国范围内陆续建立健全社区卫生服务体系。在开展社区卫生服务的过程中进一步认识到全科医生是提供社区卫生服务的核心力量，高素质的人才是社区卫生服务质量及其持久发展的重要保证和前提，培养全科医生是建立城镇职工医疗保险制度的基础，开展全科医学教育、培养全科医师的工作受到政府及各有关职能部门的高度重视，相继出台了有关社区卫生服务的各种配套与保障政策。

1999 年，卫生部等 10 部委下发了《关于发展城市社区卫生服务的若干意见》，明确了社区卫生服务是以全科医生为主的医疗卫生机构所从事的一种社区定向的卫生服务，是在政府领导、社会参与及上级卫生机构指导下，以基层卫生服务机构为主体、全科医生为骨干，合理使用卫生资源和适宜技术，以人的健康为中心、以家庭为单位、以社区为范围、以需求为导向，以妇女、儿童、老年人、慢性病病人、残疾人、低收入居民为重点，以解决社区主要卫生问题，满足基本医疗卫生服务需求为目的，融预防、医疗、保健、康复、健康教育和计划生育技术服务等为一体的，有效的、经济的、方便的、综合的、连续的基层卫生服务。作为社区卫生服务的技术和人才的支撑力量，全科医学和全科医生再一次被推到了基层卫生服务建设的前沿。1999 年 12 月，卫生部召开了首届全国全科医学教育工作会议，在总结试点省、市培养全科医师成功经验的基础上，下发了《关于发展全科医学教育的意见》，出台了《全科医师规范化培训大纲》和《全科医师岗位培训大纲》，对于全科医学教育的目标、发展原则、措施和培训标准等要求进行了全面部署，全面启动了全科医学教育，规范了全科医学教育与培养的内容和要求，使我国全科医师的培养与全科医疗的发展开始走向规范。

国务院于 2006 年 2 月 21 日印发了《关于发展城市社区卫生服务的指导意见》（国发〔2006〕10 号），明确指出社区卫生服务是城市卫生工作的重要组成部分，是实现人人享有初级卫生保健目标的基础环节。大力发展社区卫生服务，构建以社区卫生服务为基础、社区卫生服务机构与医院和预防保健机构分工合理、协作密切的新型城市卫生服务体系，对于坚持预防为主、防治结合的方针，优化城市卫生服务结构，方便群众就医，减轻费用负担，建立和谐医患关系具有重要意义。

2006 年国家人事部、卫生部、教育部等五部门出台了《关于加强城市社区卫生人才队伍建设的指导意见》，进一步明确了全科医学应作为高等医学院校重点建设的专业学科，明确了社区卫生人才队伍建设的指导思想、目标任务及培养体系，这进一步加快了社区卫生人才队伍建设和人才培养，提高社区卫生人才队伍的整体素质和服务水平，促进社区卫生事业的发展。

2009 年中共中央国务院《关于深化医药卫生体制改革的意见》明确指出，要“完善以社区卫生服务为基础的新型城市医疗卫生服务体系。加快建设以社区卫生服务中心为主体的城市社区卫生服务网络，完善服务功能，以维护社区居民健康为中心，提供疾病预防控制等公共卫生服务、一般常见病及多发病的初级诊疗服务、慢性病管理和康复服务。转变社区卫生服务模式，不断提高服务水平，坚持主动服务、上门服务，逐步承担起居民健康‘守门人’的职责”，以建立覆盖城乡居民的基本医疗卫生制度。

2010 年，卫生部等 6 部委联合印发了《以全科医生为重点的基层医疗卫生队伍建设规划》，明确指出，要到 2020 年，通过各种途径培养 30 万名全科医生，逐步形成一支数量适宜、质量较高、结构合理、适应基层医疗卫生制度需要的基层医疗队伍。

2011 年，国务院颁布了《关于建立全科医生制度的指导意见》（国发〔2011〕23 号》），明确指出：建立全科医生制度是促进医疗卫生服务模式转变的重要举措，是实现人人享有基本卫生服务的基本途径。明确了建立全科医生制度的指导思想、基本原则和总体目标，指出要到 2020 年，在我国初步建立起充满生机和活力的全科医生制度，基本形成统一规范的全科医生培养模式和“首诊在基层”的服务模式，全科医生与城乡居民基本建立比较稳定的服务关系，基本实现城乡每万名居民有 2~3 名合格的全科医生，全科医生服务水平全面提高，基本适应人民群众基本医疗卫生服务需求。明确了全科医生培养要求，对全科医生培养内容、执业准入条件及学位授予标准等方面进行了统一要求，逐步建立统一规范的全科医生培养制度，规范全科医生培养模式，将全科医生培养逐步规范为“5+3”模式，即先接受 5 年的临床医学（含中医学）基础教育（医学本科生教育），再接受 3 年的全科医生规范化培养（全科住院医师培养）。在过渡期内，3 年的全科医生规范化培养可以实行“毕业后规范化培训”和“临床医学研究生教育”两种方式。

第二节　全科医学产生的基础

新的学科的产生可以是一较大学科随着技术发展分化而来,也可能是一个古老学科的再生或升华。全科医学被认为是通科医疗的升华并顺应了为个人及家庭提供整体性、综合性的服务而发展起来的,是人类现代化生活需求的必然产物,而之所以能在某一特定的历史时期产生,有其产生的特定背景和现实基础。

一、全科医学产生的社会学基础

1. 人口迅速增长　第二次世界大战以后,随着公众生活水平的提高,医学科技的进步和公共卫生事业的迅速发展,使居民的身体素质明显改善,传染病得到有效控制,疾病的病死率、婴儿和产妇的死亡率逐渐下降,社会人口数量迅速增加,至 20 世纪 50 年代末,世界人口进入大爆炸的时代。由于增长的人口相对集中于大城市,人口过多成为危害公众健康的重要问题,体现在生活空间拥挤,公共设施落后,生活节奏加快,工作竞争激烈等引发的大量与之相关的健康问题;同时,随着生活水平提高,健康观念变化,对卫生服务的需求明显增加,从而造成为公众提供卫生服务的能力与公众对卫生服务的需求之间出现了尖锐的矛盾。要解决这一难题,仅靠医院提供的专科化服务已难以实现,从而使人们又重新认识到培养公众最易接近的多面手医生的重要性。

2. 人口老龄化　随着人们生活水平的提高,人群的平均预期寿命迅速增长,老年人口及其所占比例也不断增加。按联合国规定,在一个国家或地区的总人口中,60 岁及以上人口所占的比例超过 10%,或 65 岁及以上人口所占的比例超过 7%,就属老年型社会,这一国家或地区就属于老年型国家或地区。从全球范围来看,2010 年 60 岁及以上人口占世界人口比例已超过 12%,2011 年 10 月 31 日,世界人口总数已达 70 亿;预计到 2050 年将超过 90 亿,60 岁及以上人口占世界人口比例将达到 22%。

2000 年,我国 65 岁及以上的人口为 8 811 万人,占总人口的 6. 96%,标志着我国开始步入老龄化时代,是目前世界上老年人口最多的国家,占全球老年人口总量的 1/5。2010 年第六次全国人口普查显示,我国 60 岁及以上人口为 177 648 705 人,占 13. 26%,其中 65 岁及以上人口为 118 831 709 人,占 8. 87%。同 2000 年第五次全国人口普查相比,60 岁及以上人口的比例上升 2. 93 个百分点,65 岁及以上人口的比例上升 1. 91 个百分点。"十二五"时期,随着第一个老年人口增长高峰到来,我国人口老龄化进程将进一步加快。从 2011 年到 2015 年,全国 60 岁以上老年人将由 1. 78 亿增加到 2. 21 亿,平均每年增加老年人 860 万;老年人口比例将由 13. 3%增加到 16%,平均每年递增 0. 54 个百分点。到 2026 年将达到 3 亿,2037 年超过 4 亿,2051 年达到最大值,到时每 4 个人口中就有 1 人是老年人。

老龄化问题已成为当今面临的重大社会问题,主要表现为:一是老年人特殊的自身需要问题,如保健、医疗、营养、赡养、社会服务及福利保障等,统称为人道主义问题;二是社会发展方面的问题,老龄化导致劳动年龄人口比例下降、赡养系数增大,社会与家庭的经济压力增加等所带来的社会、经济问题。

人口老龄化造成了卫生服务需求和医疗费用的迅速增长,老年人成为医疗保健服务的重点对象,主要体现在:① 老年人就诊率、住院率高,住院时间长、医疗费用大,需要特殊的照顾;② 老年人对家庭的依赖性强,家庭保健成为老年人最重要的医疗保健支持;③ 占疾病谱和死因谱前几位的疾病均多发于老年人,慢性病的盛行使老年人成为主要受害者。总之,老年人这一特殊人群的增长导致对卫生服务特殊需求的增长是促使全科医学产生与发展的重要因素。

3. 家庭结构与功能的变化　随着城市化和工业化的发展,人们生活观念的转变,家庭结构日趋简单,核心家庭成为城市家庭的主要形式,这种家庭结构的变化,使传统的家庭观念受到猛烈的冲击,同时使家庭原有的一些功能逐渐转向社会,对社会的卫生服务和福利事业提出了许多特殊的要求。

现代家庭的结构变化丧失了传统大家庭所拥有的某些重要功能,体现在家庭内资源的缺乏,削弱了应付紧张事件的能力,减弱了为其家庭成员提供身体和精神方面照顾的能力,随之与家庭有关的健康问题日益增多,如心身疾病、酗酒、家庭暴力等;家庭成员对医护人员的依赖性明显增强,越来越需要初级保健医生的指导和帮助,尤其是关系不健全的家庭及其成员。医生走进家庭,家庭拥有自己的医生已成必然趋势。而医生只有掌握处理与家庭有关问题以及提供家庭保健的技能,才能为个人及家庭提供完整、有效、及时的医疗保健服务。这一领域的广泛研究是全科医学关心的焦点,也是成为一门独特学科的重要基础。

4. 卫生资源配置不合理　专科化的发展使大部分卫生经费消耗在大医院的基本建设、高新精尖设备添置和疾病的诊疗上,结果使原有条件优越的大医院无限制地发展,规模成倍扩大,人员急剧增加,造成医疗费用上升。而中小医院原本基础较差,又加上资金短缺、投入不足,造成病人流向不合理,医患比例相对失调,这种局面使病人减少,收入减少,对其生存和发展构成严重威胁。这种卫生资源配置的不合理,突出表现为卫生服务的不合理,呈现出社会对卫生需求呈正三角,而卫生资源的配置却呈倒三角。在城市,医院林立、竞争激烈,造成资源浪费的同时,边远和贫困地区缺医少药的状况仍然严重,大医院的发展不能使大部分人得到最基本的卫生保健服务。这种不良的医疗体制,必然影响到公众对政府的满意度,其国家对卫生的投资政策向基层医疗、预防保健等倾斜的改革已在所难免。

5. 卫生经费增长过快而效益降低　随着人口增长和人口老龄化,医学上高新技术的发展和应用,新的疾病的出现使医疗投入急剧增长,医疗价格迅速上涨,政府和公众都面临巨额经费支出的压力。遗憾的是,卫生经费的增长对改善人类总体健康状况却收效甚微,公众的不满情绪也日益高涨,这使得政府需要考虑医疗保健系统的平衡发展问题。医学界也明显感到来自公众对卫生服务需求的压力。英国由于一直重视立足于社区的初级医疗保健工作,不仅卫生费用上涨很慢且公众满意度较高,这一现象使得美国等国家开始重视预防、保健和基层医疗的作用,并在卫生经费的分配上开始向基层及初级保健项目上倾斜,这为全科医学的发展创造了有利条件。

二、全科医学产生的医学基础

1. 疾病谱和死因谱的变化　20 世纪中期以前,影响人类健康的主要疾病是各种急性传染病和营养不良性疾病。随着控制传染病的手段不断提高和医疗预防服务的普及,以及人们生活水平的提高,急性传染病和营养不良性疾病在疾病谱和死因谱的顺位逐渐下移,而由不良生活方式、环境污染以及生活、心理压力增加所致的慢性非传染性疾病(简称慢性病)逐渐占据疾病谱和死因谱的主导地位。在20世纪后期的人类疾病谱中，占前三位的依次为心脑血管疾病、恶性肿瘤和意外死亡。

疾病谱的变化对现代医学产生了新的冲击。由于各种慢性病的病因和发病机制往往涉及多种外因和内因、多个系统和器官，慢性病有明显不同于急性传染病的特征，慢性病往往是终身性的，要经历长期的演变过程，没有特异性的根治药物，但可得到有效控制。因此，连续性的医疗保健服务具有重要的意义。慢性病与多种因素有关，发病机制十分复杂，生物、心理、社会因素共同起着作用，这就要求提供综合性的医疗保健服务。慢性病虽缺乏根治手段，但却完全可以预防，且多以个人预防为主，个人的自我保健能力和健康理念是疾病预防的关键，因此，对病人的健康教育及其他预防保健服务成为医生的又一任务。总之，慢性病患者更需要立足于家庭和社区的连续性、综合性的医疗保健服务，这使人们呼唤通科医生的回归。

2. 医学服务模式的变化　随着医学的发展，现代化的医院虽然为患者提供了高水平的技术服务，但在满足公众技术性需要的同时，这种高技术服务越来越机械化和失人性化，且医疗费用上涨迅猛，引起了政府和公众的强烈不满。

医院的专科化服务已明显暴露出其内在的局限性和片面性。表现在：① 服务范围的局限：医疗投入中的85%以上的卫生资源消耗在15%的危重症患者身上，而仅有15%的资源用于大多数人的基本医疗卫生服务和公共卫生服务；② 服务内容的局限：专科化服务以治疗疾病为主，忽视预防、保健和康复；只关心躯体疾病、生物学病因，忽视心理、社会因素的作用；且分科很细、过分孤立地看待各器官、系统的疾病，降低了医疗服务的整体效果和效益；③ 服务时间的局限：专科化服务只为患者提供片断的医疗服务，对于需要长期照顾的病人来说，医院很少能提供满意的连续性服务；④ 服务方式的局限：医院大多仅接受那些需要高技术、专科化服务的病人进行住院治疗，很少涉及社区和家庭保健，明显降低了医疗保健服务的可及性。住院治疗也给病人及家庭带来诸多不便，尤其是需长期照顾的老年病人及其家庭。由于上述原因，使许多居民愿意重新转向选择方便、及时和经济的社区通科医疗。

3. 现代医学科学的发展　首先是行为科学、社会科学等的研究成果阐明了行为、心理、社会等因素与疾病或疾患发生、发展的关系及相互作用的机制，这使全科医学有可能以系统理论为指导来研究个人及家庭的健康问题。行为科学、社会科学也使医生本身、病人和医患互动成为医学研究的对象，阐明了医生本身的作用、病人的主观能动性及医患互动对医疗过程和医疗质量的影响，突出了医患关系的重要性。这些研究成果为更新医学观念，转变医学模式，更为全科医学这门综合性学科的产生与发展奠定了基础。

系统论、控制论和信息论等新思维理论的产生，改变了人们思考问题的方式，拓宽了思维的范围，为认识问题、解决问题提供了理想的方法。全科医学的发展中正是汲取了这些研究成果，并结合整体论，形成了系统整体性的思维方式，为全科医学成为一门独特的医学学科打下了坚定的哲学基础。同时随着人们对人类健康问题进行深入的分门别类的研究后，发现对作为完整的人的病人及其需要却知之甚少，以前把整体性的健康问题分解为躯体的、精神的、社会的问题等方面来研究，却不知这些问题如何相互联系、相互作用。要把握事物的本质，一定要在对部分研究的基础上，对事物的整体性进行系统、综合的研究，即要研究部分的相互联系、相互作用及相互作用的结果和事物整体的目的。医学研究者认为，医学应该从部分研究转向整体研究，要研究整体的人及其健康问题，就需要建立一种全新的整体医学观、整体性的思维方式和整体性的研究方法，全科医学便由此应运而生。

第三节 全科医学的医学观

全科医学的特色不在于知识和技能的宽广程度，而在于它在观察和解决问题时所秉持的医学观。医学观属于世界观的范畴，所谓世界观就是人们对事物的总的根本看法。全科医学的医学观就是全科医学工作者对医学、健康与疾病、病人等问题的总体看法，集中体现在医务工作者所采纳的医学模式、健康观、方法论等及由此而形成的基本原则。

一、医学模式

医学模式(medical model)是人类维护健康和防治疾病的经验总结，是在不同历史时期，人们观察与处理健康观和疾病观等重要医学问题的基本思想与方法，是对人类健康与疾病总体的特点和本质的一种高度的哲学概括。医学模式是研究医学科学的基本属性、职能、结构和发展规律及其发展趋势的理论涵盖，充分体现了各个历史时期的哲学思想在医学科学中的反映。这种高度概括的思想观念和思维方法既表现了医学问题的总体特征，又是指导医学实践的基本观点。在历史上曾经有过多种不同内容的医学模式，如古代的神灵主义医学模式、自然哲学医学模式，近代的机械论医学模式，现代的生物医学模式(biomedical model)及生物-心理-社会医学模式(bio-psycho-social medical model)。从医学史的回顾可以看出，对现代医学发展影响最大的医学模式是生物医学模式和生物-心理-社会医学模式。

(一) 生物医学模式

生物医学模式是指从生物学角度认识健康和疾病，反映病因、宿主和自然环境三者内在联系的医学观和方法论。它与医学专科化的进程同步发展，并不断促进医学科学的进步。生物医学模式用生物学的方法研究和解释医学，致力于寻找每一种疾病特定的病因、生理病理变化，并开发相应的生物学治疗方法。其特点是使用还原方法追求特异性，即在疾病研究的各个领域寻求特定的(最好是单一的)解释和处理方式，把疾病看成是外来的或独立的实体，医学的目的是消灭或去除疾病，因此被称为单因单果直线式思维。生物医学模式对传染病和感染性疾病的防治发挥了重大作用，为人类取得第一次卫生革命的胜利做出了巨大贡献。

随着疾病谱和死因谱的转变，心脑血管疾病、恶性肿瘤、意外伤亡和呼吸系统疾病等慢性非传染性疾病成为危害人类健康的主要疾病，由于这些慢性病的致病因素的多样化，已非单纯的生物学病因因素，还有许多环境因素、生活方式与行为因素等，生物医学模式的片面性和局限性日益明显，如无法解释一些疾病的心理社会病因，以及疾病造成的种种心身不适；无法解释生物学与行为科学的相关性；无法提供有效的非药物治疗方式，更无法解决慢性病病人的心身疾患和生活质量降低等问题。生物医学模式已难以全方位解决人类复杂的健康问题。

(二) 生物-心理-社会医学模式

20世纪50年代以来，疾病谱和死因谱发生了根本性的变化，急慢性传染病和寄生虫病不再是威胁人们的主要疾病，而心脑血管疾病、恶性肿瘤和意外死亡占据死因的前三位。这些疾病与心理紧张、环境污染、吸烟、酗酒等心理、社会和行为因素关系密切，而意外死亡、吸毒、家庭暴力等更与心理、社会和行为因素直接相关。因此，越来越多的医生、卫生管理者、政治家意识到医学模式的潜在变化，呼唤着新的医学模式。1977 年，美国哈佛大学的恩格尔(G. L. Engle)呼吁"需要创立一种超越于生物医学模式的新模式"，即"生物-心理-社会医学模式"，这一模式一经提出，就得到医学界的接受和重视。

生物-心理-社会医学模式是指从生物、心理和社会等方面来观察、分析、思考，以及处理健康和疾病相关问题的医学观和方法论。它是一种多因多果、立体网络式的系统论思维方式，认为人的生命是一个开放系统，通过与周围环境的相互作用以及系统内部的调控能力决定健康状况。可以看出，新的模式不是对生物医学模式简单的否定，而是一种超越，生物医学仍是这一模式的基本内容之一，其还原论方法被整合到系统论的框架中，与整体方法协调使用。因而无论是医学科研、临床诊疗和组织管理形式都需进行调整，使之适应医学模式转变的需要。全科医学就是这一模式在卫生服务中向操作化层面发展的重大成果。

二、健康观

健康观是建立在一定医学模式的基础之上，是对健康和疾病的本质性认识，并随着医学模式的演变而改变。

（一）消极健康观

"健康等于没有疾病"这一生物医学模式的健康观，使人们的注意力集中在生物学疾病的防治上，认为医学的最终目标就是要彻底消灭生物学疾病。但这种健康观一是显得过于狭窄，没有包括许多病理基础不明的疾患(illness)或功能性问题；二是过于武断和静止，在没有诊断为疾病时，也可能处于疾病前期，特别是许多慢性病，如完全按照这一观念将有可能失去对疾病有效控制的机会。

（二）积极健康观

1948 年，世界卫生组织(WHO)对健康重新定义为"健康不仅仅是没有疾病或虚弱，而且包括在躯体、精神和社会适应方面的完好状态"。1977 年，Engle 提出的生物-心理-社会医学模式，认为健康至少应包括以下 3 个方面：

1. 躯体方面的健康　即保持躯体整体结构和功能的良好状况，没有不能被治愈或被控制的疾病，没有不能康复的躯体残疾，没有持续的不适或虚弱，生理需要能得到基本满足。

2. 精神方面的健康　心理上没有严重的矛盾冲突而影响个人的情绪和行为，个性能得到自然发展，并且能适应社会生活的要求；能自如地应付各种紧张状态，能适应各种变化，并对变化做出适当的反应；没有不良的行为方式和习惯，没有明显的精神活动异常。

3. 社会方面的健康　能适应社会道德、文化准则和行为规范的要求，能在社会生活中保持积极向上的精神，没有明显影响身体健康的社会关系冲突，能有效地利用各种社会资源，并能在社会生活中满足个性发展和自我实现的需要。

健康是一个整体，并不是躯体健康、精神健康和社会健康的简单相加，而是相互联系、相互作用的结果。健康的人不是因为没有问题才健康，而是有了问题后，自己能有效地解决。不健康的人就是有问题而不能自己去解决或有效地解决的人。医生的主要任务不是代替病人去解决问题，而是把有问题的人转变成能解决问题的人，这样才能用极少的资源，有效地维护和促进个人的健康。

三、方法论

系统整体论是全科医学的方法论基础，它结合了系统论、整体医学观和生物-心理-社会医学模式，吸取了传统整体论从整体上看问题的长处和还原论深入分析的优点，注意克服各自的片面之处，实现了分析与综合、部分与整体、辐射思维与集中思维的辩证统一。

还原论的方法是把事物从周围环境中分离出来，尽可能地将它们归纳为简单的、线性的因果关系。而系统整体论却相反，常把事物放回到原来的环境中去研究，并沿着系统的等级层次不断放大问题，直到与问题有关的所有重要关系都包括在内。系统整体论认为：① 疾病不是单一因素造成的结果，而是许多因素共同作用的复合物，它涉及自然环境（物理、化学、生物）和社会环境（家庭、社区等）、躯体（系统、器官、组织、细胞、分子）和精神（意识和潜意识）等多个方面，是人与环境相互作用的产物；② 疾病不能与患病的人相脱离，患病的人不能与所在的环境相脱离，否则就无法理解疾病和病人；③ 每一种疾患都是不同的，就像每一个病人都不同一样；④ 要在共性中把握规律，在个性中把握特征；⑤ 躯体和精神是有机联系的、整体的两个方面，它们相互影响、相互制约，不可分割；⑥ 医疗服务是医患互动的一种过程，他们有各自的需要，但有共同的目标。医患关系影响着这一过程的结果和质量，医生和病人都是这一过程的主动参与者。

第四节　学习全科医学的意义

全科医学的产生和发展是为了实现医学模式的转变而站在医学整体的立场上发展起来的，所以，全科医学的理论与方法适用于任何医学专业的医生和学生。许多专科医生认为全科医学是全科医生的专门知识和技术，这种认识是很不全面的，他们不学习全科医学虽然也可以在局部取得一定的成功，但无法从根本上提高自己的基本素质和业务水平，无法提供病人所需要的服务艺术，因而难以在整体上获得成功。学习全科医学，并用全科医学的原则、观念和方法去指导不同专业的实践和研究，对提高医务人员综合素质，改善医疗服务质量，促进医学事业发展等都具有现实的意义。

一、有利于实现医学模式转变

虽然专科医生或医学生大都学习过医学心理学、社会医学、医学伦理学等方面的知识，但生物医学模式的观念已是根深蒂固，在他们的临床实践中仍采用以生物医学为基础，以疾病为中心的诊疗模式，而并没有在实践中真正实现医学模式的转变。医学模式转变的实质是医学观念、临床思维方式和服务模式的转变，只有通过系统学习全科医学理论和方法，才能从根本上转变医务人员的医学观念和思维方式，才能掌握以病人为中心的临床服务模式，才能真正实现医学模式的转变，达到与时俱进，跟上时代发展的步伐。

二、有利于切实改进医德医风

全科医学的理论决定了全科医学是最具人性化的医学学科，它强调的是要研究病人、理解病人、尊重病人、服务于病人，最终满足病人的健康需要。全科医学还十分强调掌握医患交往技巧和建立良好医患关系的重要性，注重充分发挥病人及其家庭的主观能动性及医生本身的作用，把医生自身作为重要的治疗要素。通过学习全科医学，使医务人员建立服务于病人的观念，并掌握医患交往技巧，从而有利于理解病人、同情病人、与病人建立朋友式的医患关系，最终达到医德医风的根本好转。

三、有利于提高医务人员综合素质

医务人员素质的高低取决于：一是个人修养的好坏、掌握知识的多少和技术水平的高低；二是对自身职业的深刻理解，是否有健康的职业志向和高尚的职业道德；三是能正确认知和评价自身的职业角色在医疗保健系统中的作用，是否热爱本职工作，并立志献身于医学事业。目前，医务人员的素质高低还取决医学模式是否真正得到转变，生物医学倾向于从分子、细胞到器官、系统的水平上来认识和解决人类的健康问题，盲目追求知识的高深、技术的高水平和个人的兴趣，往往只见疾病不见病人，只治疾病不治病人，以至医疗服务失人性化，造成职业道德滑坡，医患关系恶化，公众满意度下降，造成对医务人员综合素质的总体评价降低。全科医学首先强调服务对象的特殊性，要求医务人员站在整个医疗保健系统的立场上来认识和解决人类的健康问题，要求在人的整体水平上来认识和解决人类的健康问题。强调只有理解了病人才能理解病人的健康问题，只有服务于病人才能解决病人的健康问题，而要服务于病人就必须具有高尚的职业道德和精湛的技术与技艺。因此，开展全科医学教育，理解全科医疗原则和特征，有利于加深医务人员和医学生对“白衣天使”含义的理解，有利于树立崇高的职业志向，从而有利于医务人员和医学生基本素质的提高。

四、有利于全科医学事业发展

通过对全科医学相关知识的学习，可以增强或激发医学生和医务人员对全科医学服务、教学与研究的兴趣与热情，从而吸引更多的医学生和医务人员从事全科医学的相关工作；也可以加深其他专科医生对全科医生的认识和理解，使他们认同全科医生的工作，并乐意同其进行密切合作，共同推进全科医学事业的发展。在我国“加快发展全科医学、培养全科医生”，是发展社区卫生服务的重要举措，也是今后若干年卫生改革的重要内容，因而全科医学事业的发展与我国的政治稳定、社会和谐、经济发展和人民的生活幸福密切相关。

思 考 题

1. 什么是生物-心理-社会医学模式？
2. 什么是健康（WHO）？它具有哪些特点？
3. 简要阐述全科医学产生的社会学基础与医学基础。

（任光圆）

第二章　全科医学的相关概念

学习提要:

本章讨论了全科医学的相关概念,包括全科医学的概念、性质,全科医疗的概念、基本原则与特征,全科医生的概念、具备的基本知识与服务技能,全科医生与专科医生的区别,全科医生的基本素质要求、角色与任务要求。通过本章学习,要求掌握全科医学的概念,熟悉全科医学的性质,掌握全科医疗的概念、基本原则与特征,掌握全科医生的概念、具备的基本知识与服务技能,熟悉全科医生与专科医生的区别,掌握全科医生的基本素质要求,熟悉全科医生的角色与任务要求。

全科医学自20世纪60年代末在北美洲兴起以来,经过近50年的不断发展,已逐渐形成了自己独特的医学观和方法论,填补了高度专科化的生物医学的不足,实现了医学模式的转变,已成为与临床其他二级学科并存的独特的医学二级学科,并已形成了具有明显特色的学科体系。

第一节　全科医学

全科医学的有关概念是20世纪80年代后期由WONCA的一些领导人引入我国的。鉴于20世纪的全科医学与18世纪的通科医疗在科学基础、学科内涵、培训要求和服务方式上存在诸多不同,在北美洲将全科医生改称为"家庭医生"(family physician),全科医疗为"家庭医疗"(family practice),全科医学为"家庭医学"(family medicine),这也同时是为了突出家庭和个人健康之间的关系以及全科医疗以家庭为单位的学科特色。但在英国和英联邦国家及我国的香港仍用全科医生的名称,我国内地最早是从香港引入这一称谓,故也称全科医学,其英文译名统一用general/family medicine。然而目前也有改称为家庭医学的趋势。

一、全科医学的定义

全科医学是在通科医疗成功经验的基础上,一门面向个体、家庭与社区,整合了临床医学、公共卫生与预防医学、康复医学以及医学心理学、人文社会等学科相关内容于一体的综合性的医学专业学科,其专业领域涉及人类各年龄阶段、性别、各个器官系统以及各类疾病。简单地说,全科医学就是全科医生在社区中为个人及其家庭提供连续性、综合性、协调性、个体化和人性化的医疗保健时所运用的知识、技能和态度体系。它主要研究各种类型社区中常见的健康问题以及综合性地解决这些健康问题所需要的观念、方法和技术,一般包括三方面内容:一是通科医疗的实践经验积累，二是移植了其他学科的知识、方法和技术，三是对全科医学的专业研究而发展起来的新的观念、方法、知识和技术。

全科医学的核心是“以家庭为单位的初级保健服务”，这是全科医学最鲜明的专业特征，也是其他国家称其“家庭医学”的原因所在。开展全科医学研究的目的是进一步完善医学体系，实现医学模式的转变，建立基层医疗的理想模式，用整体性的临床思维方式和原则，指导全科医生充分利用社区及家庭资源，开展以个人为中心，家庭为单位，社区为范围的综合性服务。

二、全科医学的性质

（一）全科医学是一门临床医学学科

全科医学从其功能来说，是一门临床医学专业学科，包括总论和各论两部分。总论主要介绍全科医学独特的临床医学观念、方法论、基本原则，提供整体性服务的方法等；各论主要介绍社区中常见的健康问题以及综合性地解决这些问题的方法、整体性服务内容。全科医学之所以成为一门临床学科，主要是具备了以下 5 个要素：① 基本观念：即整体医学观，把医学看成一个整体，把病人及其健康看成一个整体，为病人提供整体性的服务；② 独特的方法论：采用系统整体的方法，即用一般系统理论和整体论的方法来理解和解决人们的健康问题，注重病人及其健康问题的“背景”和“关系”，交替使用“集中思维”和“发散思维”，采用整合的生物-心理-社会医学模式；③ 全科医疗的基本原则/特征：见本章第二节；④ 具体的服务方法或手段：如以病人为中心的临床方法，以家庭为单位和社区为范围的服务方法，以预防为导向的服务策略，团队合作和自我发展的技巧，评价与处理社区常见健康问题的手段和方法等；⑤ 独特的服务内容：为社区全体居民主动提供连续性、综合性、协调性、整体性、个性化和人性化的医疗保健服务。

（二）全科医学是一门综合性的临床医学学科

全科医学是一门综合性的临床医学学科，不仅体现在它涉及内科、外科、妇产科、儿科等临床医学学科，而且包含了社会医学、社区医学、行为医学、预防医学、流行病学与卫生统计学、医学伦理与卫生法律法规、医学哲学等医学相关学科。由于涉及如此众多的医学学科、医学相关学科甚至非医学学科，很容易使人产生一种误解，认为全科医学只是以上各门学科片断知识和技术的一种组合。但要知道，如果只把各门学科的片断知识和技术根据实际需要和个人兴趣机械地组合在一起，那是无法形成一门富有生命力的学科的。整体不等于部分之和，整体的特征表现在部分之间的相互作用、相互联系和整合的目的上。任何学科都以具有鲜明特征的价值观和方法论作为基础，并以此为原则指导工作实践，这些原则将贯穿整个学科的内容和实践活动，全科医学的灵魂就是整体医学观和系统整体性的方法论。

（三）全科医学是一门广度上的医学专科

全科医学是关于综合性地处理社区常见健康问题的专科，或者是一门关于基层医疗、初级卫生保健、社区卫生服务的医学专科。全科医学的知识和技术不同于其他临床医学学科在一定的领域或范围内不断地朝纵深方向发展的一种深度上的医学专科，而是在一定的深度上朝横向发展，是一门独特的广度上的医学专科（图 2-1）。一定的深度是指处理社区常见的健康问题够用而不是指处理疑难的专科化问题所需要的知识和技能，横向发展的结果可使解决问题的范围越来越广，服务的内容越来越丰富、全面，病人的需要能得到越来越充分的满足。

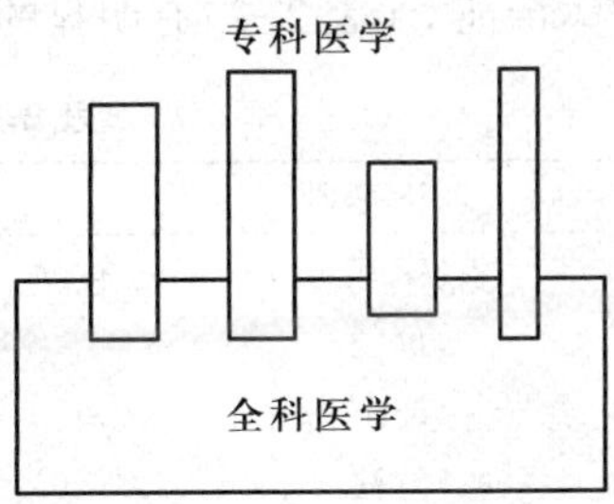

图 2-1 全科医学与专科医学的关系

（四）全科医学是一门以家庭为保健单位的医学学科

重视“家庭”这一要素已成为全科医学最鲜明的专业性特征，也是许多国家和地区将其称为“家庭医学”的主要原因。将家庭这一要素引入医学和医疗之中，同时兼顾个人和社区，这是全科医学区别于其他专科医学和一般基层卫生服务的重要基础。全科医学的核心内容是“以家庭为单位的健康照顾”，包括考虑到家庭与个人健康之间的互动关系，考虑到家庭对维护个人健康的作用，通过维护家庭的健康，进而更深入地维护个人的健康。

（五）全科医学是一门注重艺术胜于技术的医学学科

临床医学专科往往着重于解决疑难问题，注重技术的先进性和高水平，而全科医生虽然也强调技术水平的重要性，但更注重艺术水平的重要性，因为全科医生只解决常见的、一般性的健康问题，有一定深度的技术水平就可以了，一些疑难的问题他们可以转交给其他专科医生处理。全科医学的研究对象是作为活生生的、完整的人的病人及其所需要的整体性的医疗保健服务，是一门专门研究病人、理解病人、服务于病人，着重于满足病人需要的学科，因而被认为是最具人性化的医学学科。因此，全科医生注重于人胜于病，注重于伦理胜于病理，注重于满足病人的需要胜于疾病的诊疗。

第二节 全科医疗

全科医疗是全科医生根据全科医学的基本理论在社区开展的医疗实践活动，是基层医疗保健的最佳模式，是为社区中的全体居民提供高质量的基础医疗保健服务的最佳途径，也是实现“人人享有卫生保健”的重要基础。

一、全科医疗的定义

全科医疗是在通科医疗的基础上，通过整合生物医学、行为科学和社会科学的最新研究成果而发展起来的一种新型的基层医疗模式。它不以病人的年龄、性别或器官、系统的疾病类型以及所采用的技术、方法特征而分科，而是整合临床各专科的基本医疗服务，以主动、积极的方式为社区中全体居民提供以健康为目标，以人为中心、家庭为单位、社区为范围的连续性、综合性、协调性、整体性、个体化和人性化的医疗保健一体化服务。它是社区居民最容易得到、最亲切、最及时、最便宜、最周到、最高质量的基础医疗保健服务。与专科医疗在理论基础(表 2-1)和具体特征上(表 2-2)有明显的区别。

表 2-1 全科医疗与专科医疗在理论基础上的区别

理论基础	全科医疗	专科医疗
模式	"照顾"模式	"科学"模式
价值	科学性+艺术性+公益性	科学性
证据	科研成果	科研成果+患者体验
方法	整体综合(还原基础上)	还原分析

表 2-2 全科医疗与专科医疗在具体特征上的区别

特征	全科医疗	专科医疗
服务对象	较少而稳定	大而流动性强
服务内容	医疗、预防、康复、保健、健康教育、计划生育一体化	医疗为主
服务层面	较宽,涉及生理、心理和社会文化各方面	较窄,常局限于某系统、器官的病变
服务范围	涵盖个人、家庭和社区	个人
服务手段	基本技术、综合性方法	依赖高级仪器和设备
服务责任	持续性,从生前到死后	间断性
服务宗旨	以健康为中心,全面管理;以人为中心,病人主动参与	以疾病为中心,救死扶伤;以医生为中心,病人被动服从

二、全科医疗的基本原则/特征

(一) 基础医疗保健(primary care)

全科医疗是以门诊为主体的第一线医疗照顾,即公众为其健康问题寻求卫生服务时最先接触、最经常利用的医疗保健部门的专业服务,也称为首诊服务(first contact)。若将基层医疗视为整个医疗保健体系的门户和基础,全科医生就是这个门户的"守门人"。当他(她)第一次与病人接触时,就承担起使病人方便而有效地进入医疗系统的责任(包括对少数病人的适时转诊)。全科医生还要通过家访和社会调查,关心没有就医的病人以及健康居民的需求。所以,全科医疗能够以相对简便、便宜而有效的手段解决社区大部分居民的健康问题,并根据需要安排病人及时进入其他级别或类型的医疗机构享受医疗保健服务。

(二) 人性化服务(personalized care)

对专科医生而言,疾病是固定的,而病人是变化的。但对全科医生来说,病人是相对固定的,疾病却是变化的,因而只能采用以病人为中心的方法,重视病人胜于重视疾病,将病人视为有个性、有感情的人,而不仅仅是疾病的载体;其服务目标不仅是要诊疗疾病,更重要的是维护服务对象的整体健康。为达到这一目标,全科医生必须与病人建立良好的关系,熟练地移情,从病人的观点来看待他们的问题,从"整体人"的生活质量的角度全面考虑其生理、心理、社会需求并加以解决;以个体化、人性化服务调动服务对象的主动性,使之积极参与健康维护和疾病控制的过程,从而达到良好的服务效果。

(三)综合性服务(comprehensive care)

综合性服务体现了全科医疗的"全方位"或"立体性"的性质,即就服务对象而言,不分年龄、性别和疾患类型及疾病性质;就服务内容而言,包括医疗、预防、康复、保健、健康教育和计划生育;就服务层面而言,涉及生理、心理和社会文化各个方面;就服务范围而言,涵盖个人、家庭和社区,要照顾社区中所有的单位、家庭与个人,不论其种族、社会文化背景、经济社会地位与收入等方面而有不同;就服务手段而言,融合现代医学、传统医学或替代医学中对服务对象有利的一切方式与工具。因此,又被称为一体化服务(integrated care)。

(四)连续性服务(continuity of care)

当全科医生接受个人及家庭为服务对象后,就开始承担为其提供连续性服务的责任,并努力与其建立起一种固定、长久、亲密的朋友关系,所以说,全科医疗是从生到死(简而言之,是从生前到死后)的全生命周期过程服务,连续性服务是全科医疗区别于专科医疗的一个十分重要的特征。其连续性可包括3方面:第一,人生的各个阶段,从婚育咨询开始,经过妊娠期、产期、新生儿期、婴幼儿期、少儿期、青春期、中年期、老年期直至濒死期都可覆盖在全科医疗服务之下,病人去世后,全科医生还要顾及其家属居丧期的保健乃至某些遗传危险因素的连续性关照问题;第二,健康—疾病—康复的各个阶段,全科医疗对其服务对象负有一、二、三级预防的不间断责任,从健康促进,危险因素的监控,到疾病的早、中、晚各期的长期管理;第三,无论何时何地,包括服务对象出差或旅游期间,甚至住院或会诊期间,全科医生对其都负有连续性责任,要根据病人需要事先或随时提供服务。

(五)协调性服务(coordinated care)

全科医生在医疗保健网络中处于"枢纽"的位置,他们不仅掌握着各类医疗机构和专家的信息,也掌握着家庭和社区支持服务系统的信息。为实现对服务对象的全方位、全过程健康服务,全科医生势必成为协调人,成为动员各级各类资源服务于病人及其家庭的调度员,作为"健康代理人",一旦病人需要,他们将调动医疗保健资源和社会力量,为病人提供医疗、护理、精神等多方面的援助。全科医生的协调作用通常表现在通过会诊、转诊和会谈等协调措施,与各专科医生、病人家庭和社区等方面积极合作,共同解决病人的问题,从而确保其获得正确、有效和高质量的医疗服务。

(六)可及性服务(accessible care)

全科医疗是可及的、方便的基层医疗照顾,对其服务对象应体现出地理上的接近、使用上的方便、关系上的亲密、结果上的有效以及价格上的便宜等一系列使服务对象易于利用的特点。任何地区建立全科医疗服务体系时，应在地点上、服务内容上、服务时间上、服务质量上、人员结构素质以及服务价格和收费方式上考虑到当地居民的可及性，使大部分民众特别是基层百姓感受到这种服务是针对自己并可充分利用的服务。全科医生作为社区的一员生活在自己服务的社区中，了解其优势和缺陷，永远向病人敞开大门，对病人的任何医疗保健要求都能做出适当的应答。国外经验表明，全科医生周到的医疗服务，可以满足居民80%以上的卫生健康要求，因此，全科医疗的普及将结束基层群众盲目就医的状况。

（七）以家庭为单位的服务（family as a vital unit of care）

以家庭为单位的服务原则是全科医学作为一门独特学科的重要基础，也是全科医学最鲜明的专业性特征。家庭是全科医生的服务对象，又是其诊疗工作的重要场所和可利用的有效资源，家庭与个人健康的关系已越来越密切，健康的个人应生活在一个健康的家庭中。概括说来，“以家庭为单位的服务”主要涉及两方面的内容：第一，个人与其家庭成员之间存在着相互作用，家庭的结构和功能会直接或间接影响家庭成员的健康，亦可受到家庭成员健康或疾病状况的影响。第二，家庭生活周期理论是家庭医学观念最基本的构架，家庭生活周期的不同阶段存在不同的重要事件和压力，若处理不当而产生危机，则可能在家庭成员中产生相应的特定健康问题，对家庭成员造成健康损害。因此，全科医生要善于了解并评价家庭结构、功能与周期，及时发现其中可能对家庭成员健康构成潜在威胁的因素，采用顺延性的家庭服务或规划性的家庭服务，动用家庭资源，改善家庭功能。

（八）以社区为基础的服务（community based care）

立足于社区，要求全科医生生活在社区中，与社区居民打成一片。立足于社区就要以社区为服务范围，充分了解社区，并在社区中扮演协调者的角色，以便更好地动用社区中的资源，提供社区卫生服务，只有立足于社区，才能保持服务的可及性和可用性。全科医疗立足于社区具体体现为：第一，即以一定的地域和人群为基础，以该人群的卫生需求为导向，全科医疗服务的内容和形式都应适合该地人群的需求，并充分利用社区资源为其提供服务；第二，将个体和群体健康服务紧密结合、互相促进。全科医生在诊疗服务中，既要利用其对社区背景的熟悉去把握个别病人的相关问题，又要对从个体病人身上反映出来的群体问题有足够的敏感性，这样既可提高基层医疗的实力与针对性，又能强化流行病学在全科医疗科研中的作用，从而改善全科医生的素质和全科医疗的整体水平。

（九）以生物-心理-社会医学模式为基础

全科医学所特有的整体论、系统论思维方式突破了传统的专科医学对待疾病的狭窄的还原论方法，强调把病人视为社会和自然系统中的一部分，从身体、心理、社会和文化等因素来观察、认识和处理健康问题。处理病人不仅要看他（她）患什么病，还要看到他（她）的健康信念模式，他（她）的家庭、社会背景可能存在的各种困扰；处理中不仅要给予适当药物，还应对生活、工作、环境、心理恐惧、治疗费用压力等对他（她）的恢复可能造成的冲击作出反应和干预。此外，由于基础医疗中所面临的精神问题和身心疾患日益增多，因而全科医生经常使用各种生活压力量表检查和评价病人的心理社会问题，并全面了解其家庭和社会方面可能的支持力量，从整体上给予他(她)协调服务。因此,生物-心理-社会医学模式已经成为全科医生诊治病人的自然基础。

(十)以预防为导向的服务(prevention oriented care)

全科医疗对个人、家庭和社区健康的整体负责与全程控制,势必使“预防为主”的思想得到真正落实,必然采取以预防为导向的服务模式。全科医疗注重并实施“全生命周期保健”,根据服务对象生命周期的不同阶段中可能存在的危险因素和健康问题,分别提供一、二、三级预防。全科医生从事的预防多属于“临床预防”,即将预防保健作为日常医疗活动的重要组成部分,将每次与服务对象的接触看成是提供预防保健的良机,为病人个体及其家庭随时随地提供个体化预防服务;同时,还根据其需要与可能,由全科医生及其团队向公众提供规范化的周期性健康检查。可以说明预防医学在全科医疗中的重要性:从健康到疾病的过程好比海中的冰山,作为专科医疗的三级和部分二级医疗往往只针对露出水面较高的部分,此阶段的健康问题已经高度分化,症状和体征比较典型,治疗较困难,预后较差,花费也较高。而全科医生承担的一级和部分二级医疗服务则更注重“水下作业”,即在无病时期、疾病的未分化期和临床早期做好预防工作,包括:① 提供一级预防服务:涉及计划免疫和各种健康促进等病因预防手段;② 提供二级预防服务:涉及疾病筛检和个案发现,早期诊断不典型者并进行早期治疗;③ 提供三级预防服务:防治并发症或进行康复训练等,使病人早日恢复功能、回归社会。

(十一)团队合作的工作方式(team work)

由于全科医疗提供的是综合性、持续性和协调性的服务,仅靠全科医生孤军奋战是不可能实现的。在各国的全科医疗服务中都存在着团队工作模式,即以全科医生为核心,有大批辅助人员配合,一起对服务对象提供立体网络式健康服务。全科医生主动将自己作为网络式健康服务组织中的重要一员,提供协调性服务。团队合作的常见形式包括综合性医院中的全科医疗科、社区卫生服务中心(乡镇卫生院)中的全科医疗科、医疗站及全科医疗小组等,合作的具体方式包括全科医生间发挥不同专科特长的合作;转诊与会诊制度;开展业务学习和管理问题讨论等,以保证社区健康服务达到一体化协调实施,切实提高服务质量和整体服务水平。

第三节 全科医生

全科医生(general practitioner)又称家庭医生(family doctor),是在通科医生的基础上发展起来的、接受过全科医学理论和技能专门训练的、高素质的新型基础性医疗保健医生(primary care physician)。全科医生已在提供以病人为中心的整体性服务、加强预防保健、降低医疗费用、合理利用卫生资源、最大限度地满足公众的卫生服务需求等方面产生了独一无二的作用,引起了世界许多国家的高度重视,得到了医学界和公众的广泛认同。

一、全科医生的定义

全科医生是对个人、家庭和社区提供优质、方便、经济有效的、一体化的基础性医疗保健服务,进行生命、健康与疾病的全过程、全方位负责管理的医生。他们是全科医疗的主要协调者和执行者，他们所受的训练和经验使他们能从事内科、外科、妇产科、儿科等相对广泛领域的服务，对于社区居民，不论其性别、年龄或所发生的躯体、心理及社会方面问题的类型均能以独特的态度和技能，为个人及家庭提供连续性和综合性的医疗保健服务。他们是个人及其家庭需要的所有医疗保健的协调者，必要时能适度地利用专科会诊和转诊，并利用社区内外一切可以利用的资源。在合理利用有限的卫生资源，最大限度地满足社区居民追求健康生活需要的同时，促进医疗保健系统的平衡发展，因而成为医疗保健系统和健康保险体系的最佳"守门员"。在二、三级综合性医疗服务中，全科医生也是一种独特的专科医生，能为病人提供其他专科医生无法提供的整体性服务。

二、全科医生与其他医生的区别

全科医生最本质的特征是涉及两个层次的要求，一是作为临床医生的最基本要求，二是作为全科医生的专业要求。因此，要得到全科医师资格证书，应该先通过国家规定的医师资格考试，然后才能参加全科医师资格考试。判断一名医生是否为全科医生，可以根据 3 个指标来衡量。① 必要条件：是否树立了整体医学观，是否掌握了系统整体论的方法，是否能在实践中熟练应用全科医疗的基本原则，这是全科医生的最本质的特征；② 充分条件：是否掌握了必需的、广泛的知识和技能，是否能够整合这些知识和技能；③ 是否适应社区中的工作环境和条件，是否能主动服务于社区中的居民，是否能提供连续性、综合性、协调性、整体性、个体化的"六位一体" 的服务。

（一）全科医生与通科医生的区别

到目前为止，在大多数国家，全科医生与通科医生是同时存在的。他们有着不同的教育背景、学术地位和社会地位（表 2-3）。

表 2-3　北美洲全科医生与通科医生的主要区别

学历	专科医生	全科医生	通科医生
学士	4 年综合性大学	4 年综合性大学	4 年综合性大学
	↓	↓	↓
医学博士	4 年医学院	4 年医学院	4 年医学院
	↓	↓	↓
毕业后教育（住院医师训练项目）	3~7 年专科训练	3~4 年全科医学	1 年实习医师训练
	↓	↓	↓
	取得专科医学会颁发的专科医师证书	取得全科医师证书	申请个人开业
	↓	↓	↓
	有较高的收入和学术、社会地位，主要在综合性医院工作	有较高的收入和学术、社会地位，在综合性医院和全科医疗中心工作或私人开业	收入较低，学术地位和社会地位也较低，没有资格在医院工作

我国医学院校的临床医学专业毕业生在确定去某个专科之前都是通科医生，原因是：① 以医院专科为基础培养，接受的常是生物医学的思维和以疾病为中心的诊疗模式；② 未接受全科医疗专门训练，不可能运用全科医学的原则与方法，缺乏整合各科医学知识与技术的能力，也不能提供以家庭为单位的服务。

（二）全科医生与其他专科医生的区别

全科医生与专科医生相比，虽然他们各自的服务对象不同，具有的地域、时间、人群等优势不同，所承担的任务不同，所采用的观念和思维方式不同（表 2-4），但在布局合理的金字塔形卫生服务网络结构中，两者是一种互补互助的关系，以保证服务对象获得最有效、方便、及时及适当的服务，从而改善医疗服务质量，提高医疗服务效率。

表 2-4 全科医生与其他专科医生的区别

全科医生	其他专科医生
接受医院病房教学训练的同时接受立足于社区的全科医学专门训练	接受立足于医院病房的教学训练
以生物-心理-社会医学模式为基础	以生物医学模式为基础
采用以病人为中心的合作型服务模式	采用以疾病为中心的权威型诊疗模式
注重于人、伦理、生命的质量和病人的需要	注重于疾病、病理、诊断和治疗
主动为社区居民服务，同时也为未就诊的病人和健康人服务	在医疗机构坐等病人，只为就诊病人服务
提供个性化、人性化的服务	提供机械的、冷漠的服务
注重预防、治疗、保健、康复等一体化服务，为医疗的全过程负责	注重疾病的治疗，只对医疗的某些方面负责
个人、家庭、社区兼顾，提供连续性、整体性服务	为个人服务，提供阶段性、暂时性服务
医患关系亲密、连续	医患关系疏远、间断
以处理早期未分化的问题为主	以处理高度分化的疾病为主
善于处理心理、社会方面的问题	不善于处理心理、社会方面的问题
以生物学检查为主，以满足病人的需要为目标，以维护病人的最佳利益为准则	依赖高级仪器设备，以诊断和治疗疾病为目标，注重个人的研究兴趣

三、全科医生应具备的知识和能力

全科医生的知识结构和能力是根据全科医生所处的环境、所拥有的资源、所扮演的角色、所产生的作用以及需要解决的问题来确定的，应具备实用性、针对性、适应性和整体性的特征。

（一）全科医生的知识结构

全科医生的知识结构与其他专科医生相比，主要趋于学科间的横向发展，而后者则以纵向发展为主。全科医生的知识：一是有选择性的，是指处理社区常见的健康问题而不是解决疑难专科化问题所需的知识，是在一定深度上的横向发展；二是能秉承系统整体论哲学思维和方法，站在一个更高的位置整合与综合运用所掌握的所有广泛学科知识。全科医生的知识结构包括以下几个方面：

1. 以疾病为中心的学科知识　这是应掌握的最基本知识，包括基础医学（如人体结构与功能、医学微生物学、免疫学、病理学、药理学、诊断学与治疗学）和临床医学（内、外、妇、儿、五官科等临床学科各科的基本理论、基本方法和处理常见病及急症的技能）的知识与技能。

2. 以病人为中心的学科知识　如掌握并能整合心理学、社会学、伦理学、人际交往等学科理论中能用于理解病人、服务于病人所需要的知识。

3. 以家庭为单位的学科知识　如家庭心理学、家庭伦理学、家庭治疗学等用于理解家庭、服务于家庭所需要的知识和技术。

4. 以人群为对象的学科知识　如社会医学、流行病与卫生统计学、预防医学和卫生法学等。

5. 全科医学的专业知识　包括全科医学的理论与方法和社区常见健康问题及处理技巧。

（二）全科医生应具备的能力

全科医生履行工作职责，应具备以下几方面的能力：

1. 处理常见疾病与疾患的能力　熟练运用全科医疗的基本原则与方法处理各种常见疾病、急症和社区常见疾患；掌握问诊和体检的技术与技巧及基本的实验室检查和检测技术；善于鉴别躯体和身心疾患；能对急症及时开展院前急救，准确把握会诊和转诊时机；能全面提供预防、治疗、康复、心理咨询等一体化服务。

2. 具有人际交往的能力　与病人及家庭成员成为朋友是全科医生立足于社区的重要基础。在社区中可用的卫生资源十分有限，全科医生必须协调多种关系，充分利用家庭、社区、社会和专科医院的资源，才能提供病人及其家庭需要的协调性、综合性、连续性的医疗保健服务，才能有效地解决社区中遇到的医疗卫生问题。因此，全科医生只有掌握人际交往技能，才能适应社区工作的环境和条件，才能得到发展。

3. 服务于个人的能力　善于与病人建立朋友式的医患关系；能评价病人的需要与期望、患病体验与患病行为、就诊的原因、疾病因果观和健康信念模式等；能评价病人的各种背景；能对病人进行健康教育；能组织各方面资源，帮助各种人群实施系统化和个体化的预防保健计划和自我管理计划。

4. 服务于家庭的能力　能熟练地评价家庭的结构、功能、家庭生活周期和家庭资源状况；对家庭问题保持敏感，善于鉴别有问题的家庭及其患病成员，评价家庭功能障碍与家庭中个别患病成员之间的互动关系，并充分利用家庭资源为病人提供以家庭为单位的服务；善于预测和鉴定家庭生活周期的每个阶段中常见的心理、社会问题以及生活周期的转折可能带来的家庭生活问题，必要时为个人及其家庭提供预防咨询和指导；能灵活利用各种资源和综合性方法组织和实施家庭治疗，帮助家庭解决存在的问题，使之顺利渡过危机阶段，同时帮助个别患病成员获得康复；善于帮助有临终病人的家庭处理医疗、情感、家庭生活等方面的问题。

5. 服务于社区的能力　具有较强的协调能力，能够有效地利用社区内外的医疗和非医疗资源；能组织必要的社区调查和社区筛查，应用流行病与卫生统计学的方法全面评价社区健康状况,并制订和实施社区卫生服务计划;能对流行病、传染病、职业病、地方病和慢性病进行有效的监测和控制;能开展学校卫生服务。

6. 经营和管理能力　具有分析市场需要、推销自己的服务、参与市场竞争的能力;具有规范建立、合理使用和管理居民健康档案的能力;具有进行目标管理、质量管理及人事、设备、药品、财务管理能力;具有妥善处理遇到的社会和伦理学问题,如保守病人秘密、尊重病人隐私、熟悉临床药物试验的规定等问题的能力;具有熟悉相关的法律、法规,能正确做好医疗纠纷的防范和处理的能力。

7. 学习与自我发展的能力　能树立终身学习的观念,掌握有效的学习方法;能熟练地查阅文献资料,结合自己的工作实践,开展科研工作;能始终保持对全科医学事业的兴趣和热情,保持对病人的爱心和同情心,能处理好自己的生活和工作,对困难有足够的耐力和毅力,能应付各种各样的挑战。

四、全科医生的素质、角色与任务

WHO 和 WONCA 在 1994—1995 年的一份合作文件中明确指出:“任何国家的医疗保健系统若不是以受过良好训练、采用现代方法的全科医生为基础,便注定要付出高昂的失败代价。”全科医生是医疗保健领域里的多面手,社区卫生服务团队中的核心力量,也是基础性医疗保健的最佳提供者,因此,全科医生必须具备与社会需求相适应的良好素质,明确自己的角色行为及所要履行的任务。

(一)全科医生的角色

1. 对病人及家庭　全科医生的工作是集医疗、预防、保健、康复、健康教育、计划生育等于一体,以个人为中心、家庭为单位、社区为范围来开展,需动用和协调社区内外医疗和非医疗资源,因而在实际工作中,全科医生担当了多重角色。

(1) 临床医生　负责常见健康问题的诊治和全方位、全过程管理,包括疾病的早期发现、干预、康复及终末期服务。

(2) 健康监护人(代言人)　负责健康的全面维护,促进健康生活方式的形成;定期进行适宜的健康检查,早期发现并干预健康危险因素,维护其当事人的利益。

(3) 咨询者　提供健康与疾病的咨询服务,聆听与体会病人的感受,通过有技巧的沟通与病人建立信任关系,对各种有关问题提供详细的解释和资料,指导服务对象进行自我保健。

(4) 教育者　利用各种机会和形式,对服务对象随时进行全面性、科学性、针对性的健康教育,并进行教育效果评估。同时,还承担着医学教育工作,包括对医学生、住院医生、护士等人员进行全科医学的教育与培训工作。

(5) 卫生服务协调者　当病人需要时,动用社区内外医疗保健和非医疗保健资源,负责为其提供协调性服务,与专科医生形成有效的双向转诊关系。

2. 对医疗保健与保险部门

(1) 团队管理者　是社区卫生服务团队的核心人物,做好日常医疗保健工作中的人、财、物、技术与信息的管理,并协调好医技、医护、医患关系,处理好社会和社区方面的问题,组织团队成员的业务发展和参加继续教育与在岗业务培训活动,保证卫生服务质量和学术水平。

(2)“守门员” 作为社区首诊医生和医疗保健部门的“门户”，为病人提供所需的基础性医疗保健，将大多数病人的问题解决在社区，对少数需要专科医疗者有选择地予以会诊与转诊；作为医疗保险部门的“门户”，向保险系统登记注册，取得“守门员”的资格，并严格依据有关规章制度和公正原则从事医疗保健活动，与保险系统共同管理好医疗保健。

3. 对社会

(1) 社区/家庭成员 与社区和家庭建立亲密无间的人际关系，参与社区和家庭的活动，推动健康的社区环境与家庭环境的建立和维护。

(2) 社区健康组织者与监测者 动员组织社区各种积极因素，协助建立与管理社区健康管理网络，利用各种机会做好健康教育与健康促进、疾病预防和全程健康管理工作；运用各类健康档案资料做好疾病监测和统计分析工作。

(二) 全科医生的素质

全科医生要承担完成社区居民的全方位与全过程的健康管理工作，需要具有较好的综合素质。

1. 强烈的人文情感 全科医生必须具有对人类和社会生活的热爱与持久兴趣，具有服务于社区人群并与人相互交流、相互理解的强烈愿望和需求，具有无条件的、全方位的对病人的高度同情心和责任感，这种人格是当好全科医生的基本前提。

2. 卓越的管理才能 全科医生必须有一个强者的自信心、自控力和决断力，敢于并善于独立承担责任、控制局面，包括能平衡个人、生活与工作的关系，以保障其身心健康与服务的质量；在集体环境中有自觉的协调意识、合作精神和足够的灵活性，从而能成为团队工作的实际核心，并与各相关方面保持良好的关系。

3. 熟练的业务能力 全科医生必须具有将服务对象视为一个整体人的知识和服务技能，既要能够处理常见慢性病，为高危人群和健康人群提供综合性、连续性与持续性的医疗保健服务，又要能够处理各种暂时性的健康问题。

4. 执著的科学精神 由于全科医生工作相对独立，因而科学的态度和自我发展能力是全科医生的关键素质之一。因此，必须能够严谨、敏感而孜孜不倦地对待业务，注重继续医学教育与在职岗位培训，正确评价新知识和新技术，并能运用于全科医疗实践。

(三) 全科医生的任务

全科医学的性质决定了全科医疗的服务内容，从而也相应地确立了全科医生的任务，具体如下：

1. 建立并利用居民个人、家庭与社区健康档案。
2. 处理社区常见病、多发病及适宜的会诊和转诊。
3. 急、危、重病人的院前急救、转诊与出院后管理。
4. 社区健康人群与高危人群的健康管理和慢性病病人的系统管理。
5. 负责妇女、儿童、老年人、疾病康复期人群、残疾人等社区重点人群的卫生保健。
6. 提供家庭病床及其他家庭服务。
7. 开展计划生育指导。

8. 开展个人与群体的健康教育。

9. 提供初步的心理咨询及治疗等基本的精神卫生服务。

10. 开展医疗与伤残的社区康复。

11. 通过团队合作执行社区疾病预防与控制管理,协助做好卫生监督检查任务。

12. 社区卫生服务信息系统的建立、维护与运行管理等。

思 考 题

1. 什么是全科医学?

2. 什么是全科医疗?全科医疗具有哪些基本原则与特征?

3. 什么是全科医生?全科医生应具有哪些基本知识与服务技能?全科医生的基本素质主要包括哪些内容?

(任光圆)

第三章　以人为中心的健康照顾

学习提要：

本章主要讨论了以人为中心的健康照顾，包括以疾病为中心的诊疗模式和以病人为中心的服务模式的概念、服务程序区别；以人为中心的健康照顾原则；全科医生的应诊任务及其应诊过程步骤；病人管理的基本原则、基本内容。通过本章学习，要求掌握以病人为中心的服务模式的概念，熟悉以病人为中心的服务模式与以疾病为中心的诊疗模式的服务程序区别点，掌握以人为中心的健康照顾原则，掌握体现以人为中心的全科医生的应诊任务及其应诊过程步骤，熟悉病人管理的基本原则，掌握病人管理的基本内容。

以人为中心的健康照顾是全科医疗的基本特征之一，全科医疗重视人胜于重视疾病，将病人视为有个性、有感情的人，而不仅仅是疾病的载体。其健康照顾目标不仅要寻找有病的器官，更重要的是维护服务对象的整体健康，需从"整体人"的生活质量的角度全面考虑其生理、心理、社会等方面的需求并加以解决，因而全科医生在其工作中的服务模式与建立在生物医学模式基础上的"以疾病为中心"的诊疗模式有着根本的区别。

第一节　两种不同的服务模式

一、以疾病为中心的诊疗模式

以疾病为中心的诊疗模式是建立在生物医学模式的基础之上，秉持单因单果的疾病因果观，采用分析归纳的方法，试图以疾病模型为依据，将任何疾患都归结为一种可以预测未来的概念，从而据此寻找特异性治疗方法。以疾病为中心的诊疗模式包括以下几个过程：

1. 全面收集资料　通过诊断性会谈、程序性的项目检查等，以获取相应的临床资料，包括简单的个人及家庭情况、过去史、症状和全面体检的发现等。

2. 做出诊断假设　依据收集到的资料，按可能性大小排序做出初步诊断。初步诊断与医生对症状、体征、病因的理解及医生本人的知识、经验密切相关。

3. 检验诊断假设　对形成的初步诊断，医生按鉴别诊断思维选择检查项目，用检查结果验证或修正初步诊断，必要时再进一步收集资料，直至得以证实。

4. 制订处理计划，进行必要的治疗　在做出正确的疾病诊断之前，依据一定的原则，制订处理计划，进行必要的治疗。这些治疗不仅为解除病人的痛苦，挽救病人的生命，也为检验诊断假设所必需。

5. 追踪观察　由于病人的病情常常是处在动态发展的阶段，典型的症状和体征、阳性的实验室检查结果出现往往需要一定的时间，同时随着病人病情的变化，对治疗的反应也需要进行不断的调整。所以，追踪观察对于正确的诊疗十分重要。

二、以病人为中心的服务模式

以病人为中心的服务模式是建立在生物-心理-社会医学模式基础之上，秉持全科医学特有的整体论、系统论思维方式，强调把病人看做社会和自然系统中的一部分，从躯体、心理、社会和文化等因素来观察、认识和处理健康问题。具体可总结为8个服务程序：

1. 完整了解病人的背景　以用心倾听、查健康档案、印象积累和必要调查等方式，来全面完整地了解病人的个人背景、家庭背景、社会背景及社区背景。

2. 理解症状和问题　在完整了解病人背景的基础上，用开放式的引导和耐心的倾听，详细了解病人的就医目的、健康信念模式、患病感受及疾患对病人的影响，从而理解病人的患病体验和疾患行为。

3. 了解病人的期望和需要　了解病人此次就医的期望和需要，尤其要从病人众多的表述中明确最直接、最迫切需要解决的问题。除健康问题外，能与医生平等轻松地交往，与医生建立一种朋友式的关系，是病人普遍具有的一种期望。

4. 进行问题的初步分类　最初分类包括确定：① 是否为健康问题，如不是，则利用非医疗资源即可；② 如是健康问题，要区分急诊与非急诊。如是急诊，必须进行适当的紧急处理，或及时转诊。如不是急诊，则要辨别问题的性质，是生物性还是心理、社会性为主，虽然这两者常相互影响。但如以前者为主，只有先解决生物学或躯体方面的问题，才能解决伴随的心理、行为及社会问题。有时心理社会因素为主的问题，真正的病人不一定是就诊者，而是家庭成员或相关人员。

5. 建立与检验诊断假设　提出诊断假设，进行针对性的检查和试验性治疗，最终明确诊断。诊断的确立应建立在对病人的全面了解、对疾病的自然进程和发展规律的正确把握以及全面的体格检查、必要的实验室检查和流行病学调查的基础上，同时也可进行试验性治疗或利用时间帮助诊断。

6. 病人及家属参与确定处理方案　医生要让病人及其家属了解自身的健康问题；让病人确定最佳健康目标；让病人选择最佳处理方案，充分发挥病人的主观能动性，让病人承担适当的责任。

7. 利用各种资源支持与帮助病人　医生要以朋友的角色为病人精心策划、呼吁、求助，充分利用医疗资源和非医疗资源，为病人提供多方面的支持和帮助。

8. 评价服务能否满足病人的期望与需要　这是病人将自己的期望与实际相比较对服务质量形成的看法。符合病人的期望就会满意，否则就会不满意。可见控制和影响病人对服务质量的感觉是非常重要的，因而，要防止医生过多地将注意力从服务过程和服务结果转移到病人的心理感受。

以疾病为中心的诊疗模式是以病人为中心的服务模式的一个组成部分，两者是局部与整体的关系，前者是人们认识局部问题的一种方法，后者是人们认识整体问题的一种方法。前者缩小了问题的范围，深入认识了问题的局部性质；后者却放大了问题，把问题作为一个整体来认识，只有将两者进行有机的结合才能既细致又完整地认识健康问题，才能够使全科医生既了解疾病，又理解病人，建立健全一种综合性、整合性、持续性和人格化的卫生服务模式。

第二节 以人为中心的健康照顾的原则

一、关心病人胜于关注疾病

病人是一个完整的有机体，各器官系统之间、躯体与精神之间、个人与环境之间都有极其密切的联系。医学专科化的迅速发展使“疾病”与“病人”渐渐分割，打破了人的有机整体性，出现了“头痛医头、脚痛医脚”，以致在实践中难以取得理想的效果。要知道，不仅人的机体普遍存在着个体差异，包括患病的感受、临床表现和治疗效果等都会因人而异，而且人的思维、情感、意志、价值观以及家庭职业等社会背景都会影响其对健康的认识和对疾病愿意采取的措施的选择，所以，全科医生在医疗实践中首先要关心人、了解人、尊重人、理解人，不仅要用“科学”的方法去治疗疾病，同时要用“艺术”的方法去了解病人的心理、健康的价值观、疾病对其的影响和感受。事实上，处理一个主观的病人，往往比处理客观的疾病更困难。

二、要以家庭为保健单位

家庭是个人生活的重要场所。家庭成员的健康除了一些先天性遗传因素以外，其成员间健康观的建立和相互影响，对医疗的态度，家庭成员彼此的情感支持，以及家庭所处的发展阶段等，都会给家庭成员的健康带来不同程度的影响；家庭中有成员患病，尤其是发生了严重致命或长期顽固的疾病、精神病等，也会给家人带来身体疲劳、经济损失、角色转变、担忧、惊恐、内疚和埋怨等涉及“生物、心理、社会”方面健康的影响；家庭也是人患疾病后提供服务和支持最重要的场所，是解决个人健康问题最有效的资源，如家庭存在问题则需得到帮助。正因为家庭与健康、家庭与病人有如此密切的联系，有如此重要的作用，所以把以家庭作为保健单位成为全科医疗最重要的服务特征之一。

三、要提供连续性、综合性服务

当全科医生接受个人及家庭为服务对象后，就开始担负起为个人和家庭提供连续性健康服务。这种连续性是指责任和关系的连续性，不受时间和空间的限制，且与是否患病无关，要负责做好为社区中任何个人和任何发展阶段的家庭提供所需要的医疗保健服务。同时，这种服务提供的应是公共卫生和预防保健一体化的综合性服务，全科医生要把与个人和家庭的每一次接触都作为提供预防保健服务的良机，要充分利用日常接触、求诊和慢性病管理等时机，提供具有针对性的个体化的临床预防保健。

四、发挥团队合作的作用

全科医生的个人力量毕竟有限，不可能解决所有的健康问题。在开展社区卫生服务的团队中，全科医生是医疗保健服务的核心，是组织者和协调者。首先要在全科医生间开展合作，利用各自的特长，取长补短；其次，要适当地利用专科会诊和转诊，合理利用有限的卫生资源；再者要善于发掘、组织和利用社区内外一切可以利用的医疗和非医疗资源，提供全方位的社区卫生服务,以满足社区个人及家庭的不同卫生服务需求。

五、尊重病人的权利

病人在接受医疗服务的过程中,有提供病情、配合治疗、增进健康、尊重医务人员、遵守规章、支持医学研究和发展的义务;同时,也享有病人应有的、围绕健康需要的一系列权利,尊重病人的权利是以人为中心的服务的重要原则。全科医生应尊重和维护病人的权利,我国现阶段病人应享受的权利有:① 享有人格和尊严得到尊重的权利。② 享有必要的医疗和护理权利。③ 享有参与医疗和对疾病认识的权利。④ 享有自主和知情同意的权利。⑤ 享有拒绝治疗和实验的权利。⑥ 享有医疗保密权。⑦ 享有监督自己医疗权利实现的权利。

第三节 全科医生的应诊任务

全科医生是生物-心理-社会医学模式的实践者、先行者。在这一新型的医学模式指导下,全科医生为病人服务,面临的主要任务有 4 个方面:① 确认并处理现存问题。② 对病人进行连续性照顾。③ 适时提供预防性照顾。④ 改进病人的就医遵医行为。

一、确认并处理现存问题

所有的临床医生都将确认并处理现存问题作为应诊的中心任务。全科医生与生物医学模式指导下的临床医生区别之处在于,他(她)不仅追求生物学因素的诊断,还要寻找其他方面的问题。如病人为什么要来就诊?其就诊的原因是什么?病人此时的需要是什么?病人对医生有什么期望?建立在此基础上,全科医生才能正确认识并理解病人的症状和疾病的性质,诊断出疾病的真正原因。

全科医生确认病人现存问题后,要制订恰当的处理计划,就不仅仅是开一张药物处方了。首先,全科医生需要与病人沟通和清楚地解释病情,以达到医患之间对现存问题达成共识;其次,全科医生与病人及其家庭成员协商处理计划,让病人参与治疗方案细节的选择和决策;三是鼓励病人与全科医生共同实施处理治疗计划,病人能在各个环节主动承担适当的责任,成为全科医生名副其实的助手。

全科医生通过医患交流,对现存疾病做出处理计划,这种应诊方法将大大提高病人对医疗服务的满意度及其遵医嘱性,因而能改善和提高病人的治疗效果,有利于病人恢复健康。

二、对病人进行连续性照顾

全科医生应诊的任务不只限于确认和处理病人的现患问题,而要把医疗服务范围扩大到病人现患疾病相关联的疾病与长期的健康问题上。

1. 全科医生处理病人现患疾病后,仍需进行连续性管理,直到病人康复。同时对病人实施全程健康服务,使原患者少患或不再患此类疾病。

2. 全科医生处理现患疾病,必须警惕暂时性问题对长期性问题的影响。如病人以支气管炎来就诊,是否会影响其原患的肺源性心脏病,或原发性高血压,或使哮喘的发作加重?因为患病是否导致病人的生活、心理以及社会压力加重或减轻？在处理病人现患疾病的同时，应注意对病人的慢性病进行适当的检查与诊治，加强改善慢性病的管理。慢性病对于病人是长期甚至终身的问题，对慢性病的管理包括：① 病人的健康障碍影响日常生活，需要获得规范的、持续有效的医疗保护以及社会同情；② 需要考虑病人的个人形象、地位和他人感受对病人的影响；③ 协助病人和家庭应付慢性病的长期医护。

3. 全科医生对服务对象的健康负有长期的、连续性的责任。因此，全科医生为服务对象的个人与家庭所提供的从生到死，从疾病的发生、发展到治愈或康复等连续性服务，能使医患之间建立起一种固定、长久、亲密的朋友关系，它将有效地提高病人对医生的信任与合作程度。

三、适时提供预防性照顾

人的一生任何时期都有可能出现健康问题和存在健康危险因素的潜在威胁，因此，全科医生应利用病人就诊的机会实施其预防为导向的医疗服务。无论病人以何种健康问题来就诊，此时他（她）对自身的健康问题处于相对关心的时刻，对医生的期望也较高，这就有利于全科医生结合病人的具体情况进行个体化的、适当的预防照顾。因此，病人每一次就诊，全科医生即获得提供促进病人健康行为与生活方式以及疾病早期或症状前期诊断的机会。全科医生在处理现患疾病的同时，要根据三级预防的要求适时地向病人提供预防保健服务，例如给中老年慢性病病人测血压，对绝经期妇女进行骨质疏松的检测评定等。病人在解决现患问题的同时，总是愿意接受健康相关的服务。

四、改进病人的就医遵医行为

改进病人的就医遵医行为指的是全科医生应诊时，对病人进行的健康教育。它包括两个方面：一是引导病人恰当利用医疗服务行为，二是提高病人的遵医行为。

1. 利用医疗服务行为　在医疗服务的利用方面，病人往往表现为就医过少或过多这样两种不适当或病态的行为方式。一般来说，医疗服务可分为 4 个层次：① 自我服务。② 家庭或亲友帮助。③ 基层保健医生处理。④ 专科医生处理。实际生活中，病人有 2/3 的健康问题是在前两个层次上解决的，既包括初次出现的健康问题，也包括慢性病过程中出现的波折。就医过多反映了病人过于敏感紧张的情绪和对医疗服务的依赖心理，显然这对病人保持良好的健康的心态无益；就医过少表现了病人健康信念和健康价值观的不正确，容易导致疾病延误，影响病情好转以及病人的康复。因此，全科医生的重要任务是教育病人在什么情况下应该就医，什么情况下不需就医，什么情况下利用哪一层次及类型的医生和医疗机构。当病人对自身的保健能力和健康需求有了正确的理解，他（她）才能主动与医生配合，使医疗服务效果达到最佳状态。

2. 遵医行为　是全科医生在医疗服务中必须十分关注并长期监控的问题。若此环节放松或失控，则社区病人的长期综合性健康管理与慢性病控制就会成为空谈。因此，全科医生对每个病人及家庭的遵医行为都应进行管理。

全科医生应诊的四大任务充分体现了以人为本和以健康为中心这一全科医学的鲜明特色，使生物-心理-社会医学模式在基层医疗服务中得到真正的贯彻。作为全科医生应珍惜每一次接诊病人的机会，切实落实四项任务。

第四节 全科医生应诊的过程

全科医生开展的以人为中心的应诊过程主要包括全面了解病人在生理、心理、社会等方面存在的问题和背景，对问题做出临床判断与评价，医患共同制订处置计划，动用多方资源提供整体性服务等方面。

一、全面了解病人

（一）病人的背景

全科医生接诊病人，不仅要了解病人所患疾病，还要了解病人的背景资料。这样全科医生才能做到既认识疾病，又认识所患疾病的病人。完整的背景资料包括社会背景、社区背景、家庭背景和个人背景。

1. 社会背景　主要指职业、文化修养、宗教信仰、政治地位、经济状况、社会关系以及社会价值观。

2. 社区背景　主要指社区环境、社区服务、社区文化、社区资源、社区意识和社区影响力等。

3. 家庭背景　主要指家庭结构与功能状况、家庭角色、家庭资源、家庭关系以及家庭交往方式等。

4. 个人背景　主要指性别、年龄、气质与性格、需要与动机、爱好与兴趣、事业与抱负、生活挫折与矛盾等。

要了解病人完整的背景资料，绝非在一次接诊中就能解决。全科医生需与病人建立一种朋友式的关系，以逐渐深入收集才会全面地了解病人相关的背景资料。同时，全科医生应通过连续性服务，不断积累，才会达到目的。

（二）病人的问题

全科医生常常碰到这样的就诊者，他（她）就诊时只是暂时身体不舒服，或出现了一些症状，经客观检查无明显的异常。碰到这种情况，有的医生轻易地就把病人打发走了，理由是缺乏疾病诊断的依据。其实，病人是有问题才来找医生的，这些问题可能属于早期未分化疾病，也可能是心理、社会方面的问题。由于全科医生是首诊医生，遇到这类问题是很常见的，为此，在全科医学中就引用了“健康问题”这个名称。它包括了疾患（illness）与疾病（disease），也包括了心理、社会方面的问题。疾患与疾病是两个不同的概念，疾患（有病的感觉）是指一个人对身体健康状况的自我感觉和自我判断，认为自己有病，即对生理、心理、社会适应不良的判断，它是一种感觉尺度，可能确实患有躯体疾病，也有可能仅仅是一种心理或者社会方面的失调。疾病则是一种生物学上失常或病理状态的医学判断，可通过体检、化验或其他检查加以确定，它是一种生物学尺度。全科医生在社区碰到的初诊病人很多属于疾患范畴，因为病人一旦自身感觉不良，首先找的是全科医生。而专科医生在综合性医院遇到的大多是基层医疗机构诊治有困难的疾病。例如一名血液病专科医生常常与白血病病人打交道，而全科医生一生中也许碰不到一名白血病病人，但全科医生可以经常碰到头晕、乏力者，造成这种显著异常的原因是，社区的特定条件及全科医生的职业性质决定了全科医生不可能经常接触某一类疾病。需要说明的是，病人的“自我感觉不良”与“生物学上失常”两者在发生的时间上会有一定的先后，疾患虽然是病人的自我感觉，但必须引起重视，要根据病人的具体情况予以及时处理，因为无论是早期未分化疾病，还是心理社会问题，及早争取有效的干预都是很有价值的。

（三）病人的期望

在实际生活中，有许多已出现严重症状的人并没有来就诊，而又有许多只有轻微症状的人却来就诊，这说明促使病人就诊的原因不仅仅是疾病的严重性，而更多的是涉及病人对症状的理解及功能障碍对病人的影响。全科医生只有将症状与出现症状的人联系起来，才能理解病人为什么会在这特定的时刻带着特定的问题来就诊，才能明白其就诊的目的和期望会是什么。Mcwhinney 在其《超越诊断》一书中归纳了促使病人就诊的 7 个主要原因（详见第七章第三节）。

（四）病人的需要

了解病人的需要，解决病人就诊时最直接、最迫切的需要是提高病人满意度的关键。病人既有一般人所具有的各种需要，还有一些因患病而产生的特殊需要。

1. 生理需要　是人最基本的需要。只有满足了生理需要，才可能产生其他的需要。针对病人来说，保持躯体的完整和生命活动的正常运转是就诊的第一需要。

2. 安全的需要　生理需要得到满足或相对满足后，就会产生对安全的需要。对病人来说，安全的需要表现在病人希望能够在一个宁静、温馨、秩序井然、组织严密、具有严格控制制度的环境中接受治疗，而免受惊吓、威胁和焦虑。任何接诊的场所或医院出现脏、乱、差的现象，都会使病人缺乏安全感，而医生的敷衍了事、不负责任是对病人安全感的最大刺激。

3. 归属和爱的需要　生理需要和安全需要都得到了满足，归属和爱的需要便会产生。这表明人与人之间有爱与被爱，并保持一种充满深情和厚爱的关系的需要。对病人来说，表现在希望与医护人员建立一种充满深情与爱意的关系，能亲近医生，被医生所接受，得到医生的爱护和帮助，也希望适当的时候报答医生。全科医生应该充分认识到病人对爱的需要，感情交流的需要和相互接纳的需要。

4. 自尊的需要　所有的人都有一种对于他们的作用、地位、价值较高评价的需要或欲望，有一种来自他人的尊重与爱戴的需要或欲望。病人往往因丧失了部分能力或机体功能而处于自卑或被动的地位，这反而会增加病人对自尊的强烈需要，全科医生对病人的重视、赞同和尊敬，往往能恢复病人的信心，满足病人自尊的需要，有利于疾病的康复。

5. 自我实现的需要　是个人充分发挥自己的潜能，实现自我价值的最高欲望。疾病往往干扰与破坏人们实现自我价值的计划，使病人感到痛苦和焦虑。全科医生应充分理解病人的痛苦，与病人达成相互的理解和信赖，共同负起战胜病魔的责任，树立康复的必胜信心，为早日实现自我价值创造良好的健康条件。

（五）病人的感受

病人的期望和就诊原因与病人的患病感受密切相关。病人的感受是指病人经历疾患的主观感受。如果不了解病人的患病体验，对病人的理解就不能是完整的，尽管这种感受是带有经验与主观色彩的，但病人常被不适、痛苦、恐惧、功能障碍等这种特殊患病体验所困扰，没有亲身经历者是无法体会的。Mcwhinney 曾说："以病人为中心的方法的基本点，是医生要进入病人的世界，并用病人的眼光看待疾患，而不是试图将病人的疾患拿到医生的世界中来，并以他们的病理学参照框架去解释病人的疾患。"

病人的患病体验与感受因人、因病、因情而异，是很具个性化的，但也存在一定的普遍性，主要体现在躯体、精神和心理社会等方面。

1. 躯体与精神上的感受　病人躯体上的疼痛、不适、功能障碍与精神上的紧张、恐惧、焦虑等是互为因果、相互影响的，但大都以客观的生理功能障碍为基础。当然，这是一种纯主观的感受，如有的病人过分关注躯体症状，对不适等感受就会更加强烈；而精神上较为放松的话，躯体症状也会有所减轻。所以，有时在找不到躯体问题的证据时，不能盲目否定其疾患和痛苦的存在，尤其是心因性疾病引起的躯体症状。同时，疾患除常使人出现丧失理性、情绪无常、暴躁易怒等情况外，不同的疾病还会有不同的感受，如患慢性退行性疾病与恶性肿瘤等病人会有一种被抛弃感或与世隔离感，性病、获得性免疫缺陷综合征（又称艾滋病）等病人又会有一种羞耻感。

2. 心理、社会方面的感受　每个病人都有其不同的社会角色，疾病的发生常会影响其社会角色的正常功能，所以全科医生必须了解疾患对病人到底意味着什么。"治疗后能回去工作吗?""会传染给家人和同事吗?"这种担忧常会加剧其心理紧张。同一疾病对不同的人的影响是不一样的，如同是骨折对于教师的影响远不如职业运动员来得强烈。

综上所述，全科医生不仅要重视病人躯体上的痛苦，也要关心病人精神上、生活上与职业上的困扰，并予以必要的帮助。如果病人一旦正确理解疾病带给其痛苦的真正含义，大多数的痛苦是可以忍受的。因而，医生要让病人了解疾病的知识，同时要让自己了解病人的患病体验，这样双方可以达成真正的一致和谅解。

（六）病人的行为

病人的行为包括就医和遵医两方面，它与病人的健康信念模式直接相关。

案例：44 岁男性，某公司总经理。吸烟史 20 年，每日 1 包。身高 173 cm，体重 84 kg，体重指数>25，血压 160/100 mmHg（1 mmHg = 0.133 kPa），总胆固醇 7.0 mmol/L，三酰甘油 2.5 mmol/L，低密度脂蛋白 5.6 mmol/L，空腹血糖 8.0 mmol/L，餐后 2 h 血糖 14.0 mmol/L。医师告诉他已经患了糖尿病、原发性高血压，血脂也不正常，但该病人认为自己吃得下、睡得着、能工作，也没有口渴、多尿、消瘦、乏力等情况，身体很健康，不会有什么疾病。

从这个案例引申出这样一个问题，全科医生不仅要诊断病人所患疾病，还要了解病人的健康信念、就医行为（medical help-seeking behavior）和遵医嘱性。这位男士有原发性高血压、高脂血症、糖尿病，但他因为没有感到什么不舒服，就认为自己是健康的，有了这种想法，他就不会主动接受医师的建议，去改变不良的生活习惯。这个问题带有普遍的意义，社会各阶层的民众因其社会角色、经济状况、文化水平、受教育程度及所受到家庭、社会对他(她)不同的影响而对健康有不同的看法。我国城乡多数人普遍认为,没有疾病就是健康,即使有病没有症状也是比较健康。

不同的人对健康的认识不同,因而对健康的态度、健康的重视程度也不同。大多数人只有在患心肌梗死、恶性肿瘤等重病时,在即将失去健康时才认识到健康是第一位的,这时病人、家属才会重视及关注健康,这就涉及人们的健康信念模式问题。

由 Rosenstock 和 Becker 设计的健康信念模型(health belief model)是目前普遍用来解释健康人群寻求避免患病方式的社会心理学方法,它主要涉及就医遵医行为的必要性及可能性(图 3-1)。这个模型存在两个主要的可变因素:一是对疾病威胁的感受,包括疾病对人的危害程度(严重性)及个人被侵犯的可能性(易感性);二是保健行为带来的认识。这两个可变因素亦受到病人所处的社会阶层,在家庭及工作单位充当的角色,对疾病的认识及以往有无患病的经验,还有媒介的广告宣传,同事、邻居、朋友、亲戚的建议及医师的告诫等影响。以上诸多因素都会促使病人思考就医遵医行为的利弊得失。就医遵医行为如能给他(她)带来好处,他(她)就一定会就医和遵医;反之,则可能不会就医和遵医。因此,在以人为本、以病人为中心的照顾中,根据病人的具体情况,理解他们的客观需要和主观愿望,尊重病人的意见,通过协商的过程,制定医患双方共同能接受的健康目标是非常重要的。

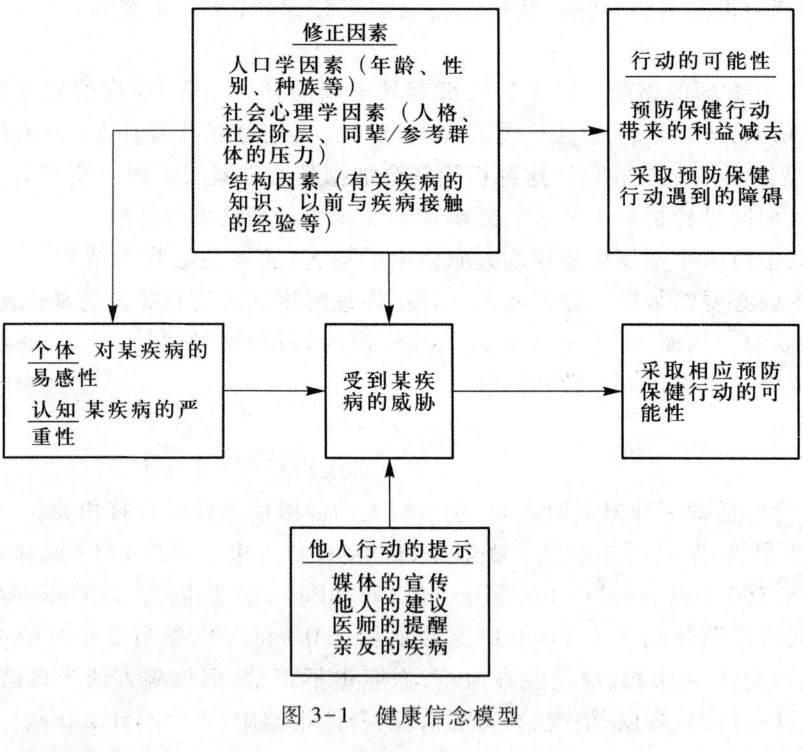

图 3-1 健康信念模型

二、对健康问题进行分类和评价

全科医生在全面收集病人资料的基础上,结合自己的专业知识和实践经验,对病人的健康问题进行全面综合分析，以便对病人的问题进行分类和评价。一般从 3 个方面进行分类：

（一）是急症还是非急症

对全科医生来说，判断急症的能力要比处理急症的能力更为重要，因为只要不是急症，不管病情如何复杂，全科医生可以从容地进行处理。如果是急症，则要求全科医生要及时做出准确的判断，进行适当的处理后，立即转诊。从全科医生的工作性质出发，绝大多数的急症（特别是外科急症），必须转诊。

（二）是传染性疾病还是非传染性疾病

判断是传染性疾病还是非传染性疾病，这对下一步的处理方法的选择十分重要，按国家传染病防治法规定，一旦发现法定传染病，必须按要求上报，并采取相应措施，即使有些传染病无需上报，也要做好家庭隔离，防止扩散。

（三）是生理性疾病还是心理性疾病

判断病人的健康问题是生理性还是心理性并不容易，因心理问题常常以躯体症状表现出来，而生理性疾病常伴有心理方面的表现。

1. 生理性为主的疾病　常需结合病史、体格检查和实验室检查资料来得出诊断。社区处理的健康问题有不少处于疾病的早期，全科医生常会遇到症状复杂难辨，且缺乏伴随体征的疾病。因此，若全科医生能熟练运用询问病史的方法和技巧，有助于全面了解问题或疾病产生的原因及发展过程，会对疾病的诊断起决定性作用。强调询问病史，并不意味着体格检查和实验室检查不重要，如果没有关键症状而不足以进行鉴别诊断，就必须依靠实验室检查来明确诊断。病史、体格检查、实验室检查在不同疾病的诊断中各有不同的作用，需要合理应用，综合判断。

病人的就诊动机对疾病性质的判断有帮助，如果病人因身体上无法忍受的痛苦而就诊，或病人的就诊期望是希望解除身体上的痛苦，则多为较严重或急性的生理性疾病。

2. 心理性为主的疾病　病人所患疾病也可以是心理性的或是心理疾病的生理表现。对病人心理社会问题的了解，有助于全科医生对病人做出正确的判断和评价。如果病人就诊时对其强调的痛苦和症状的程度在身体的客观检查中缺乏相应的证据，这常常是出现了心理问题或疾病；如病人希望让医生为其解除心理上和精神上的困惑，则可能是有心理问题的病人。如病人在短期内发生与其家庭和社会角色相关的生活压力事件，可以造成某些心身疾病。

三、共同制订处理方案

最佳的处理方案并不是由医生独自制订的，医生认为最佳的处理方案有可能病人及其家庭无法执行或不愿执行。让病人及其家庭共同参与制订处理方案是全科医学应采取的一种明智的临床策略，它在伦理上保证医生能尊重病人及其家庭的意愿和价值，在遵医行为方面保证病人及其家庭能全面、完整地执行处理方案，并使处理方案产生最佳效果和效益。让病人及其家庭参与制订处理方案的前提是让病人及其家庭了解问题的性质、预后、危险性，可供选择的治疗方法及其效果和代价等方面的信息。必要时应通过教育、交流和协商来转变病人及其家庭的不正确认识和观念。如果在此基础上,医生与病人及其家庭在处理方案的选择上达成了一致,那么,这种处理方案是最佳方案。最佳处理方案必须是:① 医生认为是目前效果最好、代价最小、最适合病人的方案。② 病人及其家庭能接受处理方案所涉及的程序、条件和结果。③ 病人及其家庭有资源执行这一方案。④ 医生、病人及其家庭有信心和能力执行这一方案。⑤ 处理方案已考虑到病人及其家庭的意愿、价值观、拥有的资源和主观能动性。⑥ 处理方案维护了病人的最佳利益。

四、利用多方资源,提供整体服务

全科医学的特征之一是提供协调性服务,也就是全科医生要动用和协调社区内外资源、医疗及非医疗资源来满足社区人群的卫生服务需要和需求,为其提供医疗、护理、精神等多方面的整体服务,从而确保其获得正确、有效和高质量的服务。全科医生提供的服务有以下 3 个方面:

1. 独立性服务　是指由全科医生独立提供的卫生服务。全科医生一般能独立承担 85% 以上常见健康问题的处理。

(1) 疾病的处理　对自限性疾病,全科医生提供对症处理和自我保健指导;对慢性病,全科医生应在提供临床处理的同时,开展病人教育,安排定期随访和康复指导;对一般急性病,全科医生除提供临床处理措施外,应加强病人自我管理指导和随访管理;对危急重症,全科医生应迅速、及时提供临床急救措施,加强病情监测,并做好应急配套措施的准备。

(2) 健康教育和疾病预防　全科医生要把与病人及家庭成员的每一次接触,尤其是病人前来就诊时,都作为开展临床预防的时机。评价和控制健康危险因素,进行周期性健康体检,开展健康教育和健康促进,预防疾病和早死。

2. 分担式服务　是指在诊断和处理较复杂的健康问题时,需要得到团队中其他成员或专科医生的合作和会诊。此类服务仍在社区进行,全科医生应负责做好协调工作。

(1) 团队合作　当病人情况复杂或涉及面较大时,全科医生要求助于团队中其他的全科医生、公共卫生医生、社区护士、社会工作者等共同制订健康问题的处理方案,并在实施健康教育、心理咨询、疾病预防等服务中进行分工合作。

(2) 会诊　当全科医生碰到较为复杂的健康问题时,应请专科医生会诊,由全科医生负责为病人推荐和选择专科医生,会诊后与专科医生一起共同为病人提供服务。在社区有 7%~10% 的健康问题需要通过会诊解决。

3. 支持性服务　是指全科医生为满足病人多方面的卫生需求,凭借全科医生的个人力量和医疗团队的力量不足以提供整体性服务时,充分利用医疗资源和非医疗资源提供的服务。

(1) 医疗资源支持　除会诊外,对病人的双向转诊是全科医生合理利用医疗资源,开展协调性服务的具体体现。当病人需要进行专科治疗(如血液透析)、特殊检查(如磁共振检查)或病人及其家属提出要求时,全科医生应为病人选择合适的专科医生,为专科医生全面提供病人的健康档案资料,并与专科医生保持联络和沟通。当转诊目的完成后,病人由专科医生转回给全科医生,以保证医疗服务的连续性。

(2) 非医疗资源支持　健康问题涉及生物、心理、社会、家庭、社区等多个方面。所以不仅要动用医疗资源支持,还要动用家庭、社区等非医疗资源的支持;不仅需提供治疗上的支持,还需提供情感、生活服务等方面的支持,如家庭成员情感上的关怀、生活上的帮助、设施上的保证、家庭生活习惯上的改变(如低盐、低脂饮食等);取得社区内志愿服务组织的支持帮助等,这样才能体现利用多种资源,提供整体性服务。

第五节 病人管理

随着生活水平的提高,人们对健康的需求日益提高,而医疗卫生资源有限;科学技术的飞速发展,如何合理有效利用医疗技术和手段,这些都是合格“守门人”的职责,而其中加强病人管理是非常重要的环节。

一、病人管理的原则

病情千变万化,病人又具高度个性化,会有不同的问题存在,有不同的需求提出。全科医生追求的是满足病人需要,所以对病人进行管理是非常复杂的一项工作。需要全科医生很好地把握其管理的原则。

1. 充分利用社区和家庭资源对病人进行合理处置。

2. 向病人详细说明病情、诊断及治疗的内涵及预期结果,并获得同意。在处理时必须考虑病人的个性和健康信念模式,据此进行适当引导。

3. 改善病人及家属的自我保健意识和能力,通过有针对性的健康教育,使其承担自己的健康责任,积极进行自我保健。

4. 治疗要考虑不良反应、病人的医疗付费方式和经济条件,选择最有效、危害最小,且较便宜的药物,并经常评价用药期的长短和效果,评价有关的伦理学问题。

5. 合并使用非药物疗法,如改变生活方式(行为疗法)、康复疗法、营养疗法以及群体治疗等。

6. 在诊疗过程中需注意病人的问题可能给本人和家庭带来的影响,以及如何预防或解决问题等。

在病人管理中出现的失误,往往与忽视治疗的风险或伦理学问题有关。此外,对家庭因素考虑不够,也可能导致处理失效,应予足够的重视。

二、病人管理的基本内容

McAvoy 把病人管理的全部内容归纳为 RAPRIAP,即支持(reassurance)、告诫(advice)、处方(prescription)、转诊(referral)、实验室检查(investigation)、观察/随访(observation/follow-up)和预防(prevention)。

1. 支持　是指全科医生从医学和心理学角度对病人提供信息支持,主要通过解释消除病人心中的疑惑,这也是许多病人就诊的主要原因。适当的支持常可使病人减轻痛苦,有利于病人健康问题的解决。而不适当的支持,不仅会影响到病人,也会影响到医生的声望,危及医患关系。支持必须建立在全科医生对病人的情况足够了解的基础上,才能做出正确的选择。支持的语言要谨慎,要有科学依据,并作一定程度的解释,以达到支持的效果。

交流和信任是影响支持成功的两大因素。在交流时,语言要通俗,避免使用医学术语,同时要注意个体差异性，要根据病人的文化程度、社会阶层、医疗经验和人格特点等，在语言的应用、重点和细节交代等方面都应有所选择。病人对医生的信任度是影响支持的一个很重要的因素，良好的医患关系有助于增加支持的效果。事实表明，良好的医患关系不仅可以反映病人对医生照顾的满意度和遵医程度，也会影响保健服务的效果。全科医生提供的连续性、协调性等特有的服务方式，容易形成医患关系之间的彼此信任和尊重，十分有利于提高支持的有效性。

2. 告诫　是医生向病人提供有关最适当的生活方式和行为及用药等家庭管理的医嘱。在社区常见健康问题的处理中常涉及生理、心理、社会等各个方面，全科医生因了解病人的背景，能向病人提出最适当的有关生活方式和行为的告诫和建议，能有效管理病人。

对告诫的内容除针对健康问题外，还必须考虑病人个人的背景、健康问题对病人及家庭的影响等具体情况作出调整，不能一概而论。

3. 处方　为了更好地体现管理化医疗(managed care)和公正性原则，提高社区居民对全科医生的信任度，合理处方是一个关键问题。全科医生必须把握社区卫生服务的特性和社区居民的需求特点，在开处方过程中尤其要注意以下问题：

(1) 尊重病人的意愿　在社区卫生服务中，就诊的病人有不同的目的和期望，除了治疗疾病外，有的为了健康检查或健康咨询的需要，有的出于随访的需要，有的为了获取医疗证明等。因此，在为病人开处方前必须了解病人的就诊目的，再来决定是否要开处方，开什么样的处方。实际上，日常门诊中有较多病人并不需要药物治疗，然而我们的医生总觉得不给病人带点药回去似乎很难交代，甚至单纯出于营利目的，其结果使医患关系变得紧张。多给病人一些建议、劝告和支持，尽量少用药物是医疗服务人性化的体现。另一方面，不少慢性病病人对自己能用的药物都比较了解，他们对用药问题有一定的认识，医生应通过与病人的交流，让病人参与选择合理的药物。

(2) 选择最适宜药物　这里所指的"最适宜"包含两层意思，一是药物的适应证，二是药物的价格。社区卫生服务一定要体现经济、有效这一原则。在选择药物时，既要从病人的病情出发，也要考虑药物的价格因素，在同一类药物且疗效相当的情况下，应尽量选用价格低廉的药物。

(3) 合并使用非药物处方　在社区的常见健康问题中，有不少健康问题如不良生活行为方式、某些老年退行性病变及心理社会问题等，都需要通过健康教育和指导，以及可采用行为疗法、心理疗法、物理疗法等。因此，除了药物处方外，还应当根据病人的情况使用相应的非药物处方。

4. 转诊　在社区约有2.5%的病人需要转诊，由专科医生作进一步诊断和治疗。实行双向转诊是全科医生协调性服务的重要内容。常见的转诊原因有：① 需进行专科治疗，如血液透析等；② 求助专科医生对复杂问题进行诊断或治疗；③ 需进行特殊检查和治疗；④ 病人和家属有转诊的要求；⑤ 对有不遵医行为的病人借专科医生的权威施加影响。

虽然转诊时全科医生把照顾病人的责任暂时转给了专科医生，但全科医生对病人的责任并未中断，仍负有全面的、连续的责任。① 要根据自己的经验和掌握的资料，为病人选择专科与专科医生；② 在决定转诊前向专科医生提供病人的详尽资料，并明确告知此次转诊的目的与要求；③ 保持与病人及专科医生的联系，当好病人的参谋及协调者；④ 做好转回社区前的准备。只有全科医生把病人转诊期间的照顾与平时的照顾联系起来,才能真正提高整体性医疗照顾的质量。

5. 实验室检查　是否做实验室检查,做什么检查,都是基于医生的临床判断。它涉及许多因素,包括社会和心理因素、医生的习惯和态度、医患关系和管理上的因素。全科医生主张应用适宜技术,注重体格检查,因而实验室检查比专科医生要少得多和简单得多。目前临床上存在着过度检查的现象,有其医院管理上的原因,也有其医生自我保护的原因。滥用检查既浪费了有限的医疗资源,又限制了医生的临床思维能力。McAvoy 提出,全科医生只有在满足下述标准时才应做实验室检查:① 符合成本-效益原则;以尽可能少的费用和无创/少创的检查方法,得出有效的检查结果;② 实验室检查的价值大于其危险性;③ 实验室检查的结果将能对诊断或治疗有直接而有效的帮助。选择检查项目时应重视实验的灵敏度和特异度对诊断结果正确性的影响。

6. 随访　是指由医生提出,病人认可的持续性观察。支持和随访是病人管理中最必要的部分。随访包括了日常医疗工作中三类健康问题,即自限性问题、急重性问题和慢性问题,随访频度依必要性而定。

对自限性问题,医生应告知病人,如经一段时间后还未改善或反而加重,应再次复查;对急重性问题,病人一般需住院治疗,但出院后的随访应非常重视,以保持管理的连续性;对慢性问题,随访是十分重要的管理方式,对慢性病病人来说,诊断已经明确,需要的是照顾而不是治愈,所以常规指导和周期性复查是病人管理的基础。在各个阶段的随访中要做的事情很多,包括验证诊断的正确性,回顾治疗是否得当,检查病人的遵医行为,预见和确认可能的并发症,评价病人的生理、心理和社会各方面的功能状况等。要通过随访提供连续性照顾,结合病人的自我保健,使病人达到相对健康和生命质量的最佳状态。近年来,我国不少社区卫生服务中心开展了当地常见慢性病病人的规范性管理,并已见成效。

7. 预防　“以预防为导向的服务”是全科医疗的基本原则之一。全科医生在开展三级预防上有其独特的优势,应在日常工作中时时处处体现重视“预防”的工作特点和态度(详见第九章)。

思考题

1. 什么是以病人为中心的服务模式?
2. 以人为中心的健康照顾的原则主要包括哪些内容?
3. 体现以人为中心的全科医生的应诊任务主要包括哪些?其应诊过程主要包括哪些步骤?
4. 病人管理的基本内容主要有哪些?

(周卫凤　马国庆)

第四章　以家庭为单位的健康照顾

学习提要：

本章主要讨论了以家庭为单位的健康照顾方面的内容，家庭的概念、结构、功能和家庭生活周期；家庭对健康与疾病的影响，对健康的支持作用，家庭生活事件与家庭危机；家庭评估概念、适应证、目的、内容与常用工具；家庭照顾概念、等级、家庭咨询、家庭治疗、家庭出诊的内容。通过本章学习，要求全科医生理解家庭的结构和功能，了解家庭沟通的方式，掌握观察家庭如何运作的技巧，学会与个人及其家庭成员保持良好关系的能力，能够为家庭成员的健康和社会功能的发展提供适宜的环境，在不同的家庭生活周期时段，主动提供可预测的健康照顾，处理家庭事件与家庭危机，为家庭提供一个完整的照顾。

以家庭为单位的健康照顾(family as a vital unit of care)是全科医疗的基本原则之一，也是全科医疗服务的专业特征所在。20世纪中期，家庭医疗整合了传统开业医生的宝贵经验，吸收和采纳了社会学家关于家庭的理论与方法，进一步强调了以家庭为单位的健康照顾，使家庭医学具有了浓厚的专业学科特色，这也是北美洲将全科医生改称“家庭医生”(family physician)，全科医疗改为“家庭医疗”(family practice)，全科医学改为“家庭医学”(family medicine)的主要原因。随着时代的发展，人们的观念已发生了很大的变化。家庭的类型已从大家庭为主要类型转向以核心家庭为主，家庭的功能向社会发生了明显的转移，因而向社会提出了更多、更高的要求。作为全科医生，必须了解和掌握一些有关家庭的知识和技巧。

第一节　家庭的结构与功能

一、家庭的涵义

(一) 家庭的定义

家庭是人类的巢穴，并点燃了生命。不同学科强调的范畴不同，对家庭也就有了不同的定义。但比较完整地表述家庭的定义可概括为是通过生物学关系、情感关系或法律关系联系在一起的一个群体。通常可以从3个方面来认识。① 从社会学角度看：家庭是一种社会组织，是构成社会的基本单位，是人在社会中生存而产生的普遍而特殊的社会团体；② 从生物学角度看：家庭是人类繁衍的功能单位；③ 从心理学角度看：家庭是个体心理发展的“沃土”，是最紧密的社会情感单位。

（二）家庭的意义

首先，家庭的存在有助于满足家庭成员的各种需要，促进家庭成员的自身发展。同时，在家庭成员之间起着相互依存、互相促进作用。在健康家庭中，家庭气氛融洽，家庭充满关爱；而家庭功能障碍的家庭，家庭成员间就可能处在相互排斥、嫉妒、埋怨、憎恨之中。家庭关系的本质是一种情感关系，不论健康家庭还是功能障碍家庭，家庭成员间的情感依存是最明显的，它影响着家庭成员的一生，与家庭的生存和家庭成员的个人发展息息相关。

家庭与其他社会团体至少有两个显著的区别：第一，与其他社会团体相比，家庭成员间的关系是一种终身关系，它不会伴随其结构和功能的改变而改变。第二，家庭成员的关系是自然形成的，因此，其成员间所产生的关爱和照顾比其他社会团体更能显现它的价值。

二、家庭的结构

家庭的结构（family structure）主要包括家庭外部（人口）结构和家庭内部结构。外部结构即家庭的类型。内部结构包括家庭的角色、权力结构、沟通方式和家庭价值观。

（一）家庭外部结构

家庭外部结构即家庭人口结构，是指家庭成员间的构成关系，亦称家庭的类型。家庭外部结构主要有核心家庭、主干家庭、联合家庭和其他类型家庭。

1. 核心家庭（nuclear family）　又称“小家庭”，是指由父母及其未婚子女组成的家庭，也包括无子女夫妇的家庭和由养父母及养子女组成的家庭。核心家庭是现阶段我国主要的家庭形式，1982 年时已占 66.91%。核心家庭成员少，结构简单，关系单纯，只有一个权力和活动中心，家庭事件发生的概率相对较小；但由于家庭资源缺乏，家庭的亲属关系网络相对简单，可利用的社会资源较少，一旦发生家庭事件，自我调适能力较差，容易形成家庭危机。因此，这种家庭存在着亲密与脆弱的双重特性，温馨的家庭给予成员幸福，促进学习和工作，而且，也较适应于快节奏的社会生活；但是，快节奏的同时也会带来离婚率增加、生活压力大等问题，给家庭健康照顾带来新的问题。

2. 主干家庭（linear family）　又称“直系家庭”，是指由一对已婚子女同其父母、未婚子女或未婚兄弟姐妹构成的家庭。主干家庭是由核心家庭发展而来的，在我国占家庭总数的 24.29%（1982 年），列第 2 位，也是一种主要的家庭形式。这种家庭除了有一个权力和活动中心外，还有一个次中心存在。这类家庭的内部结构和家庭关系的复杂程度都介于核心家庭和联合家庭之间。

3. 联合家庭（composite family）　又称“复式家庭”，是指同代家庭成员中至少有两对或两对以上的已婚夫妇及其他家庭成员组成的家庭。这类家庭在当今社会已逐渐减少。由于联合家庭同时存在一个权力和活动中心及几个次中心，或几个权力和活动中心并存，其结构相对松散且不稳定，致使家庭事件的发生概率相对较高。然而其可利用的家庭内、外资源比较充裕，有利于家庭生活事件的自身调适。

4. 其他类型家庭　包括单身家庭、单亲家庭、群居体及同性恋家庭等。这些类型的家庭在一些西方国家有明显的上升趋势。在我国，随着改革开放的不断深入和城市化建设的发展，由于人口流动性的增加，离婚率升高等原因，单身家庭和单亲家庭也呈增多趋势。这些家庭类型虽然不具备传统的家庭形式，但也行使着类似的功能，表现出家庭的主要特征。

（二）家庭内部结构

家庭内部结构反映家庭成员之间的相互作用关系，可以从 4 个方面考虑：家庭权力结构、家庭角色、家庭沟通和家庭价值观。其中的任何一方面受环境影响而改变时，其他的方面也会发生相应的变化。

1. 家庭权力结构　反映了家庭决策者的构成以及在家庭决策过程中家庭成员之间的相互作用方式。家庭权力结构可分为 4 种类型：

（1）传统权威型　根据社会文化传统所形成的家庭权威。如在男性主导的社会，父亲通常是一家之主，家庭成员承认他的权威，而不考虑他的社会地位、职业、收入、健康和能力等。

（2）工具权威型　根据对家庭经济的创造和掌握能力来决定谁是家庭决策者，妻子或是子女若能处于这种位置上也会成为家庭的决策者。

（3）分享权威型　家庭权力由家庭成员共同分享，根据个人的能力和兴趣爱好来决定各自所要承担的责任，这是现代社会所推崇的类型。

（4）情感权威型　由家庭情感生活中起决定作用的人担当决策者。家庭其他成员因对他（她）的感情而承认其权威。家庭权力结构并非是固定不变的，它可以随着家庭生活周期的改变、家庭变迁、社会价值观的改变而发生转化。

2. 家庭角色（family role）　是指家庭成员在家庭中的特定身份，代表着他（她）在家庭中的相对位置和所应履行的、社会公认的家庭职能。每一个家庭成员都扮演着家庭角色，而且没有选择的余地，是其固定的身份。家庭角色如同其他社会角色一样，要按照社会公认的行为模式去规范其角色行为。

家庭角色功能的优劣是影响家庭功能的重要因素之一，全科医生进行家庭评估时应考虑到家庭角色问题。全科医生在判断家庭角色是否具有充分功能时，可从 5 个方面来考虑：① 家庭对某一成员的角色期望是否一致？② 家庭成员对自身角色的适应程度如何？③ 家庭成员的角色行为是否符合社会规范？④ 家庭成员的角色能否满足其他成员的心理需要？⑤ 家庭成员的角色转换是否有障碍？

3. 家庭沟通（family communication）　是家庭成员间相互作用的关键，是相互间交换信息、沟通感情、调控行为和维持家庭稳定的有效手段，也是评价家庭功能状态的重要指标。

沟通由 3 个元素构成：即信息发送者（S）、信息（M）和信息接受者（R）。在信息传递过程中，任何一个环节发生差错都会出现相应的问题。如信息发送者表达有误、信息内容不明确或接受者心不在焉等，都会导致沟通不良，从而影响家庭关系。

评价家庭沟通可以从 3 个方面来观察。① 信息内容：若传递的内容与情感有关，称为情感性沟通；若传递的是普通信息，则称为机械性沟通。② 信息表达的清晰度：即是否模棱两可或经过掩饰。③ 信息的指向：若直接指向接受者，称为直接沟通；若是影射或间接的，称为掩饰或替代性沟通。

观察家庭沟通的意义在于通过它了解家庭功能的状态。人们发现情感性沟通障碍一般发生在家庭功能不良的早期，而机械性沟通障碍大多发生在家庭功能障碍比较严重的阶段，掩饰性和替代性沟通多半出现在功能不良的家庭。

4. 家庭价值观(family values) 是指家庭判断是非的标准以及对一件事情的价值所持的态度,它规范了各个家庭成员的行为方式,也深深影响着家庭成员对外界干预的感受和反应性行为。它常常不被意识到,却深深地影响各个家庭成员的思维。每个家庭成员都有自己的价值观,但在一个家庭内可以相互影响,并可影响整个家庭的价值观。价值观的形成受到传统、宗教、教育、社会文化等因素的影响,这些因素在我们进行家庭服务时都应当加以关注。在家庭价值观中,家庭的疾病观、健康观与家庭成员健康的关系最为密切,因为它可以影响家庭成员的就医、遵医行为,与疾病的发生、发展和预后密切相关。全科医生只有深刻了解病人家庭的价值观,才能同家庭一起制订出切实可行的服务方案,有效地解决家庭健康问题。

三、家庭的功能

家庭作为个体与社会的结合点而发生着双向联系,具有满足家庭成员个人和社会最基本需求的功能。家庭功能(family function)具有多样性、基础性、独立性的特征,并随着社会文化的发展而变化,有些功能已经消失(如生产功能),有些则强化(如社会功能)。家庭功能具体包括以下几个方面:

1. 抚养和赡养 通过供给家庭成员衣、食、住、行、安全保护、健康照顾等以满足成员的基本需要。抚养是指夫妻间或家庭同辈人间及对下辈人的供养和照料。赡养是指子女对家庭中长辈的供养和照顾,体现下一代对上一辈家庭人员的责任和义务。

2. 满足情感需要 家庭能满足人的爱与被爱的需要。家庭成员以血缘和姻缘为纽带一起生活,通过成员之间的相互关爱来满足情感的需要。家庭是最重要的情感动力源,家庭成员之间通过情感交流,以维持家庭和谐的气氛,共度美好时光,增进成员间的亲情。

3. 生殖和满足性需要 生儿育女、传宗接代、延续种族是家庭所特有的功能。同时,它还满足了人对性的需要,具有调节和控制性行为的功能。

4. 社会化功能 家庭具有规范成员行为,把其成员培养成合格的社会成员的社会化功能。家长通过引导其年轻成员不断学习,传授其社会知识,培养其参与社会的能力,使其学会如何处事做人,逐步胜任自己的社会角色。

5. 经济功能 家庭是社会经济分配的最基本单位,也是社会最基本消费单位。家庭只有具备充分的经济来源,才能满足家庭成员的生理需要、医疗保健和健康促进需要。

6. 赋予成员地位 父母合法的婚姻本身给予子女一个合法的地位。此外,家庭还为其成员在社会经济、教育和职业等方面提供某种地位。

四、家庭生活周期

家庭生活周期(family life cycle)是指家庭遵循社会与自然规律所经历的产生、发展与消亡的过程。整个家庭生活周期可以根据家庭结构和功能的变化特征分成若干个阶段,在不同的阶段都将经历正常的和可预见的问题。家庭生活周期和各阶段所面临的主要问题及保健服务重点见表4-1。

对每个家庭来说,不一定都会经历表上的8个阶段,家庭变故、离婚、再婚等都会使家庭生活的阶段发生变异。了解家庭生活周期,可帮助全科医生鉴别家庭正常和异常的发展状态,预测和识别家庭在特定阶段可能或已经出现的问题,及时地进行健康教育和提供咨询,采取必要的干预措施,有时用很简便经济的方法就能避免很严重后果的出现。

表 4-1　家庭生活周期及保健服务重点

阶段	定义	主要面临的问题	保健服务的重点
1. 新婚	男女结合	● 双方适应沟通 ● 性生活协调及计划生育 ● 妊娠期保健 ● 适应新的亲戚关系	● 婚前健康检查 ● 心理咨询 ● 性生活指导 ● 计划生育指导
2. 有婴幼儿	最大孩子介于 0~30 个月	● 父母角色适应 ● 母亲产后康复 ● 新生儿预防保健	● 新生儿喂养 ● 预防接种 ● 婴幼儿营养与发育 ● 合理营养
3. 有学龄前儿童	最大孩子介于 30 个月 ~6 岁	● 儿童身心发展问题 ● 安全保护问题	● 监测和促进生长发育 ● 疾病防治 ● 形成良好的习惯 ● 防止意外的发生
4. 有学龄儿童	最大孩子介于 6~13 岁	● 儿童发育与营养 ● 儿童社会化问题 ● 儿童安全教育	● 除"有学龄前儿童"的保健内容外,还应注意引导正确应对学习压力,合理进行社会化
5. 有青少年	最大孩子介于 13 岁 ~ 离家	● 学习问题 ● 性知识教育 ● 异性交往和恋爱 ● 沟通与父母代沟问题	● 健康生活指导 ● 青春期教育和性教育 ● 防止早婚和早恋 ● 防止意外发生
6. 孩子离家创业	最大孩子离家至最小孩子离家	● 父母孤独心理 ● 父母与子女关系的转变 ● 重新适应婚姻关系 ● 照顾高龄父母	● 心理咨询 ● 消除孤独感 ● 更年期保健 ● 定期检查
7. 空巢期	父母独处至退休	● 生理功能减退 ● 围绝经期综合征	● 改变不健康的生活方式 ● 防止药物成瘾 ● 意外事故防范
8. 老龄期	退休至死亡	● 老年性疾病 ● 丧偶 ● 心理变化	● 定期体检 ● 慢性病防治 ● 孤独心理照顾 ● 提高生活自理能力 ● 丧偶期照顾 ● 临终关怀

第二节 家庭与健康的关系

家庭是个人健康和疾病发生、发展的重要背景，了解家庭与健康的关系是全科医学研究的重要内容之一。家庭结构完整、功能良好、成员和睦、感情融洽的健康家庭，可以促进家庭成员的身心健康；相反，家庭结构不完整、家庭功能有障碍、家庭关系紧张、感情有隔阂的家庭，对家庭成员身心健康的作用是不利的。家庭可以通过遗传、环境、感情、支持、社会化等途径来影响个人的健康，个人的疾患也可以影响家庭的各方面功能。

一、家庭对健康和疾病的影响

家庭对个人健康和疾病的发生、发展有着重要的作用，同时任何家庭成员的疾病也影响着其他家庭成员的健康，甚至影响着整个家庭的功能。

1. 遗传上的影响　每个人都是一定的基因型与环境之间相互作用的产物，许多疾病就是家庭遗传因素和母亲妊娠期间各种因素影响而产生的，如血友病、珠蛋白生成障碍性贫血（地中海贫血）、葡萄糖-6-磷酸脱氢酶（G-6-PD）缺乏症、白化病等。目前先进的医学知识和技术可以预防其中的很多疾病。全科医生虽然不是遗传病专家，但应该知道适时将易感家庭转给遗传专家，协助做好治疗及预防工作。

2. 对儿童发育及社会化的影响　家庭与儿童的生理、心理健康和社会化程度密切相关，个人身心发展的最重要阶段（0～18岁）大多数是在家庭内度过的。调查发现，家庭不正常与儿童的躯体、行为方面的疾病有着密切的关系。例如，父母亲情的长期剥夺与3种精神问题有关：自杀、抑郁和社会病理人格障碍。全科医生应该劝告家长尽可能在孩子3个月～4岁这个儿童成长的关键时期避免长期分离，当分离不可避免时，采取必要措施，尽量减少儿童心灵上的创伤。在这个时期，父母的行为对儿童人格的形成有很大的影响，生活在父母因感情不和而经常发生矛盾或父亲经常虐待母亲的家庭中的儿童容易形成攻击性人格。

3. 对疾病传播的影响　疾病在家庭中传播多见于感染和神经症。Meyer 和 Haggerty（1962年）的研究表明，链球菌感染与近期或长期家庭紧张有关；病毒感染在家庭中有很强的传播倾向。Buck 和 Laughton（1959年）的研究证实，患有神经症的配偶也有产生相同疾患的倾向，特别是在结婚7年之后，母亲患有神经症其孩子也处于患类似疾患的危险之中。

4. 对成人发病率和病死率的影响　研究表明，很多疾病发生前都伴有生活压力事件的增多。Norbeck 和 Tilden（1983年）发现，压力水平高而支持水平低的孕妇出现产科并发症的比例升高。Kraus 和 Lilienfeld（1959年）的研究也表明，年轻鳏夫多种疾病的病死率比普通组高10倍左右。Medalie 和 Goldbourt（1976年）发现，有严重家庭问题的男性产生心绞痛的概率比那些家庭问题较少的人高出3倍，在有较高焦虑水平的男性中，能得到他们妻子更多支持和爱的那些人产生心绞痛的危险性明显低于那些得不到妻子支持和爱的人。

5. 对疾病恢复的影响　家庭的支持对各种疾病尤其是慢性病和残疾的治疗及康复有很大的影响。Anderson 等人（1981年）发现，糖尿病控制不良与低家庭凝聚度和高冲突度有关，因为家庭的合作和监督是糖尿病病人控制饮食的关键。家庭常常影响慢性病病人对医嘱的顺从性。脑卒中瘫痪病人的康复,更与家人的支持密切相关。

6. 对其成员求医和遵医行为、生活习惯与方式的影响　家庭成员的健康信念往往相互影响,一个家庭成员的求医行为受另一个家庭成员或整个家庭的影响。家庭的支持也常影响家庭成员求医的频度,家庭成员的过频就医和对医生的过分依赖往往是家庭功能障碍的表现。家庭成员具有相似的生活方式和习惯,一些不良习惯可能成为某一家庭成员的通病,明显影响家庭成员的健康。

二、家庭对健康的支持作用

家庭的建立会对家庭成员的健康造成负面影响,然而家庭也对家庭成员的健康起着重要的支持作用。因为在家庭成员发生健康问题时,家庭可以为其提供许多可以利用的资源。这种家庭资源是指用于应对家庭遭遇紧张性事件(如健康伤害)时所需的精神和物质上的支持。广义的家庭资源包括家庭内资源和家庭外资源。

(一)家庭内资源(FAMLIS)

1. 经济支持(financial support)　家庭对其成员健康的财力支持。
2. 维护支持(advocacy support)　家庭对其成员健康权利的维护。
3. 医疗处理支持(medical management support)　家庭为其成员所提供的医疗照顾。
4. 情感支持(love support)　家庭对其成员健康的关怀及精神支持。
5. 信息与教育支持(information and education support)　家庭为其成员健康所获取的信息和所提供的医疗咨询、健康教育。
6. 结构(环境)支持(structural support)　家庭住所和设施对其成员健康的支持。

(二)家庭外资源(SCREEEM)

1. 社会资源(social resources)　亲朋好友、政府部门、社会团体的支持。
2. 文化资源(cultural resources)　文化背景、传统、信念上的支持。
3. 宗教资源(religious resources)　宗教信仰、宗教团体的支持。
4. 经济资源(economical resources)　来自家庭外(如慈善机构)的经济支持。
5. 教育资源(educational resources)　教育程度的高低。
6. 环境资源(environmental resources)　居所环境的好坏。
7. 医疗资源(medical resources)　医疗保健机构及医疗保健服务。

家庭成员患病时,必然要运用家庭内、外资源,家庭资源的丰富程度直接关系到病人疾病的预后。例如,在家庭成员患病初期,首先要运用家庭的情感资源,一个和睦温馨的家庭,家人的关心和体贴将给病人以极大的支持;而家人在生活、医疗上的照顾,亲朋好友的关心和支持都为促进病人疾病康复发挥着重要的作用。全科医生在从事社区卫生服务过程中,应充分利用家庭资源对健康的支持作用,以降低医疗成本,提高医疗效果。

三、家庭生活事件与家庭危机

1. 家庭生活事件　人们在日常生活中会遇到结婚、生育、离婚、就业、失业等各种各样的事件，这些事件称为生活事件(life events)。人们遭遇这些事件后，需要自己去适应这种改变，按照心理学的定义，任何需要人去适应的改变就称为压力，因此，生活事件也称为生活压力事件。这种压力作用于人，就要产生相应的生理和心理效应，所以说生活事件是一种心理社会的应激源，可以对人的身心健康造成一定的影响。根据事件对个体影响的不同，可分为正性事件和负性事件。前者是指事件的发生对个体的身心健康有积极作用，如“结婚”，对大多数人来说是一种正性生活事件；后者是指事件的发生对个体的身心健康具有消极作用，如“家庭成员死亡”即是一种负性生活事件，它会使人处在悲痛、绝望、抑郁之中，从而影响人的身心健康。另一方面，根据事件的来源又可以分成个人生活事件和家庭生活事件。

自 1967 年 Holme 和 Rahe 编制了第一份包含 43 个项目的社会再适应量表(social readjustment rating scale)后，1987 年国内的杨德森等教授编制了适合我国国情的生活事件量表(life events scale)，并通过对 10 个省市 1 364 名正常人进行测试，取得了正常人的常模(表 4-2)，表中列出了 65 种在人们日常生活中可能遇到的事件，每种生活事件标以不同的生活变化单位(life change unit, LCU)，用来评价个体所遭遇的应激强度。从所列的 65 种生活事件中，我们可以看出家庭生活事件占有很高的比率，令人高兴的生活事件同样可以产生压力。

表 4-2 中国正常人生活事件评定常模表

序号	生活事件	LCU	序号	生活事件	LCU
1.	丧偶	110	20.	恢复政治名誉	45
2.	子女死亡	102	21.	重病外伤	43
3.	父母死亡	96	22.	严重差错事故	42
4.	离婚	65	23.	开始恋爱	41
5.	父母离婚	62	24.	行政纪律处分	40
6.	夫妻感情破裂	60	25.	复婚	40
7.	子女出生	58	26.	子女学习困难	40
8.	开除	57	27.	子女就业	40
9.	刑事处分	57	28.	妊娠	39
10.	家属亡故	53	29.	升学就业受挫	39
11.	家属重病	52	30.	晋升	39
12.	政治性冲击	51	31.	入党入团	39
13.	子女行为不端	50	32.	子女结婚	38
14.	结婚	50	33.	免去职务	37
15.	家属刑事处分	50	34.	性生活障碍	37
16.	失恋	48	35.	家属行政处分	36
17.	婚外两性关系	48	36.	名誉受损	36
18.	大量借贷	48	37.	中额借贷	36
19.	突出成就荣誉	47	38.	财产损失	36

续表

序号	生活事件	LCU	序号	生活事件	LCU
39.	退学	35	53.	学习困难	25
40.	好友去世	34	54.	流产	25
41.	法律纠纷	34	55.	家庭成员纠纷	25
42.	收入显著增减	34	56.	和上级冲突	24
43.	遗失重要物品	33	57.	入学或就业	24
44.	留级	32	58.	参军复员	23
45.	夫妻严重争执	32	59.	受惊	20
46.	搬家	31	60.	业余培训	20
47.	领养寄子	31	61.	家庭成员外迁	19
48.	好友决裂	30	62.	邻居纠纷	18
49.	工作显著增加	30	63.	同事纠纷	18
50.	小量借贷	27	64.	睡眠重大改变	17
51.	退休	26	65.	暂去外地	16
52.	工种变动	26			

2. 家庭危机　生活事件作为应激源作用于个体和家庭，个体和家庭都要做出适应性调节。然而，有许多因素可以影响家庭对生活事件的调适能力，包括家庭对压力事件的认知程度、应付压力事件的家庭资源的多寡、应激源的刺激强度及应激源的累积程度等。在家庭因素方面，主要是家庭资源，若家庭资源充足，家庭可通过良好的调适，恢复到原来的平衡状态或达到一个新的平衡。而当家庭资源不足或缺乏时，家庭可通过一定的病态调适，暂时处于一种平衡状态；若压力事件仍不能解除，就有可能使家庭陷于危机，家庭资源被耗竭，导致家庭彻底失去平衡（图 4-1）。处于危机状态的家庭可以对家庭成员的身心健康造成很大的影响。对于这种家庭，全科医生可以通过家庭功能评估，帮助建立支持性条件，逐步恢复家庭的功能。

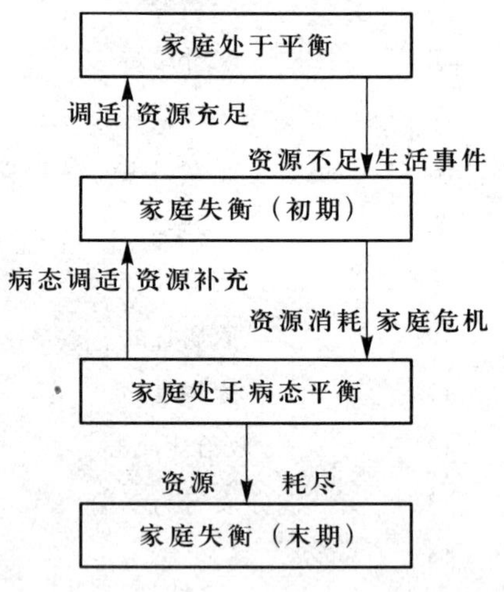

图 4-1　家庭对生活事件的反应模式

一般来说，家庭危机可分为耗竭性危机和急性危机两种。当一些慢性的压力事件逐渐累积，超过个人和家庭所能承受的限度时，家庭便出现耗竭性危机；当一种突发而强烈的紧张事件迅速破坏了家庭平衡时，即使能及时得到新的资源，家庭也不可避免地要出现急性危机。

第三节 家庭评估

家庭评估(family assessment)是系统完整的家庭健康照顾的重要组成部分,是根据家庭有关资料,对家庭结构、功能、家庭生活周期等做出评价,其目的是分析家庭存在的健康和疾病问题、家庭所具备的资源,为促进家庭健康提供依据。家庭评估对家庭资料进行综合分析,得出调适个体或家庭问题的解决途径。家庭评估有客观评估和主观评估、分析评估和工具评估等几种类型。客观评估是指对家庭客观的环境、背景、条件、结构和功能进行了解和评价。主观评估是指用自我报告和主观测验等方法分别了解家庭成员对家庭的主观感受、愿望和反应。分析评估是利用家庭学原理、家庭系统理论和家庭发展的一般规律来分析家庭的结构和功能状况。工具评估是指利用预先设计好的家庭评估工具来评价家庭结构和功能状况。

一、家庭评估的适应证

在日常工作中,全科医生应尽量收集病人家庭的基本信息,完善家庭基础资料,这是开展家庭评估的前提。然而,在什么情况下应当对病人的家庭进行评估,这是全科医生首先要明确的问题。国外有学者提出了一些评估指征,如家庭中出现失业人员、慢性病病人、精神病病人、物质滥用者,或可能存在家庭暴力等。Kushner 等通过长期的临床研究发现,在下列情况下需要同全科医生一起召开会议:① 家庭成员有人面临死亡;② 家庭成员因严重疾病住进医院;③ 家庭成员患慢性病,病情控制不好;④ 怀疑家庭中有儿童暴力(虐待);⑤ 家庭成员有物质滥用;⑥ 家庭中设置了健康照顾室;⑦ 家庭中出现了孩子的行为问题;⑧ 家庭患病成员不按规定服药。

二、家庭评估的目的和内容

家庭评估通常需要召集全体家庭成员开会,参加讨论的全科医生应持公正、友好的态度,避免涉入任何家庭派别。评估的目的在于了解病人所处的家庭环境、家庭成员之间的关系、家庭发展的阶段、家庭生活中发生的重大事件、病人有可能从家庭中得到哪些帮助等,并试图找出问题的原因,为随后的干预打下基础。

家庭评估的内容主要涉及 4 个方面:即家庭内外压力源、家庭适应度、家庭凝聚度和家庭相互作用模式。评估的结果通常应能回答以下问题:① 压力来源于何处?② 家庭的调适弹性程度如何?灵活还是僵硬?③ 家庭的亲密度如何?④ 与此次问题有关的家庭相互作用模式是什么?⑤ 如果已出现家庭危机的话,为什么会在此时出现?

事实上,在全科医生繁忙的日常工作中,大量的病例并不需要召集家庭会议进行全面系统的家庭评估;或限于全科医生的培训水平,不能进行复杂的评估。因此,全科医生不妨根据治疗的需要和个人的兴趣,选择有关的项目和适当的方法进行家庭评估。

三、家庭评估常用工具

目前在全科医疗中广泛应用的家庭评估工具有家系图、家庭圈、家庭关怀度指数(APGAR 问卷)及家庭适应度和凝聚度评估量表。家庭关怀度指数和家庭圈主要反映某一家庭成员对家庭功能状态的主观感受,多用于家庭功能的筛检。家系图主要反映家庭的客观资料。

1. 家庭基本资料

（1）家庭环境　包括家庭地理位置、周边环境、居家条件、社区服务状况等。

（2）家庭成员的基本情况　其项目包括姓名、性别、年龄、家庭角色、职业、教育、婚姻及主要健康问题等。

（3）家庭经济状况　家庭主要经济来源、年均收入、年均开支、消费内容、年度积累、消费观念和经济目标。

（4）家庭健康生活　家庭生活周期、家庭生活事件、主要生活方式、家庭健康信念、自我保健及利用卫生资源的方法和途径。

2. 家系图（genealogy chart）　又称家族谱，可描述家庭成员之间的关系、家庭健康史、家庭重要事件、家庭成员的疾病间有无遗传的联系及社会资料等，是简明的家庭评估综合资料。家系图一般由三代人组成，包括夫妇双方的所有家庭成员。同一代人应位于同一水平线上，根据辈分代数从上到下排列，每代人中年龄最大的位于最左侧，其余人按年龄的大小向右排列。每个成员的符号旁边，可按需要加注年龄及结婚、离婚、死亡、退休等生活事件。家系图一般可在 5~15 min 内完成。家系图综合性强，简单明了，因此可作为家庭健康档案的基本资料。一个家庭的结构在一定时期保持相对稳定，相应家系图变化也不大。

常用家系图符号及其含义见图 4-2。

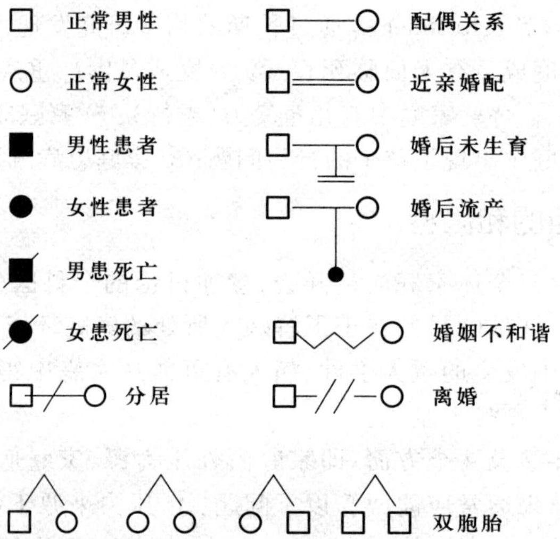

图 4-2　常用家系图符号及其含义

家系图举例见图 4-3。

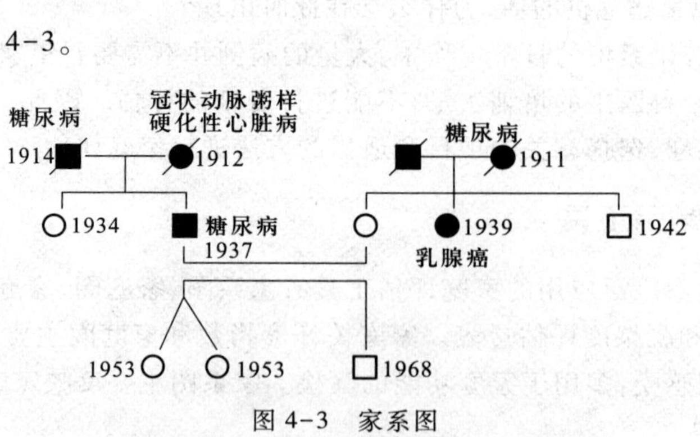

图 4-3　家系图

3. 家庭圈(family circle) 反映的是病人主观上对家庭的看法以及其家庭的关系网络。这种主观看法一般只代表当前的认识,会随时间而不断地发生变化,因而需要不断地修正。家庭圈是一种非定量的家庭功能评价法,方法简单也比较粗糙,因此适宜于具有一定经验的医生使用。家庭圈的做法是医生给病人一支笔和一张纸,然后让病人画一个大圆圈代表他(她)的家庭,再在大圈内画上若干小圈,分别代表病人自己和其他家庭成员,也可在大圈外画上小圈,代表他(她)认为重要的其他人物,小圈的大小代表个体的权威性或重要性,圈之间的距离代表关系的亲疏。在给病人交代清楚后,医生可离开几分钟,让病人独自完成。随后,医生向病人提出问题并要求病人向医生解释图的含义,从而使医生了解病人的家庭情况。医生还可以比较两个不同家庭成员的家庭圈,并与两位或几位家庭人员一起比较分析,发现他们之间缺少沟通的方面或彼此间不同的期望。图 4-4 反映了两个不同的家庭关系和地位。

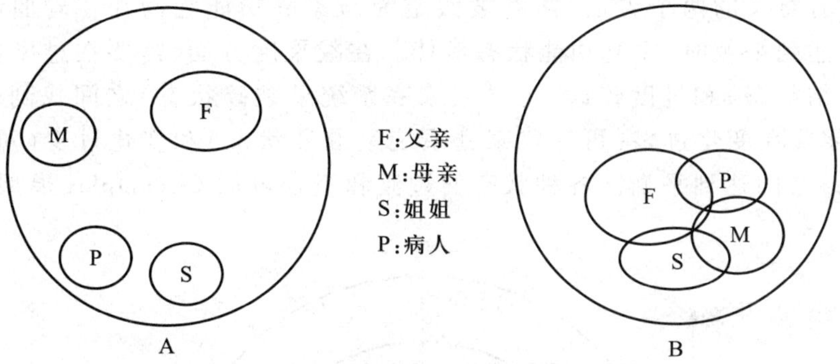

图 4-4 家庭圈

图 4-4(A)中病人是一名 30 岁未婚男子,父亲主宰全家,病人感觉自己很渺小,和父母的关系疏远,和姐姐的关系融洽,其家庭成员间的关系比较松散,家庭凝聚力不高。图 4-4(B)中病人是一名 23 岁的学生,家庭成员关系密切,家庭凝聚力较高。

4. 家庭关怀度指数(APGAR 量表) 家庭关怀度指数评价量表是 Smilkstein 和他的同事(1978 年)设计出来的、用于测评家庭功能的调查问卷,是自我报告法中比较简便的一种评价方法。它可以反映家庭某一成员对其家庭功能的主观满意度,因为问题较少,评分容易,可以粗略、快速地评价家庭功能,因而比较适宜在基层工作中使用。家庭关怀度指数测评共分两部分。

第一部分:测量个人对家庭功能的整体满意度,共 5 个指标(分别用 APGAR 表示),每个指标代表一项家庭功能,简称 APGAR 问卷(表 4-3)。

表 4-3 APGAR 问卷的评价指标及其含义

评价指标	含义
1. 适应度(adaptation)	家庭遭遇危机时,利用家庭内、外资源解决问题的能力
2. 合作度(partnership)	家庭成员分担责任和共同做出决定的程度
3. 成熟度(growth)	家庭成员通过互相支持所达到的身心成熟程度和自我实现的程度
4. 情感度(affection)	家庭成员间关爱的程度
5. 亲密度(resolve)	家庭成员间共享相聚时光、金钱和空间的程度

5 个评价指标分别设置 5 个问题进行问卷调查,每个问题有 3 个答案(“经常这样”“有时这样”“几乎很少”)可供病人选择。评分时分别得 2、1、0 分,根据病人的回答结果计算出总分,若总分在 7~10 分表示家庭功能良好,4~6 分表示家庭功能中度障碍,0~3 分表示家庭功能严重障碍。同时,通过对每个问题得分情况的分析,可以粗略了解家庭功能障碍的基本原因,即哪一方面出了问题。

第二部分:了解受测者与家庭其他成员间的个别关系,分良好、较差、恶劣 3 种程度。

临床研究表明,APGAR 得分与学生在校表现、高血压治疗遵医嘱性、对父母角色的适应性有正相关的关系,而与抑郁症和分娩与产后并发症的发生率呈负相关的关系。

5. 家庭适应度和凝聚度评价量表(family adaptability and cohesion evaluation scale, FACES) 是由 Olson 和他的同事(1979 年)提出来的,他们认为,凝聚度和适应度是反映家庭行为非常有意义的两个方面,两者被假定为与家庭功能之间存在着曲线关系,当适应度和凝聚度达到平衡时,家庭功能状态最佳。在凝聚度方面,需要在过度紧密(可导致家庭系统呈缠结状态)和过度疏远(可导致家庭系统呈破碎状态)之间找到平衡点;在适应度方面,也需要在变化过多(可导致家庭系统呈混乱状态)和变化过少(可导致家庭系统呈僵硬状态)之间达到平衡。各种状态的过渡和组合可用 Circumplex 模型(图 4-5)来表达。

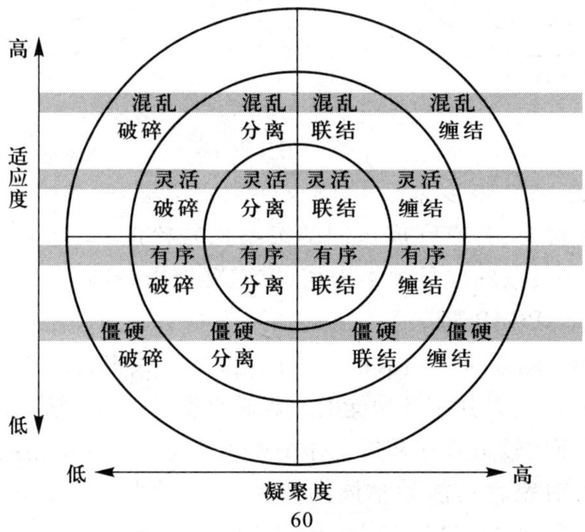

图 4-5 Circumplex 模型的 16 种家庭分类

凝聚度描述了家庭的两个方面:第一,家庭成员之间情感的联系;第二,家庭成员各自的自主性。在凝聚度极高的家庭(缠结家庭)中,成员之间的联系过强而自主性不足;而在凝聚度极低的家庭(破碎家庭)中,成员之间的联系过弱而自主性过度。适应度则描述了家庭重组结构和进行变化的能力。

在 Circumplex 模型分出的 16 类家庭中,中心的 4 类为凝聚度、适应度均达到平衡的家庭,是功能正常的家庭。最外围的 4 类为功能障碍最严重的家庭。

第四节 家庭健康照顾

家庭健康照顾(home health care)是指全科医生从家庭这个背景上,为家庭及其成员提供健康照顾,以促进和维护家庭的发展及家庭成员的身心健康。家庭健康照顾是全科医生从事基层医疗保健的重要技能,然而,并非所有的全科医生都能胜任这项工作。Dohery 和 Barid (1986 年)提出了家庭医疗照顾的 5 个等级(表 4-4)。大多数专家认为,第三级是全科医生实施家庭医疗照顾的基本工作,即全科医生应能适时地深入病人的家庭,同他们进行交流与沟通,并对家庭的结构和功能有基本的评价,对需要的家庭提供照顾。

表 4-4 家庭医疗照顾的 5 个等级

级别一:对家庭关注的最低水平

- ◆ 为探索病因所做的必要的了解,是同家庭接触的基线水平。不要求医生关注病人家庭的连续性情况,此层次在许多生物医学模式下教导出来的学生也能做到

级别二:提供医学信息和建议

- ◆ 理论基础:基本的医学知识,能处理好医患关系
- ◆ 个人发展:与病人和家庭采取合作的方式
- ◆ 基本技能
  - ● 能经常明确地同病人交流有关医学问题,并对家庭成员进行治疗
  - ● 询问家庭成员有关疾病问题以明确病因,并询问有关治疗的信息
  - ● 注意聆听家庭成员的疑问,了解他们所关注的事项
  - ● 对家庭如何为病人提供医学服务、帮助病人恢复健康提出建议
  - ● 对于大的家族而言,要知道如何同一两个关键人物保持交流
  - ● 能简单地识别影响治疗效果的家庭功能失调,并转诊给相应的治疗医师

级别三:同情与支持

- ◆ 理论基础:普通家庭在压力下的发展与应对
- ◆ 个人发展:医生对病人与家庭的关注
- ◆ 基本技能
  - ● 询问家庭成员,了解他们对病人状况的看法,以及这些看法对家庭产生的影响
  - ● 特别关注家庭成员情感和关注的问题,并采纳合理的意见
  - ● 对有关病人的家庭功能进行评价
  - ● 鼓励家庭成员在各自不同的环境下应对各种事件
  - ● 对于家庭中的特别需求和关注提供建议
  - ● 明确家庭的不良功能,并提供特别的解决方法

级别四:系统地评价并有计划地进行干预

- ◆ 理论基础:家庭系统
- ◆ 个人发展:关注病人的自身环境、家庭环境及更大的社会环境
- ◆ 基本技能
  - ● 鼓励家庭成员(包括不情愿的)参加家庭会议
  - ● 即使对于交流较差的家庭,也要组织召开家庭会议,使得每位家庭成员都能够发表自己的看法

续表

- 系统化地评价家庭的功能
- 支持每个人都发表自己的意见，而不应是统一的意见
- 明确家庭的界限，便于解决一些家庭问题
- 帮助家庭成员认识到他们所面临的问题需要新的合作方法来解决
- 帮助家庭成员选择合适的方法来缓解他们的病情
- 协调家庭成员的地位，在不伤害每位家庭成员的基础上解决困难
- 不仅要应用基层保健的方法来明确家庭成员的疾病，还应对家庭进行医学教育，并给予及时的治疗

级别五：家庭治疗

◆ 理论基础：家庭的系统、不良功能的家庭与健康照顾系统接触的模式

◆ 个人发展：能够解决家庭中深层次的情感问题，即使在病人以及家庭成员给予很大压力时，也能保持平和镇静

◆ 基本技能

- 在非常困难的条件下，也能会见家庭和家庭成员
- 家庭有困难时，能够有效地做出推测，并对其进行评价
- 有办法打破家庭中出现的僵局
- 能够临时性地联系家庭成员
- 能够应对家庭中的保守意见，带来某种变化

一、一般家庭照顾

家庭照顾是全科医生区别于专科医生的工作特点。除了向照顾对象提供常规的医疗咨询和治疗外，全科医生还应把他（她）的家庭也作为一个病人，综合考虑家庭对其成员健康的影响，以及两者间的相互作用，在整个家庭的范围内，提供咨询、教育、治疗和预防。全科医生应能意识到家庭是重要的压力来源，可能与人患病有着直接的关系；同时家庭又是重要的资源，应该充分利用以克服致病的压力。另外，全科医生还应认识到家庭还是预防疾病的重要资源，是实施预防措施的良好场所。表 4-5 列举了在三级预防中需家庭参与的方面。

表 4-5 需家庭参与的预防事项

一级预防	1. 生活方式相关疾病：饮食，癖癖，休息与锻炼，基本的生活习惯 2. 健康维护促进：免疫接种，健康检查
二级预防	1. 医生同病人共同监测健康 2. 鼓励病人及时就医
三级预防	1. 对慢性病的家庭成员，既督促其遵医，又使其保持适当的独立活动能力 2. 对患慢性病的家庭成员带给家庭的变化，全体家人做出相应的调整 3. 对家人患重病或临终所带来的家庭危机做出调适

二、家庭咨询

咨询（counseling）是通过交流与沟通协助对方认识自己、接纳自己，进而迈向自我实现。所以咨询是一项帮人自助的工作，是一种帮助和教育而不是替代。咨询是一种面对面的交流，

咨询者通过运用自己的交往技巧和相关的知识来帮助人们认识问题，做出正确的决定，最终有效地解决问题。咨询需要建立一种互相信任、平等相处的人际关系，咨询者不是以权威者的身份从事咨询活动，不可以代替被咨询者去解决问题。

家庭咨询的对象是整个家庭，而不是家庭中的某个人。家庭咨询的内容是家庭问题，是所有成员的共同问题，通常是一种家庭关系问题。如果一个家庭的功能状态良好，则家庭问题可以通过自身调适得到缓解。只有在家庭功能发生明显障碍时，家庭问题就容易转为家庭危机。处于危机状态的家庭便需要全科医生提供必要的帮助，这种帮助可能就是家庭咨询或家庭治疗。实际上，家庭咨询和家庭治疗是一个连续的过程。通常进行的家庭咨询往往包含以下内容：

1. 家庭遗传学咨询　包括遗传病在家庭中发病的规律、婚姻限制、生育限制、预测家庭成员的患病可能等。

2. 婚姻咨询　夫妻之间的相互适应问题、感情发展问题、性生活和谐问题、角色转换问题、生儿育女问题等。

3. 家庭成员关系问题　如婆媳关系、父子关系、母女关系、兄弟姐妹关系、继父、继母、领养子女的关系等。

4. 家庭生活问题　第一个孩子出生、第二个孩子出生、最后一个孩子离家、退休、丧偶、独居等。

5. 子女教育问题　儿童青春期的生长发育问题、与父母的关系适应问题、角色适应与交往方式问题、独立性与依赖性的平衡问题、人生发展与父母期望问题等。

6. 患病成员的家庭照顾问题　家庭成员患病的过程和预后，家庭应做出什么反应，家庭照顾的作用和质量等。

7. 严重的家庭功能障碍　往往是家庭成员间的交往方式问题或家庭遭遇重大的生活事件。

三、家庭治疗

家庭治疗（family therapy）是一种综合性的、广泛的家庭关系治疗，治疗者通过采取有效的干预措施来影响家庭动力学，从而使家庭建立新型的相互作用方式，改善家庭关系，以维护家庭的整体功能。家庭治疗是全科医生专业性较强的技术，通常需要接受专门的训练。因此，在这里只是以家庭治疗三角（triangulation of family therapy）为例，对家庭治疗的基本原理作简要的介绍。

大多数家庭关系紧张通常都发生在家庭两个成员之间，如婆媳之间、夫妻之间等，而且，大多数家庭关系紧张都有一种要投射到第三者的倾向，否则，这种关系紧张就很难以解除。当第三者属于家庭中的一名成员时，他（她）的作用相当于一种缓冲剂，可暂时将家庭关系紧张的焦点转移到第三者身上，从而减轻紧张的程度。这样就在家庭中形成了由家庭冲突双方及第三者组成的一种三角结构，这种三角结构称为家庭三角。在核心家庭中，儿童往往成为"挽救"父母关系紧张的"替罪羊"。然而，在家庭系统中形成的三角结构通常是一种无效的应付机制，关系紧张只是被暂时转移，并不能完全消除。

家庭在遭遇关系紧张时，另一个倾向是在家庭之外寻找第三者，尤其是核心家庭。这个第三者往往是双方都比较信任的朋友、亲戚、邻居或同事。全科医生可以主动充当缓解家庭紧张关系的第三者。这种由家庭冲突双方及家庭外成员(治疗者)所组成的三角结构称为治疗三角。

家庭治疗三角不同于家庭内的缓冲三角(图 4-6),缓冲三角是一种平面三角,三方均处于家庭内的同一平面上,无法清楚地认识家庭系统内部的问题,就像一起走进一个迷宫一样。而家庭治疗三角是一种立体三角,治疗者或医生站在家庭平面之外,作为家庭问题的"旁观者"。治疗者站在一个俯视的角度上,可以清楚地观察到家庭内部的动力学过程,观察到家庭问题的来龙去脉,这是家庭治疗者成功地帮助家庭解决问题的重要基础。建立治疗三角的关键是与家庭建立相互信任、平等合作的关系,而治疗三角的有效性很大部分取决于治疗者的知识、技能、态度和品质。

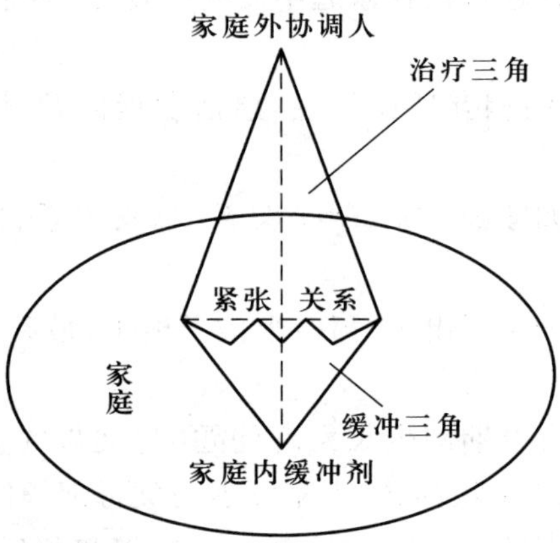

图 4-6　家庭治疗三角与缓冲三角

家庭治疗的过程可归结为以下 5 个基本的方面:即会谈(interview)、观察(observation)、家庭评估(family assessment)、干预(intervention)和效果评价(evaluation)。家庭治疗是以上过程交替进行、逐渐达到改善家庭功能之目的的一种系统支持程序(图 4-7)。

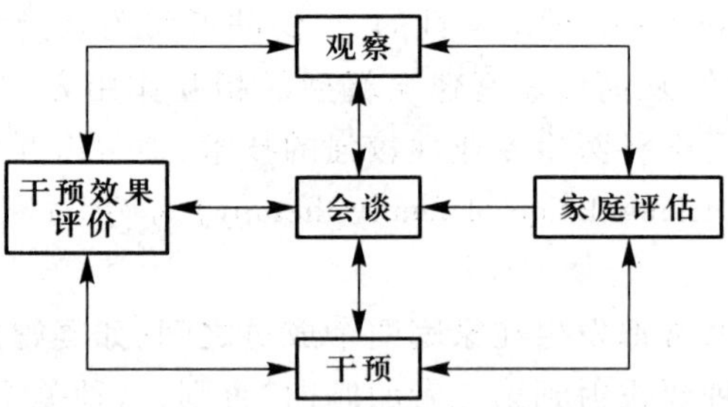

图 4-7　家庭治疗的基本框架

家庭治疗并非所有的全科医生都能够做得很好,从事家庭治疗需要专业的家庭治疗训练。在家庭治疗过程中,治疗者必须了解家庭动力学,将家庭视为一个整体,评价家庭功能,鉴定家庭问题的性质,然后帮助家庭制订干预计划,并与家庭合作实施干预,最后评价干预的效果。

四、家庭出诊

在基层医疗中，有许多情况需要全科医生提供家庭出诊，家庭出诊对于保持良好的医患关系，对慢性病病人实施连续性照顾以及体现可及性服务的良好品质都是十分必要的，而且在家庭出诊中可以获得许多在医院和诊所难以得到的病人背景资料和发现病人的其他问题。因此，家庭出诊是家庭健康照顾的重要形式。

（一）家庭出诊的种类

按照家庭出诊的目的，可将家庭出诊分为以下 3 类：

1. 评估性家庭出诊　目的是对照顾对象的家庭进行系统性评估，通常是针对有问题的家庭（家庭危机），或出于病人病情的需要对家庭环境等因素进行评估。

2. 连续照顾性家庭出诊　目的是为病人提供连续性照顾，主要针对患有慢性病或行动受限的家庭病床病人以及临终病人。

3. 应激性家庭出诊　主要是临时处理家庭及其成员的紧急事件。

（二）家庭出诊的适应证

1. 某些急性疾患的病人　由于各种原因有些疾病在家庭中处理更方便，如一过性的严重疾患（重感冒）；搬动会加重疼痛的疾病（坐骨神经痛）；活动有加剧病情的危险，而且病人有这方面的严重焦虑（急性哮喘发作、心肌梗死）；转诊到医院前需要进行一些治疗（减轻疼痛、心肺复苏）；传染病病人。

2. 因年老或残疾行动不便的病人　患严重脑卒中、慢性心血管疾病及退行性病变（肌营养不良等）的病人，因行动受限而无法出门看医生，病人家属非常希望医生上门服务。

3. 存在心理社会问题或不明原因不执行医嘱的病人　遇到上述特殊病人时，全科医生应该进一步了解病人的家庭状况，从而调整和改进对他们的治疗方案，而家庭出诊常是收集病人家庭资料的最好方法。

4. 处于病情观察或接受家庭治疗的病人　家庭出诊时检查病人的药箱可以知道其服药情况；与照顾者或家属谈话可以发现病人病程中一些潜在问题；此外，家庭出诊还可观察居所设施，去除易造成病人发生意外的危险因素。

5. 临终病人及其家庭照顾　虽然许多病人都是在医院的抢救室里渡过其临终阶段的，但越来越多的病人想在家中走完他们一生的最后阶段。临终会给病人带来痛苦，死亡对死者的家庭更是一种巨大的压力。在整个临终照顾的过程中，与病人及其家属有着良好关系的全科医生较其他医务人员更能发挥自己的支持作用。

6. 有新生儿的家庭　在我国目前的医疗保健体系中，新生儿的母婴访视通常由专门的工作人员完成。随着医疗卫生事业体制的改革，由全科医生来承担此项工作必将成为一种趋势。

7. 需要接受系统评价的家庭　在诊所中评价家庭的功能常常不如在家庭中来得准确和全面。病人在家庭中能更轻松地表达他们的感受，会揭示出一些深层的感情矛盾和家庭危机。只有通过家庭出诊，全科医生才能发现一些病人及家属尚未注意到的问题。

附：家庭评估记录报告

户　　主__________　　　　　　　　　　　　家庭地址__________

联系电话__________　　　　　　　　　　　　评估时间__________

家庭环境__________

家庭成员的基本情况：

姓名				
与户主的关系				
性别				
出生年月				
婚姻				
职业				
ʼ文化				
有无遗传疾病				
主要健康问题				

家庭经济状况（主要经济来源）：

家庭生活周期：

家庭压力事件与评分（近一年）：

家系图（请标明病人并说明其家庭的类型和结构）：

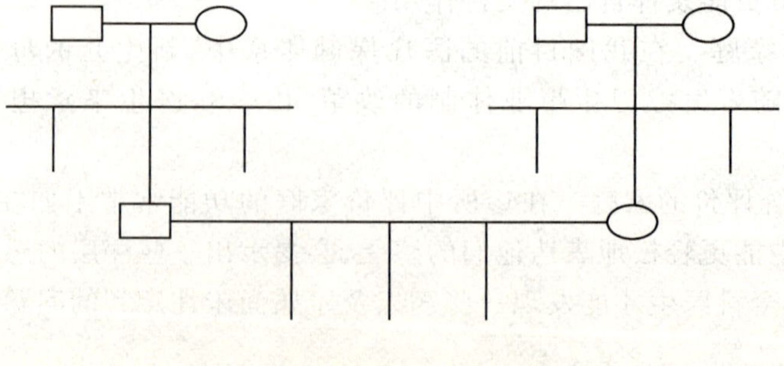

家庭圈：

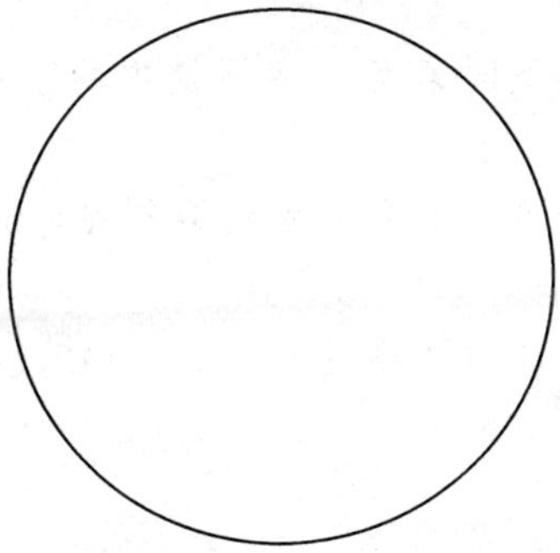

家庭关怀度指数评分及家庭功能状态的评定：

家庭关怀度指数测评量表

指标	问题	经常	有时	很少
适应度	当遇到问题时，可以从家人那里得到满意的帮助	☐	☐	☐
合作度	我很满意家人与我讨论各种事情以及分担责任的方式	☐	☐	☐
成熟度	当我从事新的活动或发展时，家人都能接受并给予极大的支持	☐	☐	☐
情感度	我很满意家人对我表达感情的方式及对我情绪的反应	☐	☐	☐
亲密度	我很满意家人与我共度时光的方式	☐	☐	☐

得分：

其家庭功能：

家庭凝聚度和适应度模型评估：

指出家庭存在的主要问题及其与健康问题的关系：

针对该家庭的生活周期提出指导计划并对家庭存在的主要问题提出相应的处理建议：

报告人：

思 考 题

1. 什么是家庭生活周期？在不同家庭生活周期中的不同阶段所面临的主要健康问题及其保健服务重点内容包括哪些？

2. 什么是健康照顾？在三级预防中需要家庭参与的预防事项主要包括哪些？

3. 什么是家庭咨询？

4. 什么是家庭出诊？家庭出诊的主要适应证有哪些？

（孙统达　马高祥）

第五章　以社区为导向的健康照顾

学习提要：

本章主要讨论了以社区为导向的健康照顾方面的内容，包括社区、社区服务、社区卫生服务与社区发展的概念；影响健康的主要因素；以社区为基础的健康照顾的概念、要素、目的、意义、实施步骤与5个发展等级；社区诊断的概念、内容、与临床诊断比较、步骤与方法；社区筛检的概念、社区筛检项目的选择原则、计划制订、实施步骤与评价方法；社区健康照顾团队的概念、组成及其职责。通过本章学习，要求熟悉社区概念，了解掌握以社区为基础的健康照顾(COPC)概念、开展意义以及具体实施步骤，掌握社区健康照顾团队成员构成，掌握社区诊断的概念及其步骤。

社区是影响个人及其家庭健康的重要因素。把以个人为单位、治疗为目的的基层医疗与以社区为范围、重视预防保健的社区医疗相结合是健康医学发展的趋势。这样不仅能提高照顾的效率，更重要的是能提高照顾的效果。以社区为导向的健康照顾是把社区医学的观念、流行病学的方法与为个人及其家庭提供连续性、综合性、协调性服务的日常医疗保健活动相结合，从个人的健康照顾扩大到家庭的健康照顾，从家庭的健康照顾扩大到社区的健康照顾，通过动员社区参与和实施社区卫生服务计划，主动服务于社区中的所有个人和家庭，维护社区健康，促进社区卫生事业的发展。

第一节　社区与健康

一、社区的概念

1. 社区的定义　1818年，德国学者F. Tonnies首先提出了社区这一概念，他认为，社区是以家庭为基础的历史共同体，是血缘共同体和地域共同体的结合。20世纪30年代，我国著名社会学家费孝通将社区一词引入我国，他认为社区是若干社会群体(家庭、氏族)或社会组织(如机关、团体)聚集在某一地域里形成的生活上相互关联的大集体。1987年，在阿拉木图召开的初级卫生保健国际会议上将社区定义为：以某种形式的社会组织或团体结合在一起的一群人。一般认为，社区的范围可大可小，可以大到一个国家、一个省，也可以小到一个村、一个街道、一个学校、一个工厂。世界卫生组织(WHO)认为，一个有代表性的社区，其人口数大多在10万~30万人之间，其面积在5 000 ~50 000 km^2。在我国，一般认为城市社区指街道、居委会，农村社区指乡、镇、村。

综上所述，我们可以看出社区的定义包含了两个基本内容，即一个特定的人群和这一人群的共同特征。社区的构成包括了以下5个基本要素:① 人群;② 地域;③ 特有的文化背景、生活方式和认同意识;④ 生活服务设施;⑤ 一定的生活制度和管理机构。即社区由一定数量的人群组成,他们有共同的地理环境和文化背景,有共同的利益和信念,彼此相互支援;有共同的服务体系,如交通、学校、机关、市场等;有共同的问题,如经济问题、卫生问题、教育问题、环境问题等;有共同的需要,如物质生活、精神生活、医疗服务等;有一定的运行制度和管理机构。在以上共同特征的基础上,还可产生一个共同的社区意识并促使这一群人组织起来,采取集体行动,为完成共同的目标努力,以此来满足社区发展的需要。

2. 与社区的相关概念

(1) 社区服务　是指政府、社区居委会以及其他各方面力量直接为社区居民提供的公共服务和其他物质、文化、卫生、生活等方面的服务。随着我国社会体制改革的完善、经济水平的提高,社区居民对物质、文化、健康的需求日益提高,呈现出多样化、多层次的趋势。这些需求既有教育的、经济的、生活的,也有文化的、卫生的。加强和改进社区服务工作,有利于扩大党的执政基础,体现政府的施政宗旨;有利于扩大就业,解决社会问题,化解社会矛盾,促进社会和谐;有利于不断满足居民群众需求,提高人民生活质量,促进人的全面发展。

(2) 社区卫生服务　是社区服务的重要内容之一。随着人类社会的发展,人类对自身价值的认识不断加深,卫生服务、健康服务逐渐成为社区服务的重要内容。社区卫生服务是指在政府领导、社区参与、上级卫生机构指导下,以基层卫生机构为主体、全科医生为骨干,合理使用社区资源和适宜技术,以人的健康为中心,以家庭为单位,以社区为范围,以需求为导向,以老年人、妇女、儿童、慢性病病人、残疾人、低收入居民为重点,以解决社区主要问题、满足基本医疗服务需求为目的,融预防、医疗、保健、康复、健康教育、计划生育技术为一体的,有效、经济、方便、综合、连续的基层卫生服务。我国社区卫生服务包括三方面内容:公共卫生服务、基本医疗服务和特殊健康需要服务。

(3) 社区发展　是指社区居民在政府机构的指导和支持下,依靠本社区的力量,改善社区经济、社会、文化和卫生状况,解决社区共同问题,提高居民生活水平和促进社会协调发展的过程。社区发展是由联合国倡导的一项世界性运动,联合国和许多国家政府都制订了社区发展指标体系,其宗旨是:① 提高社区的经济发展水平和经济收入水平;② 建立良好的社区内部人际关系和合理的社区结构;③ 发展社区居民的民间团体和组织,培养居民的民主意识和自治、互助能力;④ 提倡有利于社会进步的伦理、道德,发展科学、教育、文化事业。

二、影响社区人群健康的主要因素

影响社区人群健康的因素是多方面的,既有理化因素、生物因素、经济因素,也有文化因素和社会心理因素。

1. 自然环境因素　是指围绕着社区的自然条件的组合体,主要包括病原微生物、空气、水和噪声等。从我国的情况来看,空气和水污染是目前的主要影响因素。2012年底发布的2010年全球疾病负担的研究显示,在全球健康风险因子中,空气污染位列第七,在中国则更为严重,位列第四,仅次于饮食结构不合理、高血压和吸烟。空气污染在中国不仅造成数量不少的肺癌、心脑血管疾病等导致的过早死亡病例,还对普通公众造成众多健康问题,如肺炎、支气管炎等呼吸系统疾病。空气污染包括粒径在2.5 μm以上的颗粒物和2.5 μm以下的颗粒物,但其中能对人体健康产生直接危害的，主要是粒径在 2.5 μm 以下、可入肺的 PM 2.5。中国科学院关于《京津冀 2013 年元月强霾污染事件过程分析》报告显示，京津冀区域 PM 2.5 来源解析中，燃煤占 34%，机动车占 16%，两者相加为 50%；其余 50%来源于工业、外来输送、扬尘、餐饮和其他。水污染也是影响健康的重要因素。中国是一个水资源短缺、水灾害频繁的国家，水资源总量居世界第六位，人均占有量只有 2 500 m^3，约为世界人均水量的 1/4，在世界排第 110 位，已被联合国列为 13 个贫水国家之一。中国的饮用水标准较低，将江河水或地下水经简单沉淀、过滤、加氯消毒等方法即成自来水。中国的江河污染严重，受污染的水域中除重金属外，还含有许多农药、化肥、洗涤剂等有害残留物，即使是把自来水煮沸了，上述残留物仍驱之不去。最新资料显示，中国主要大城市只有 23%的居民饮用水符合卫生标准，小城镇和农村饮用水合格率更低。日趋加剧的水污染，已对人类的生存安全构成重大威胁，成为人类健康、经济和社会可持续发展的重大障碍。据世界权威机构调查，在发展中国家，各类疾病有 80%是因为饮用了不卫生的水而传播的，每年因饮用不卫生水至少造成全球 2 000 万人死亡，因此，水污染被称为“世界头号杀手”。

2. 社会因素　社区是组成社会的基本单位。影响社区健康的社会因素包括文化因素、经济因素和社会心理。文化因素在很大程度上决定着社区人群对健康和疾病的信念、求医行为以及对健康维护的态度，同时对人群的生活习惯、行为方式和自我保健能力等也有影响作用。经济状况对社区健康的影响更为直接和密切，经济状况贫困可造成社区公共卫生设施薄弱、卫生保健服务水平低下；但经济发达也会给社区带来其他的健康问题，如营养过剩、精神紧张、环境污染等。

社会心理因素是指在特定的社会环境中，导致人们在行为乃至身体器官功能状态方面产生变化的因素。社会心理因素对机体健康通过生理变化的各环节发生作用。当人们遭遇到某些紧张的社会事件时，心理上就会出现不安和紧张的情绪；当紧张事件消除后，紧张的情绪状态也会消失；如紧张事件继续，这种紧张情绪就会持久存在；当紧张情绪持久存在引起一系列生理变化超过了人类自我调节功能时，就会对人体健康发生不良影响。

3. 居民生活方式　WHO 负责全球公共健康问题研究的尼克·佩鲁博士认为，生活方式病，主要指由于人们衣、食、住、行等日常生活中的不良行为，及社会、经济等各方面不良因素导致的躯体或心理疾病。不良的生活方式除久坐外，还包括不安全性行为、吸烟、过量饮酒、高盐饮食、厨房油烟过多等。据 2004 年卫生部发布的《中国居民营养与健康现状》的调查报告显示，近十几年来，我国的生活方式性疾病呈高发趋势，特别是糖尿病、高血压、冠心病、痛风、肥胖比 20 世纪 80 年代上升了 30%以上。科学证明，60%的人类躯体疾病和精神疾患与生活方式有关，健康的生活方式可以预防 80%的心血管病、糖尿病和 40%的癌症。现代医药技术的快速发展与应用，能对疾病的诊断和治疗提供帮助，但是，健康的获得很大程度上取决于生活方式。

4. 社区组织　影响健康的因素是多方面的，要维护好健康，需要从多角度、全方位动用社区内一切可利用的资源，为促进和维护健康服务。社区组织是社区内维护健康的重要资源，一个完整的社区组织应该包括社区的领导或管理机构、社会活动机构、生活服务机构、教育机构、社会团体、医疗机构等组织。社区的领导或管理机构是社区卫生服务最重要的资源，社区内的健康教育和健康生活习惯的开展、健康理念的倡导，都离不开社区领导的支持。社区内的其他一些团体组织，如志愿者服务队、抗癌协会、老年健身协会等也对社区居民的健康有积极的促进作用。

5. 卫生保健系统　社区卫生保健机构的可用程度、可及性和有效性对社区健康有重要的影响。社区卫生保健机构与其他机构或团体的关系，卫生设施，医务人员的服务观念、服务能力和服务方式，卫生保健领导者在社区中的威信和号召力等都将影响社区卫生保健系统提供社区卫生服务的能力和质量。从我国目前的情况来看，社区卫生服务中心人员服务观念和服务能力是影响社区卫生服务质量的重要因素。

第二节　以社区为基础的健康照顾

一、以社区为基础的健康照顾的定义和基本要素

1. 以社区为基础的健康照顾（community oriented primary care，COPC）　是指把以个人为单位、治疗为目的的基层医疗与以社区为范围、重视预防保健的社区医疗两者有机相结合的基层照顾工作。自 20 世纪 70 年代初起，Sidney Kark 总结了他在南非和以色列的开业经验，提出 COPC 的概念，并将之应用于实践，结果发现效果显著。他强调个体和群体的健康问题与社区的生物性、文化性、社会性特征密切相关，健康服务不应局限在病人和疾病上，而应注意与社区环境和行为的关系，至 20 世纪 80 年代，COPC 逐渐发展为一种比较理想的基层医疗模式。

2. 提供以社区为基础的健康照顾的基本要素　包括一个基层医疗单位（如街道社区卫生服务中心院、乡镇卫生院），一个特定人群（社区），一个确定及解决社区主要问题的实施过程。其基本特征为：① 将社区医学的理论和方法与临床技术相结合；② 所发展的项目为社区全体居民的健康负责；③ 确定社区健康问题以及影响因素；④ 社区参与；⑤ 保证医疗保健服务的可及性和连续性；⑥ 同时关心主动求医者和未求医者。

二、以社区为基础的健康照顾的目的

COPC 的目的是为了维护个人及其家庭健康的需要。通过开展社区调查、人群筛检等活动收集信息和资料，做出社区诊断，找出影响社区人群健康的主要问题和影响因素，了解社区居民对卫生服务的需求，最后，制订一系列的社区卫生服务计划，动用社区医疗和非医疗资源加以实施，并对实施的效果进行评价，从而改善社区人群健康状态，最终达到维护个人及其家庭健康的目的。全科医生在提供个人及其家庭保健服务时，觉察到个人及其家庭的健康问题可能受社区中某些因素的影响，或发现某些个人及其家庭的健康问题在社区中有“聚集”发生倾向，于是将为个人及其家庭提供的服务延伸出来扩大到社区，被称为顺延性社区保健服务；全科医生立足于社区，动员社区资源，制订和实施具有连续性、综合性、协调性的社区卫生服务计划，以改善社区健康状况，更有效地维护个人及其家庭的健康，这种服务被称为规划性社区保健服务。

三、以社区为基础的健康照顾的意义

在全科医疗中，社区主要是指服务的范围、可动用的资源和人群的共同背景。提供以社区

为基础的照顾是为了更有效地、更及时地维护和管理个人及家庭的健康，是医学照顾从单纯的生物治疗向社会综合治疗发展。

1. 提供 COPC 能更有效地发现和解决社区居民的主要健康问题。COPC 把服务的范围从个体的临床治疗，扩展到社区范围上，用流行病学的观点研究疾病，及时发现社区居民健康的主要问题及影响因素，为更多的居民提供有针对性的群体照顾。因此，这种照顾的范围更大，效率更高，有助于提高社区大多数居民的健康水平。

2. 提供 COPC 能更有效地帮助居民和家庭形成良好的行为和生活方式。社区是居民生活所在地，社区居民和家庭的行为方式是相互影响的。从社区的角度出发，倡导积极的健康观念，营造健康、科学的锻炼氛围，有利于居民和家庭逐渐形成良好的行为方式和习惯，减少慢性非传染性疾病的发生，全面提高居民的健康水平。

3. 提供 COPC 能更有效地利用有限的卫生资源。社区是解决居民健康问题的理想场所和有效资源，维护社区居民的健康，不仅仅是社区卫生服务中心医务工作者的责任，也是居民个人及其家庭的责任，同时还是整个社区乃至整个社会的责任。社区的积极参与可以弥补卫生服务资源的不足，可以使维护社区健康的活动在有关政策、制度或其他行政干预的推动下成为全社会参与的群众性运动，最终产生单纯依靠医疗保健机构的努力而无法取得的效果，从而提高整个社区居民的健康水平。

4. 提供 COPC 能更有效地控制各种疾病的流行。全科医生通过社区诊断，能够及时发现社区存在的主要健康问题，预测和掌握有关疾病，尤其是慢性非传染性疾病在社区的流行趋势和规律，并组织和利用社区资源及时采取有效的预防和控制措施，及时阻止疾病在社区的流行。

5. 提供 COPC 是提高和培养基层全科医生的服务能力和服务技能的理想途径。由于社区卫生服务功能的多样性，全科医生在社区卫生服务中所承担的角色是多重的。全科医生不仅要会诊治疾病，还要会调查社区存在的主要健康问题及影响因素，并能动用社区的各种资源干预这些因素，解决问题，全面提高社区居民的健康水平。

四、以社区为基础的健康照顾的实施

COPC 的实施就是从个人疾病的诊疗模式向社区综合治疗发展的过程。在所服务的社区中确定主要的健康问题，找出影响这些健康问题的各种因素，设计合适的、经济的可操作方案，利用社区内的各种资源来实施、追踪、评价、改进方案，以更有效地提高社区居民的健康水平。

1. 社区人群　实施 COPC 时，首先要确定社区的范围，如确定某个街道、居委会等，也就是要划定实施的社区人群范围。同时，要确定一个主要负责单位，从我国目前实际情况来看，社区卫生服务中心是实施 COPC 的最佳单位。

2. 社区诊断　确定社区服务的范围，用流行病学、社会医学和卫生统计学的方法评价社区内的健康状况，确定该社区的主要健康问题，排出优先解决问题的顺序。这项工作需要进行社区调查，在全科医生或公共卫生专家的指导下，对参加人员进行培训，以保证资料的科学性和完整性。

3. 目标确定　根据问题造成危害的严重程度和意义，以卫生经济学的成本效果为原则，确定优先解决的问题，制订解决方案。确定优先解决的问题和制订解决方案时，需考虑社区的客观需要、居民的需求及社区现有的和潜在的资源,并结合社区居民和领导部门的意见。

4. 计划实施　社区卫生服务中心根据确定的目标,动员社区各种资源实施社区保健计划。

5. 评估反馈　及时追踪计划的实施情况,评价其效果,以便进一步改进,同时为了下一个 COPC 项目做准备。

五、以社区为基础的健康照顾发展的 5 个等级

由单纯的专科医疗服务发展到 COPC 模式需要有一个过程,需要社区全科医生转变观念、更新知识和技能。根据 COPC 的实施情况,一般把 COPC 分为 5 个等级或阶段。

0 级:无社区概念,不了解所在社区的健康问题,只对就医病人提供间断的、非连续性的服务。

1 级:对所在社区的健康统计资料有所了解,但缺乏社区内个人健康问题的资料,根据医生个人的主观印象和经验来确定优先顺序及解决方案。

2 级:对所在社区的健康问题有进一步的了解,有间接调查得到的社区健康资料,具备制订和评价的能力。

3 级:通过社区调查或建立个人健康档案能掌握所在社区 90%以上居民的健康状况,针对社区内的健康问题采取对策,但缺乏有效的预防策略。

4 级:对社区内每一居民均能建立个人健康档案,掌握个人的基本情况和健康问题,采取有效的预防保健和疾病治疗措施,建立社区内健康问题资料的收集渠道和评价系统,具备解决社区健康问题的能力和协调管理社区资源的能力。

0 级是 COPC 的原始阶段,4 级是 COPC 的理想阶段,也是 COPC 的最终目标。

第三节　社区诊断

一、社区诊断的概念

社区诊断(community diagnosis)是借用临床诊断这个名词,通过科学的方法和手段对社区主要健康问题和影响因素,进行调查、分析、确定的过程。社区诊断是医学发展的一个标志。在传统的生物医学模式下,人类只注重临床诊断,即以疾病的诊疗为目的,病人个体为研究对象;流行病学诊断则以群体为对象,以疾病的群体防治为目的;而社区诊断是生物-心理-社会医学模式下的产物,以社区人群及其生产、生活环境为对象,以社区人群健康促进为目的。因此可知,这三个诊断是现代医学发展的渐进层次,而社区诊断正是这一发展的体现。

慢性非传染性疾病的社区诊断就是用定性与定量的调查研究方法,摸清本社区的慢性非传染性疾病的分布情况,找出影响本社区人群的主要健康问题。同时,了解社区环境支持、卫生资源和服务的提供与利用情况,为社区综合防治方案的制订提供科学依据。

社区诊断的意义为:① 找出主要的社区公共卫生问题,为开展社区卫生服务指明公共卫生干预的方向;② 对社区主要公共卫生问题的卫生服务干预目标提供客观、科学的基线依据;③ 对社区卫生服务干预的公共卫生问题的目标进行必要的对比和中期评估。

二、社区诊断的内容

社区诊断的基本内容应包括3个方面:一是发现社区的主要健康问题,二是找出影响社区健康的主要原因,三是提出解决社区主要健康问题的计划与方案。具体的内容有:

1. 社区健康状况　包括社区人口学特征,人口自然增长趋势,死亡率(包括粗死亡率及标化死亡率、婴儿死亡率、新生儿死亡率、孕产妇死亡率、年龄别死亡率等)及死因构成,发病率,患病率及疾病构成,病死率,残疾发生率,门诊及住院的需求及利用,门诊就诊健康问题构成及顺位,全科医疗门诊及其他专科医院会诊及转诊率,社区高危人群及其危险因素(如吸烟、酗酒、吸毒、不良饮食习惯、久坐、肥胖、高血压、高血脂、无预防注射或无定期健康检查等),社区居民的健康信念、求医行为等。

2. 社区环境状况　包括自然环境和人文社会环境。自然环境如安全饮用水情况、环境污染、家庭居住环境及工作学习环境等。人文社会环境如社会经济水平、教育水平、家庭结构和功能、人口的稳定度、社会休闲环境及社区内各项计划的执行情况等。

3. 社会资源及能力　社区解决健康问题及满足健康需求的功能,包括:

(1) 经济资源　指社区整体的经济状况、产业性质、公共设施、交通状况等,这些资源的丰富程度及分布状况直接影响卫生保健服务的提供和利用。

(2) 机构性资源　包括医疗卫生保健机构(如公私立诊所、卫生院、医院、红十字站、疗养院等),社会福利机构,社会慈善机构,文化教育机构,社区团体(如协会、工会、宗教团体等),了解这些机构的功能,以及它们对居民的可用性和可近性,有助于全科医生提供连续性、协调性的保健。

(3) 人力资源　包括各类医务人员,卫生相关人员(如行政人员、教师、宗教团体成员、居委会成员等),这些人力资源是社区医疗保健团体的有效资源。

(4) 社区动员潜力　包括居民的社区意识、社区权力结构及运用、社区组织的活动、社区民众对卫生事业的关心程度及社区人口素质与经济能力等。也有学者认为,社区动员潜力是指社区内可动员来为医疗卫生保健服务的人力、物力、财力和技术等。

三、社区诊断与个体临床诊断的比较

社区诊断与个体临床诊断在观念、方法、内容上有许多相似之处,但也有一些区别。社区诊断以社会人群为对象,而临床诊断则以个体为对象;社区诊断的实施在疾病发生之前,属于主动干预、事前管理与控制,而临床诊断则是在疾病发生之后,属于被动处理、事后管理。社区诊断与个体临床诊断的比较见表5-1。

表5-1　社区诊断与个体临床诊断的比较

项目	个体临床诊断	社区诊断
对象	个人	社区=人群+环境
问题表现	症状、体征	事件、反应和健康状况
方法	临床推理	人口与统计学,流行病学,

续表

项目	个体临床诊断	社区诊断
		行为测量学,社区文献资料
资料来源	病史询问,体格检查,实验室检查	健康档案,社区调查,社区筛检,医疗记录
结果	确诊	发现主要健康问题及主要影响因素
	找出病因	确定优先解决问题的顺序
	临床治疗	制订社区卫生计划
发生时间	疾病发生之后	问题出现前

四、社区诊断的步骤与方法

1. 分析问题,确定社区诊断的目标　问题分析所关注的是问题本身,而不是解决问题的办法。只有找到了问题、发现了问题,才可能着手解决问题。社区内影响健康的因素是多方面的,因而,问题也是多方面的,如与卫生服务相关的问题,与社区自然环境相关的问题,与健康政策相关的问题等。问题确定后,社区诊断的目标才能确定。目标可以是诊断社区的卫生需求,也可以是较特异的目标(如促进新生儿的健康质量或预防治疗高血压)。目标的确定有助于选定社区诊断的方法。

2. 界定目标社区或社区某个人群　确定目标社区是社区诊断的基本步骤之一。目标社区可由地理区域或特异人群来界定。在城市社区,尽管由于人口的变动和变异较大,增加了界定社区的困难,但确定目标社区的界限对资料的收集和分析及制订社区卫生计划是很必要的。

3. 收集资料　资料的收集是社区诊断的基础。只有在完整、可靠的信息基础上才能发现社区存在的问题,做出正确的诊断。根据社区诊断的目标及所界定的目标社区和(或)目标人群收集所需要的资料。资料来源有:① 既有的与医疗卫生保健相关的统计资料,如社区人口的数量、病死率、出生率、患病率、疾病谱、死因谱等;从社区各类行政管理部门获得社区经济、资源、社区环境等资料。这类资料较易得到,在开展社区卫生工作的初期,仅凭这些资料可快速掌握社区的基本情况,但由于此类资料多流于概况且有的统计报表资料不尽准确,故其应用受到一定的限制。② 社区调查,即根据社区诊断的目的、内容进行社区调查,可以是普查、筛检等。如社区人口普查、社区糖尿病患病调查、社区 15 岁以上人口对艾滋病有关知识的知晓情况调查、社区青少年吸烟情况调查等。社区调查所获资料针对性强、准确性好,但要求有流行病学知识和现场调查技术,所需人力、物力较多。资料的收集方法可用定性调查,如专题小组讨论、访谈、咨询、观察等;也可用定量调查,如抽样调查、普查等。

4. 确定所要解决的社区卫生问题的优先顺序　一个社区在一定时期内所面临的卫生问题往往是众多的,但由于社区卫生资源的有限性,不可能一次解决所有的影响健康的问题。因此,必须根据一定的原则来确定优先解决的问题,对其实施一定的干预,以达到预期的目的。

5. 考虑干预的可行性　一旦确定了社区问题的优先顺序,即要制订解决该问题的计划,此时应考虑以下问题:① 社区初级保健系统能否干预该问题?成功的可能性如何?② 干预的花费怎样?③ 该问题能否被预防?④ 社区能提供多少支持?

第四节 社区筛检

社区筛检(community screening)是将具有健康危险因素的和健康问题尚处于早期阶段或亚临床阶段的社区居民从众多的表面健康者之中挑选出来,以便作进一步诊断与治疗以及实施预防干预措施。由于许多疾病在临床症状和体征出现之前,体内组织器官已发生了病理学改变,或体内的生化代谢或免疫等已出现异常反应,因此在该时期通过某些检查,早期发现这些病人,有利于早期诊断和早期治疗。对那些具有健康危险因素的人群尽早实施预防措施,可逆转健康向疾病的发展,或减低危险因素的危害后果。如 HBsAg 阳性的孕妇所生的婴儿感染乙型肝炎病毒的危险性非常高,因而建议在产后应迅速对这些婴儿进行乙型肝炎的被动和主动免疫,以阻止乙型肝炎病毒的垂直传播。再如高脂血症是高血压和冠心病的危险因素,对高脂血症进行筛检并进行降脂治疗则可减少高血压和冠心病的发生。社区筛检与个人健康筛检和家庭健康筛检相比,有更为重要的意义,因为它关系到社区大多数人的健康,对社区健康的影响也最广泛。社区筛检往往涉及一个宏大的社区保健项目,所采用的方法和技术也常常有别于个人健康筛检。应该注意的是,筛检不是诊断,筛检阳性者只是某病的可疑病人,还需作进一步确诊。

一、社区筛检项目的选择原则

由于社区筛检是一项预防性的医疗活动,服务对象是表面健康的人群,而且需消耗一定的人力、财力、物力和时间,因此,选择社区筛检时应从以下 3 方面慎重考虑。

1. 必要性　社区筛检的项目一般选择常见的、严重的、分布较广的、影响较大的健康问题,常是社区一个重大的公共卫生问题。

2. 可行性　是指所使用的筛检方法和技术应具有相当高的敏感性和特异性,而且安全性好,简便易行,适合大规模使用,对结果的判别比较方便;社区居民愿意接受;社区资源能够配合;符合成本-效益原则,筛检和随后的预防措施、治疗都应该是有效果的、有效率的和有效益的。例如对一般人群的 HBsAg 筛检,由于目前对 HBsAg 阳性者缺乏有效的治疗方法,因此这种筛检的实际意义不大;而目前通过被动和主动免疫可有效阻止乙型肝炎病毒的母婴传播,因此,对孕妇作 HBsAg 筛检是十分必要的。

3. 实际价值　是指筛检试验具有较高的阳性检出率;筛检所针对的健康问题存在无症状期,而且在无症状期进行治疗比在症状期进行治疗能更成功地改变疾病的过程;筛检出来的疾病有较好的预后和理想的治疗方法;可节省大量医疗费用;对社区健康的维护有很大的影响作用。社区筛检的开展应根据社区的具体需要,选择不同类型的社区筛检项目,但其内容主要包括儿童保健、妇女保健、老年保健、慢性病及传染病防治等。通常选择的社区筛检项目有:① 血压:35 岁以上,有家族史或所有成年人;② 血糖或尿糖:40 岁以上,肥胖者、巨婴症母亲、糖尿病家庭,或全体老年人;③ 血脂:有脑血管疾病或心脏病者,有家族史者,或全体中老年人;④ 胸部 X 线透视或拍片:结核病流行区或传染区,或有呼吸系统疾病者,或从事粉尘作业者等;⑤ 性传播疾病:一般为成年人,或性乱者;⑥ 宫颈涂片:30 岁以上有性行为的妇女;⑦ 乳腺检查:一般为成年女性;⑧ 婴幼儿筛检:听力、视力、智商、沙眼、寄生虫、乙型肝炎、中耳炎、龋齿、先天性及后天性或遗传性疾病、畸形或发育不全;⑨ 癌症筛检:针对不同癌症的高发年龄分别进行;⑩ 产前、产后检查:全体孕产妇。

二、社区筛检计划的制订

在开展社区筛检前,首先应制订周密的计划。社区筛检计划的内容一般包括以下几个方面:

1. 明确目的　应明确筛检的目的,并自始至终地围绕该目的开展工作。

2. 确定筛检者和被筛检人群　筛检者一般为医生、护士、检验师,也可以是经过训练的其他人员。被筛检人群可以是某一社区的全体成员,如一个工厂的全体职工;也可以是社区中的某一特定人群,如育龄妇女等。

3. 确定筛检的疾病或危险因素　可以是针对单一疾病,也可以是多种危险因素。

4. 确定筛检方法或工具　应按照安全、迅速、准确、简便、重复性好的原则,选择灵敏度、特异度、阳性预测值较高的筛检方法。

5. 确定筛检的时机和场合　筛检时机与场合的选择会直接影响筛检人群的参与率,关系到筛检人群的依从性、准确性,因此,应选择居民方便的时间和地点,避免过分干扰居民的正常生活和工作秩序。

6. 制订筛检结果的判定标准　应制订统一明确的筛检结果判定标准,以防止造成偏差。必要时,可事先进行统一培训。

7. 确定筛检所需的人力、物力、财力、时间等　明确筛检所需的人、财、物等,合理分配、统筹安排好经费预算并制订筛检的进度。

三、社区筛检的实施步骤

1. 实施前的准备　包括制订社区筛检计划,筛检者及有关人员的培训,人力、物力、财力的准备,筛检的宣传教育和群众动员等。社区筛检一般不是应病人的要求,而是由社区机构组织进行的,宣传动员社区居民积极配合筛检工作是十分必要的。可利用疾病预防宣传周、健康保健方面的科普杂志、报纸、社区的宣传栏等手段,宣传筛检的作用、意义和方法,动员群众自觉地参与到筛检活动中来。将筛检结果及时反馈给受检者以及将筛检的总结在适当的时候告诉群众,也是动员群众的好办法。

2. 筛检项目的实施　依据筛检计划对筛检人群实施检测。

3. 对筛检结果进行处理　包括对资料进行核实、确认,建立数据库,对被检出者的处理(如建议进一步确诊和治疗)等。

4. 评价筛检结果　筛检结果的评价包括检出临床前期的病例数、筛检的总费用、每发现1例的费用、检出病例中早期诊断和早期治疗的比例;筛检后是否降低了病死率,减少了多少并发症,是否改善病人的生存质量等。

四、筛检试验的评价

在筛检试验中,理想的筛检试验应是对人体无害,操作方便,结果判定迅速、可靠且费用低廉。此外,从方法学上评价一项筛检试验,主要考虑筛检试验的真实性、可靠性和收益3个方面。

1. 真实性(validity) 又称有效性,指测量值与真实值相符合的程度。灵敏度和特异度为评价试验真实性的常用指标。

(1) 灵敏度(sensitivity) 又称敏感性、真阳性率,即实际有病而被筛检试验判定为有病的百分率[灵敏度 = $a/(a+c)\times100\%$](表 5-2)。

表 5-2 筛检试验资料归纳表

筛检试验	病人	非病人	合计
阳性	a(真阳性)	b(假阳性)	$a+b$
阴性	c(假阴性)	d(真阴性)	$c+d$
合计	$a+c$	$b+d$	$a+b+c+d$

灵敏度反映筛检试验检出病人的能力,其值越大,则将病人漏诊为无病者(假阴性)的可能性越小。

(2) 特异度(specificity) 又称真阴性率,即实际无病而被筛检试验判定为无病的百分率[特异度 = $d/(b+d)\times100\%$]。特异度反映筛检试验能排除非病人的能力,其值越大,则将无病者误诊为病人(假阳性)的可能性越小。理想的筛检试验,其灵敏度和特异度都应非常高,但提高灵敏度必然导致特异度降低,反之,提高特异度也会降低灵敏度,这主要与筛检方法对阳性、阴性界限值的选择有关。所以,在实际工作中,常常按照不同的研究目的来确定筛检试验。

2. 可靠性(reliability) 又称重复性,指在相同条件下重复进行试验,获得相同结果的稳定程度。影响试验可靠性的因素有:① 个体生物学变异:一个人的血压在一天中不是绝对恒定不变的,往往受个体的情绪、行为、劳动和生活环境等诸多因素影响,即使是同一测量者,使用一种可靠性非常好的试验方法,多次测量的血压值也会有差异;② 观察者差异:这既有观察者个体的变异,也有观察者之间的变异;③ 试验方法或仪器本身的变异:如仪器不稳定,试剂批号不一,电源不稳定等,重复试验时的结果会有差异。为此,应严格筛检试验的质量控制,统一方法步骤,使实验方法标准化,严格培训筛检工作人员,以提高筛检试验的可靠性。

3. 收益 是评价筛检试验的重要内容。其中发现的新病例数量、阳性预测值和阴性预测值是评价筛检试验收益的重要指标。

(1) 发现的新病例数量 筛检是在表面健康的人群中进行的,通过筛检可以检出一定量的可疑病人,经诊断后确定的病例数量越多,收益越大。

(2) 阳性预测值 又称预测阳性结果的正确率,即在筛检试验为阳性结果的人中真正为病人的可能性[阳性预测值 = $a/(a+b)\times100\%$]。

(3) 阴性预测值 又称预测阴性结果的正确率,即在筛检试验为阴性结果的人中真正为无病者的可能性[阴性预测值 = $d/(c+d)\times100\%$]。各种试验阳性预测值的上升常伴随着试验阴性预测值的下降。预测值随着灵敏度和特异度的变动而改变,试验的灵敏度提高,阴性预测值随之上升;反之,特异度愈高,阳性预测值愈高。同时,预测值也受现患率的影响,现患率愈高,阳性预测值愈高,故一般认为,在患病率较高的人群中开展筛检意义较大,收益也较大。

第五节 社区健康照顾团队

社区卫生服务的功能是集预防、治疗、保健、康复、健康教育、计划生育技术于一体；服务对象不分年龄和性别，可以是病人，也可以是健康人群、亚健康人群、重点保护人群；所提供的健康照顾不仅在门诊，更多的是在居民的家庭和社区。针对这样一个人群结构复杂、疾病种类繁多的服务对象，要提供综合的、连续的、协调的、可及的、人性化的健康与保健服务，任何一名医生的知识和能力都无法适应。所以，社区卫生服务必须以团队合作的方式开展健康照顾，这也是卫生服务适应社区发展和居民健康需求发展的需要，是全科医疗的特色之一。

一、社区健康照顾团队的概念

1. 定义　社区健康照顾团队是由以全科医生为核心，以其他医生、社区护士和社会工作者为主要成员，并以团队合作的方式为居民开展综合性的健康照顾的团体。在全科医疗发展的早期，全科医生是以个人开业的方式为社区居民提供健康照顾。随着社会经济的发展，居民的健康需求发生了很大的变化，无论是服务的内容、服务的形式还是服务标准都有了很大的提高。全科医生个人的专业知识无论如何丰富，技能如何纯熟，都难以完成“六位一体”的任务。用团队合作的方式来开展全科医疗服务是时代发展的要求，也是全科医疗服务发展的必然选择。

2. 特征

(1) 以全科医生为核心　在社区健康照顾团队中，全科医生始终是团队的核心和骨干，这是由全科医生的知识结构和角色定位所决定的。如果在健康照顾团队中没有全科医生的参与，六位一体的功能就无法协调，综合性、持续性的照顾就难以保证。当然，社区护士和社会工作者也是团队中的主要力量。

(2) 工作的方式是团队合作　即开展健康照顾不是一个人，而是几个人合作进行。如对一位失眠老年病人进行治疗，全科医生在进行问诊和检查后，发现其失眠的主要原因不是生理因素，而是心理因素。这样全科医生开出处方，进行相应药物的治疗，同时需心理医生再给予心理治疗。

(3) 团队成员的组成不是固定不变的　在社区健康照顾团队中，除全科医生、社区护士和社会工作者是固定的，其他医生(如口腔医生、康复医生、心理医生等)随着服务对象和服务内容的不同而有所不同。

二、社区健康照顾团队的组成

社区健康照顾团队成员是以全科医生为骨干，社区护士和社会工作者为主要成员。但随着健康照顾对象和任务的不同，其团队成员的组成是不同的，不同国家的社区健康照顾团队成员组成也有所不同，但主要有以下几种成员组成：

1. 全科医生　是社区健康照顾团队中的核心。全科医疗的目的不仅是疾病的治疗，重要的是健康维护和健康促进，全科医生所提供的服务具有综合性、持续性、协调性、可及性等特点。因此，对全科医生所应具备的健康理念、知识结构、临床专业技术、慢性病管理技能等多方面有特殊的要求。① 要有科学的健康理念:从我国目前的情况来看,全科医生具有科学的健康理念最为重要。全科医生应具有的健康理念,如健康重在主动的维护与管理,有病才去医院看医生是落后的观点;健康与疾病之间没有截然的分界线,从健康发展到疾病有一个发展的过程,主动干预与消除危险因素就能阻止疾病的发展;对健康的照顾也必须是持续性的、全程负责式的;影响健康的因素是多方面的,维护健康必须采取综合措施,尤其要重视社会、心理因素等。② 要具有全科医学专业知识:全科医学与内科、外科、儿科等一样是临床二级学科,有自己的理论体系和实践操作技术。③ 要掌握临床各科的专业知识和操作技能:全科医学的知识是在一定层次上临床各科的综合,熟悉临床各科的理论、掌握各科的基本操作技能是全科医生必需的。所以在全科医生培养的过程中,临床各科的轮转是重要培训方法之一。④ 慢性病管理及行为干预的技能也是必需的:这是全科医生日常工作中的一项重要内容。在慢性病的管理中,改变病人的不良生活习惯和行为是一个重点,当然也是工作的难点。⑤ 全科医生的管理和领导能力也是必需的:全科医疗服务是以团队合作的方式开展工作的,在这个团队中,全科医生作为团队的骨干,领导和管理好团队也是其重要职责。

2. 社区护士　在团队照顾中起着重要的作用。社区护士不仅是全科医生开展社区、家庭照顾的主要助手,更重要的是,社区护士还承担着居民家庭治疗、健康教育、心理咨询、慢性病管理等诸多的专业工作。

3. 中医师　是我国全科医学的一个特色。起源于西方的全科医学与生长在东方的中医学虽然在理论和实践上差异较大,但中医整体思想、重视预防、强调保健的思想和方法与全科医学具有很大的相似性。将中医师融入全科医生团队,不仅能优势互补、取长补短,而且能形成具有中国特色的全科医疗服务模式。中医不仅在疾病的预防、治疗、保健和健康教育等方面有优势,而且在慢性病治疗方面也有独特之处。在预防上,中医有诸多关于如何预防因不良生活习惯、快节奏的工作、心理失调等原因导致的肥胖症、肿瘤、高脂血症、高血压、糖尿病、冠心病、抑郁症、疲劳综合征等疾病的论述。在社区健康教育上,中医对人生命中的各个阶段,都有相应的内容与要求,如对孕产妇有胎教、坐月、育婴、幼少儿教育,对青年有婚姻教育,对平时的衣食住行、劳逸房室、七情调节,以及无病如何防病,有病如何摄养,老人如何养生等。在治疗上,中医对临床上大多数慢性疾病都有针对性高、价格低廉的治疗方法,尤其在常见病、多发病的治疗上。由于中西医学属于不同的医学体系,在对疾病的认识与治疗上,有不同的侧重,所以,在社区医疗的建设中应当中西医并重,充分发挥中医的作用,走有中国特色的社区医疗建设之路。

4. 心理医生　随着医学模式的转变,社会心理因素在疾病的发生中作用日益凸显。我国门诊病人中,有约 1/3 的病人是心身疾病。越来越多的疾病诊断与治疗都与心理学有关。因此,心理医生是全科医疗团队中重要成员之一。在北欧芬兰的社区健康照顾团队中,除了有全科医生、社区护士和社会工作者外,口腔医生和心理医生也是不可缺少的。

5. 其他医生　在社区健康照顾团队中,除了全科医生、中医师和心理医生外,还有其他专业的医生与全科医生一道为社区、家庭和居民开展健康照顾。这些医生包括口腔医生、康复医生、营养医生及其他专科医生。不同的国家由于居民对社区卫生服务的要求不同,社区健康团队成员的组成也有所差异。有些专业医生可以受聘多个团队,还可以受聘于不同的卫生机构,为不同的社区健康团队开展专业服务,这样可以提高专业人力资源的效率,降低服务成本。

6. 社会工作者(social worker) 是国外普遍存在的一种社会职业,从事此类职业的人员一般都经过正式的学历教育,然后才可到社区机构工作。英国的社会工作者与诸如医师、会计师、律师等群体一样,是一个专业性很强的工作,需要经过高等院校的专业教育才能获得执业资格。随着社会的发展,社会工作者的角色在我国也越来越得到认同,在劳动和社会保障部颁布的第九批国家职业标准中,“社会工作者”已被正式认定为我国的新职业。社会工作者主要有两方面的职责:一是充当受益人与服务供给者之间的中介,使两者之间建立联系,让受益人得到适当的服务。二是作为服务供给者,直接为受益人服务。受益人可以是个人,也可以是群体。为群体的服务主要是技术性的,如参与福利机构的一些活动。为个人的服务在很大程度上是心理咨询及治疗方面的,通过个案工作的方式进行。社会工作者参与社区卫生服务工作,运用社会学、心理学、管理学等多方面的知识和技能,协助全科医生进行社区诊断和社区干预,参与病人个体社会学评价和干预,参与家庭治疗、心理咨询、慢性病管理,帮助病人建立良好的生活方式和行为习惯,协调社区卫生资源和人际关系,管理与监督社区环境等。目前,我国的社会工作者主要是参与社区行政管理,参与卫生服务的人员还不多。

思考题

1. 什么是以社区为基础的健康照顾(COPC)?它的具体实施步骤主要包括哪些?
2. 开展以社区为基础健康照顾有何意义?
3. 社区健康照顾团队主要由哪些成员组成?
4. 如何进行社区诊断?

(刘 伟 任光圆)

第六章 以预防为先导的健康照顾

学习提要：

本章讨论了以预防为先导的健康照顾，包括预防医学的概念与发展，全科医学中预防照顾的特点，全科医生在预防性照顾中的作用；临床预防的概念、特点与工作内容；健康教育与健康促进。通过本章学习，要求掌握全科医学中预防照顾的特点，临床预防的内容与方法，免疫接种的禁忌证，健康信念模式，健康促进的工作内容。熟悉预防医学目前面临的挑战，全科医生的服务理念，免疫接种常见的反应及处理，健康教育的内容。了解国家扩大免疫规划疫苗免疫程序，社区常见的健康促进活动。

随着社会经济的发展、人们生活水平的提高以及健康观念的改变，现代的预防医学已不局限于疾病的预防，而是更加重视促进健康和提高生命质量。科学技术的发展使很多疾病的病因得以明确，可以通过消除致病因素和提高人体抵抗力等对策来控制疾病的发生和发展；对于原因不明的疾病，通过健康教育，提高自我保健能力，消除不良生活行为方式等综合措施来提升人体的健康水平，防止疾病的发生。因此，以预防为导向是医学发展和人们对健康追求的必然趋势。以个人、家庭、社区为对象，开展连续性、综合性的临床预防服务和群体健康促进是全科医生开展社区卫生服务的重要内容。

第一节 预防医学概述

预防医学(preventive medicine)是以环境-人群-健康为模式，以人群为主要研究对象，在预防为主的工作方针的指导下，针对人群中疾病的发生发展规律，运用基础医学、临床医学、环境卫生科学的理论和方法，探索自然环境及社会环境因素对人群和疾病作用的规律，应用流行病学和卫生统计学原理和方法，分析环境中主要致病因素对人群的影响，以制定防制对策，并通过公共卫生措施达到促进健康和预防疾病、防止伤残和夭折，提高生命质量为目的的一门学科。

一、预防医学的发展

预防医学的发展大致经历了以个体、群体、社会为对象的三个阶段。个体预防阶段也称经验预防阶段，是预防医学的形成时期，由于这个时期受到社会生产发展水平的限制，预防措施多偏重于以个人为对象。群体预防阶段也称实验预防医学阶段。在17世纪工业革命后，自然科学的发展推动了临床医学的发展，也为预防医学的发展提供了理论基础和实验手段；同时，由于生产的进一步社会化，城市人口大量增加，造成职业病、传染病剧增，促进了预防医学思想的转变，人们在与天花、霍乱、鼠疫等烈性传染病的斗争中，逐渐认识到群体预防的重要性，从而形成了从个体摄生防病向社会性预防的转变。社会预防阶段也称社会及人类预防阶段。进入 20 世纪下半叶以来，由于工业的迅速发展，人类疾病谱发生了明显的变化，由传染病为主转变为以心脑血管疾病、恶性肿瘤、糖尿病及医源性疾病等为主，美国教授恩格尔提出的生物-心理-社会医学模式，取代了传统的生物医学模式。人们对健康的认识，也从单纯的"无病就是健康"转变为现在的"健全的身心状态和社会适应能力"。

目前预防医学面临的挑战包括：① 人口老龄化：社会人口老龄化速度加快，老年人口基数大。预防老年性疾病，促进老年人的健康已成为当务之急。② 疾病谱变化：随着传染性疾病的控制，一些非传染性疾病已成为主要威胁人类生存的疾病，疾病谱已发生了根本性变化。对非传染性疾病的研究和防治是预防医学面临的又一难题。③ 环境恶化：全球范围内的空气、水、食物等都正在遭受严重的污染，环境恶化的现象日益严重，清除和控制环境污染，为人类创造一个清新干净的环境，是当今预防医学面临的新问题。④ 不良生活方式：吸烟、酗酒、吸毒等不良的行为、生活习惯，严重地影响着人类的健康，已成为人类死亡最重要的原因之一。如何改变和纠正这些致病因素是预防医学研究的新课题。

现代预防医学借助当代自然科学和社会科学的最新成就，多种学科相互交叉、渗透、融和，使之发展大大加快。主要表现于：① 在生态学理论指导下，研究人与环境的关系，研究环境中各种要素对人体的综合影响，研究环境因素在整个生态系统中的转归规律，寻求解决环境对人体影响的途径和应对策略。② 应用现代社会学的观察方法，扩大了人们的视野，导致了对健康认识的观念转变。认识到健康与疾病问题，不仅仅是一个医学问题，而且它涉及整个社会，如疾病的预防、健康的促进所采取的任何策略和措施的实际运行，都必须要得到广大居民的共识和全社会的参与。③ 采用分子生物学技术，研制出多种高效疫苗，为控制和消灭许多传染病提供了有力的武器，在分子生物学技术日新月异的发展下，将会有更多的传染病从控制走向消灭，一些危害人类健康的慢性病也会得到全面的控制。④ 计算机信息科学技术的发展，改变着人们的生活、工作方式。预防医学信息交流的加快，在很大程度上促进了预防医学的发展。同时先进计算机技术的广泛应用，在多维度健康的研究中，探索疾病的发生原因和疾病进程的多因素研究中，帮助研究者更清楚地了解到客观事实。⑤ 高精分析技术的不断引入，大大提高了预防医学对疾病的监测水平、工作效率，使得更多的危害因子可以被揭示和确认。⑥ 预防医学策略研究与决策技术的应用，从软科学的角度更加系统地帮助预防医学工作者，在预防性卫生服务、卫生保健方针、决策、规划和策略上采取全面、有效的系统性工作，促进预防医学的发展。

随着我国经济社会的高速发展，我国公共卫生事业取得了很大的成绩。但随着我国疾病谱的改变和居民保健需求的不断提高，一方面，传染病和非传染病的双重负担仍非常明显，一些急、慢性传染病尚未得到有效控制，新的传染病时有发生；另一方面，社会医学模式的转变和三级预防概念的新认识，对疾病预防控制及公共卫生的研究策略提出了新要求，突发公共卫生事件的应急能力尚不适应需求。

二、以预防为先导的健康照顾的特点

以预防为先导的健康照顾是全科医学的一个基本原则，预防性照顾要渗透到全科医疗服

务的全过程。因此,全科医学中的以预防为先导的健康照顾具有自身的特点,这些特点主要包括:

1. 以医生为主体,全科医生是预防性照顾的主要执行者。

2. 个体预防与群体预防相结合,从群体预防着眼,个体预防入手。

3. 以预防为导向,预防、保健、医疗、康复一体化。

4. 个体、家庭、社区预防三者兼顾。

5. 以具有危险因素的、亚健康状态的和有健康需求的人群为主要对象。

6. 以三级预防为主要内容,把三级预防融入到临床实践之中。

7. 以维护健康、促进健康和提高生命质量为目标。

三、全科医生在以预防为先导的健康照顾中的作用

以预防为先导的健康照顾是医学发展和人们对健康追求的必然趋势,也是全科医生行医过程中必须遵循的基本原则。为了适应健康需求的新变化,世界卫生组织提出的星级医生的标准就包含了5个方面:① 医疗保健提供者:提供高质量、综合、持续和个体化的医疗保健;② 保健方案决策者:能够合理选择经费效益较好的措施;③ 健康知识传播者:通过有效的解释和劝告,开展健康教育;④ 社区健康倡导者:能满足个体和社区的卫生需求,代表社区倡导健康的生活方式,开展各种有益于增进健康的活动;⑤ 健康资源管理者:合理利用卫生资源,在卫生系统内外与个体或组织一起工作,满足病人和社区的要求。从这5方面的内容,我们足可以看出全科医生对做好预防工作责任的重大。

全科医生在预防保健服务中的作用主要体现在以下几方面:

(一) 全科医生的专业特长

全科医生是全科医疗的实践者,全科医疗是融预防、医疗、保健、康复、健康教育、计划生育技术指导为一体的基层卫生服务。这就要求全科医生在处理社区常见病、多发病的时候,不能沿用单一的治疗手段,而要从预防、治疗、保健、康复各个方面综合性考虑。同时,全科医疗的服务范畴涵盖了个人、家庭和社区多个层面,因此全科医生除了处理个人健康问题外,还应当从社区人群和社区环境角度去考虑人群预防保健和环境治理问题。全科医生的专业性质决定了全科医生在为服务对象提供医疗服务的同时,能有计划地开展预防保健服务。

(二) 全科医生的作业方式

全科医生所提供的健康照顾具有综合性、连续性、协调性、可及性的鲜明特征。

1. 综合性照顾　是指能够覆盖一个很大范围的病人需要的健康照顾。首先,综合性照顾是指照顾对象的全体性,即健康照顾包含了健康人群、亚健康人群和患病人群,而不仅仅是病人。其中对健康人群、亚健康人群的照顾就要充分体现预防保健为主的原则。其次,综合性照顾是指照顾内容的整体性,即提供预防、保健、医疗、康复一体化照顾,毫无疑问,预防保健服务是全科医生的基本职责。综合性照顾的第三层含义是指照顾范围的全面性,即个人、家庭、社区三者兼顾,这方面内容已在前一问题中作了明确解释。

2. 连续性照顾　主要是指健康照顾具有时间、地域、健康状态、健康责任的连续性。全科

医疗的健康照顾，从时间上讲包括人生的各个阶段，从婚育咨询开始，经过妊娠期、产期、新生儿期、婴幼儿期、儿童期、青春期、中年期、老年期直至濒死期，都应当覆盖在全科医疗照顾之下。这就要求全科医生具有全面的知识和技能，其中很大部分属于预防保健的内容。健康状态上的连续是指处在健康与疾病不同状态下的连续性照顾，对处于健康状态的人群，全科医生应当将健康教育、健康促进、健康筛查等预防手段形成一个连续的过程。

3. 协调性照顾　是指根据每一个病人的需求所进行的健康照顾上的调整和组合过程。协调性照顾反映出的是一种适宜的照顾范围、合适的照顾程度和合理的照顾费用；协调性照顾的目标是关注病人健康照顾的所有方面，包括提供协调性预防、保健、健康教育等；协调性照顾一方面要求全科医生与社区居民保持经常性联系，明确他们的卫生需求，另一方面要合理利用社区资源，以最有效的方式来满足居民的健康需求。协调性照顾的主旨是合理利用资源，降低医疗费用。因此，协调性照顾要求全科医生能够进行科学的社区卫生规划，充分利用社区资源，为社区居民的健康提供更有效的支持。协调性照顾对全科医生开展预防保健服务提出了更高的要求。

4. 可及性照顾　是指医疗照顾的可得性。这种可得性包括照顾地点的邻近、照顾方式的便捷、医患关系的亲近、照顾费用的低廉。全科医生在社区为居民提供健康照顾，与居民建立了良好的医患关系，加上在照顾地点、时间、方式上的便捷，病人对全科医生开展预防保健具有良好的依从性，而且全科医生比其他医务人员更了解病人的情况和行为改变，可以及时有针对性进行预防性干预。

可及性照顾是渗透到医学服务各个领域之中的，包括可及性应急照顾、可及性预防照顾、可及性慢性病照顾、可及性专科照顾等。可及性预防照顾要求全科医生在提供预防保健服务时，要充分考虑社区居民对这种服务的可得性。例如，现在我们为社区居民提供的年度体检，在体检项目的设计上有许多因素值得考虑，其中社区居民的可及性是一个重要因素，从可及性角度考虑，周期性健康检查则比年度体检具有更多的优势，全科医生所掌握的周期性健康检查技术，正是可及性照顾在预防保健中的具体体现。

（三）全科医生的服务理念

以病人为中心和以预防为导向是全科医生开展全科医疗服务的两个非常重要的理念。“以病人为中心”体现在医疗实践各个方面，其中“适时提供预防性照顾”就是不同于“以疾病为中心”的重要体现。要做到适时提供预防性照顾，医生必须利用病人每一次就诊机会，在处理健康问题的同时，根据三级预防的要求，向病人尤其是处于某种健康危险（如特殊生物及社会环境、特定年龄段、特殊人格及心理状态）中的病人提供预防性照顾。

“以预防为导向”则要求全科医生在为居民制订个人健康计划，为家庭制订家庭健康照顾计划，为社区制订卫生规划和为病人的健康问题制订处理计划时，都要把预防保健放到重要的位置上。例如，为居民制订的周期性健康检查方案，为家庭制订的家庭生活周期照顾计划都是“以预防为导向”的具体体现。

四、三级预防概念

依据疾病的自然史，疾病的预防可分为病因预防、临床前期预防和临床期预防，即一、二、三级预防。

（一）一级预防

一级预防是针对疾病“易感期”而采取的预防措施，即无病防病。疾病“易感期”指虽有致病因子存在，但疾病尚未发生，在此阶段采取预防措施将使身体状况逆转而恢复健康。换言之，该时期的预防是针对健康危险因素的，因此又称病因预防。一级预防包括两个方面：

1. 针对环境　采取经济有效的综合性社会卫生预防措施，保护大气、水、土壤和食品等，提供良好的生产、生活环境。例如，饮水的净化消毒、粪便无害化、食品卫生监督和工厂通风排尘等措施。

2. 针对机体　主要是增强机体的抗病能力和自我保护能力。如通过预防接种提高人体的免疫水平，防止传染病的发生；通过健康教育对人们的行为及生活方式进行干预，建立有利于健康的生活行为方式，控制不良行为，提高人群的健康素质。

（二）二级预防

二级预防是“临床前期”实施的预防措施，即有病早发现、早诊断、早治疗。“临床前期”是指已有病理变化，但尚未出现有确诊意义的临床症状，此时采取措施，可使疾病得到较早和较好的治疗，为争取较好的预后创造条件。“三早”的关键是早期发现，主要是通过筛查、病例发现、周期性健康检查、自我检查等措施来早期发现疾病。

（三）三级预防

三级预防是于疾病的“临床期”实施的措施，此期疾病已有明显的症状和体征，积极治疗可减少并发症和后遗症的发生；对残疾者，则通过康复训练，促进功能恢复，努力做到病而不残，残而不废，维持病人正常的生活能力。

第二节　临床预防

临床预防是1976年由加拿大卫生福利部首先提出的，它是在生物-心理-社会医学模式下，临床医学和预防医学相结合所形成的一门新学科。临床预防是指在临床条件下为个体提供一级预防和二级预防。

一、临床预防的特点

临床预防具有公共卫生的理念，但更多使用临床医学的方法，与公共卫生相比，临床预防的对象更个体化，也较少使用群众运动和法律手段来达到目的。与临床医学相比，临床医学的服务对象是病人，采用医学诊断与治疗方法来解除疾病的痛苦；预防医学的服务对象是健康人群，采用的方法主要是针对群体开展预防计划；而临床预防是适宜于在临床环境下（对全科医疗而言主要是社区环境下）为个体（主要是健康人和无症状病人）提供一级预防和二级预防。它是医疗与预防之间结合的一个连接点。

二、临床预防的内容与方法

临床预防的主要内容有病人教育、预防接种、筛检、病例发现、周期性健康检查、健康危险因素评价等。

（一）病人教育

健康教育是通过有计划、有组织、有系统的社会和教育活动，促使人们自觉地采纳有益于健康的行为和生活方式，消除或减轻影响健康的危险因素，预防疾病、促进健康、提高生活质量。病人教育是健康教育的一种具体形式，是全科医生在医疗实践中针对具体病人进行健康教育的方式，是一项有计划、有目的和系统地帮助病人学习的行动。

1. 病人教育的途径

（1）面谈　全科医生通过与病人进行直接会谈与交流，可以了解病人就医的背景，有助于选择健康教育的切入点；了解病人的生活行为方式，确定健康教育的具体内容；帮助病人分析不良行为产生的原因，解释不良行为对健康可能产生的后果，与病人一起制订改变不良行为的行动计划。

（2）宣传媒介　全科医疗门诊是全科医生对病人进行健康教育的主要场所，健康处方、健康宣传册、健康教育影像资料都是常用的宣传媒介，也可采用健康知识讲座或座谈交流讨论等方式，使病人在候诊、就诊时都能受到健康教育。

2. 病人教育的原则　为了使病人教育获得良好效果，全科医生在实施病人健康教育时，应遵循以下原则：

（1）个性化原则　病人教育是针对具体病人进行的，因此病人教育应具有较强的个体针对性。要根据不同病人的性格特征、心理特点、疾病相关的背景、身体素质、疾病类型、病情状况、治疗反应等选择适宜的教育内容和方式。

（2）科学性原则　无论采取何种健康教育手段，都要注意保证病人所获得的健康知识的准确性和科学性，避免病人产生疑惑，丧失信心。

（3）互信与自愿原则　病人教育是一种沟通艺术，而良好的沟通是以良好医患关系为基础的。医生只有真诚地对待病人，以病人的眼光去看待病人的健康问题，病人对医生才有足够的信任，病人只有在信任医生的基础上，才乐意接受医生的健康指导，病人只有真正认识到自己存在的问题，才能正确地面对。

（4）帮助原则　病人教育的关键是帮助病人获得知识和能力，让病人自觉地采纳医生的意见，做出有益于健康的行为，医生的责任绝不是代替病人去执行病人需要做的事情，这一点是非常重要的。

（5）循序渐进原则　危害健康的因素往往是多方面的，改变只能逐步进行。在医患双方共同讨论的基础上，医生可建议病人首先对最主要的危险因素进行改变并得到病人的认同。经过一段时间，如果病人取得成功，医生则继续鼓励病人对其他危险因素采取行动。

（6）连续性原则　健康危险因素的干预是一个连续的过程，干预计划一旦开始实施，全科医生要定期通过多种方式了解病人计划实施的进展，帮助其解决实施过程中遇到的问题，及时对于预效果进行阶段性评价，并根据评价结果调整实施计划，使整个过程具有很好的连续性，以取得良好的效果。

3. 病人教育的内容　病人教育的内容是广泛的，而对某一个病人的教育内容则应当根据病人的具体情况来决定。一般而言，病人教育的内容包括以下几方面：

（1）帮助病人了解疾病的性质及其发生、发展规律。

（2）分析健康危险因素与疾病发生、发展及预后的关系。

（3）帮助病人了解疾病处理的基本原则。

（4）帮助病人树立正确的健康信念模式。

（5）指导病人养成良好的就医行为。

（6）帮助病人了解药物应用的基本知识。

（7）指导病人保持良好的心理状态。

（8）指导病人养成良好的生活行为方式。

（二）计划免疫

计划免疫是有计划地进行预防接种，根据规定的免疫程序对易感人群进行预防接种，以提高人群的免疫力，达到预防、控制甚至最终消除相应传染病的目的。

1. 国家扩大免疫规划疫苗免疫程序　为规范和指导各地科学实施国家扩大免疫规划工作，有效预防和控制相关传染病，卫生部于 2008 年 2 月 19 日制定了《扩大国家免疫规划实施方案》。《方案》规定，在现行全国范围内使用的乙肝疫苗、卡介苗、脊灰疫苗、百白破疫苗、麻疹疫苗和白破疫苗 6 种国家免疫规划疫苗基础上，将甲肝疫苗、流脑疫苗、乙脑疫苗、麻风疫苗纳入国家免疫规划，对适龄儿童进行常规接种。

另外，《方案》还规定，在重点地区对重点人群进行出血热疫苗接种；发生炭疽、钩端螺旋体病疫情或发生洪涝灾害可能导致钩端螺旋体病暴发流行时，对重点人群进行炭疽疫苗和钩体疫苗应急接种。通过这些疫苗的接种，可以预防乙型肝炎、结核病、脊髓灰质炎、百日咳、白喉、破伤风、麻疹、甲型肝炎、流行性脑脊髓膜炎、流行性乙型脑炎、风疹、流行性腮腺炎、流行性出血热、炭疽和钩端螺旋体病 15 种传染病。

我国现在实施的国家扩大免疫规划疫苗免疫程序，见表 6-1。

表 6-1　国家扩大免疫规划疫苗免疫程序

疫苗	接种对象月（年）龄	接种剂次	接种部位	接种途径	接种剂量/剂次	备注
乙肝疫苗	0、1、6 月龄	3	上臂三角肌	肌内注射	酵母苗 5 μg/0.5 ml，CHO 苗 10 μg/1 ml、20 μg/1 ml	出生后 24 h 内接种第 1 剂次，第 1、2 剂次间隔≥28 天
卡介苗	出生时	1	上臂三角肌中部略下处	皮内注射	0.1 ml	

续表

疫苗	接种对象月(年)龄	接种剂次	接种部位	接种途径	接种剂量/剂次	备注
脊灰疫苗	2、3、4月龄，4周岁	4		口服	1粒	第1、2剂次，第2、3剂次间隔均≥28天
百白破疫苗	3、4、5月龄，18~24月龄	4	上臂外侧三角肌	肌内注射	0.5 ml	第1、2剂次，第2、3剂次间隔均≥28天
白破疫苗	6周岁	1	上臂三角肌	肌内注射	0.5 ml	
麻风疫苗(麻疹疫苗)	8月龄	1	上臂外侧三角肌下缘附着处	皮下注射	0.5 ml	
麻腮风疫苗(麻腮疫苗、麻疹疫苗)	18~24月龄	1	上臂外侧三角肌下缘附着处	皮下注射	0.5 ml	
乙脑(减毒)	8月龄，2周岁	2	上臂外侧三角肌下缘附着处	皮下注射	0.5 ml	
流脑A	6~18月龄	2	上臂外侧三角肌附着处	皮下注射	30 μg/0.5 ml	第1、2剂次间隔3个月
流脑A+C	3周岁，6周岁	2	上臂外侧三角肌附着处	皮下注射	100 μg/0.5 ml	2剂次间隔≥3年；第1剂次与A群流脑疫苗第2剂次间隔≥12个月
甲肝(减毒)	18月龄	1	上臂外侧三角肌附着处	皮下注射	1 ml	
出血热疫苗(双价)	16~60周岁	3	上臂外侧三角肌	肌内注射	1 ml	接种第1剂次后14天接种第2剂次，第3剂次在第1剂次接种后6个月接种

续表

疫苗	接种对象月(年)龄	接种剂次	接种部位	接种途径	接种剂量/剂次	备注
炭疽疫苗	炭疽疫情发生时,病例或病畜间接接触者及疫点周围高危人群	1	上臂外侧三角肌附着处	皮上划痕	0.05 ml(2滴)	病例或病畜的直接接触者不能接种
钩体疫苗	流行地区可能接触疫水的7~60岁高危人群	2	上臂外侧三角肌附着处	皮下注射	成人第1剂0.5 ml,第2剂1.0 ml 7~13岁剂量减半,必要时7岁以下儿童依据年龄、体重酌量注射,不超过成人剂量1/4	接种第1剂次后7~10天接种第2剂次
乙脑灭活疫苗	8月龄(2剂次),2周岁,6周岁	4	上臂外侧三角肌下缘附着处	皮下注射	0.5 ml	第1、2剂次间隔7~10天
甲肝灭活疫苗	18月龄,24~30月龄	2	上臂三角肌附着处	肌内注射	0.5 ml	2剂次间隔≥6个月

注:1. CHO疫苗用于新生儿母婴阻断的剂量为20 μg/ml。

2. 未收入药典的疫苗,其接种部位、途径和剂量参见疫苗使用说明书。

2. 免疫接种的禁忌证　为避免免疫接种后发生不良反应,必须严格掌握禁忌证。一般禁忌证是指凡有发热、急性疾病或重症慢性疾病、神经系统疾病、免疫功能低下(年老体弱者,妇女月经期、哺乳前半期)、既往接种有严重不良反应或对疫苗中的卵蛋白和抗生素过敏者等,均不宜进行预防接种;特异禁忌证主要指某些人不能用某些生物制品,如有痉挛史、中枢神经系统疾病史不得接种百白破联合制剂和百日咳菌苗;结核菌素试验阳性者、湿疹、水痘、化脓性中耳炎、免疫功能缺陷等患者不宜注射卡介苗。

3. 免疫接种常见的反应及处理

(1) 一般反应　大多数人都可能在接种后24 h内出现程度不同的局部反应和全身反应,是由疫苗本身特性引起的一过性反应,不会造成组织器官不可恢复的损伤。局部可出现红、肿、热、痛、痒等炎症反应,偶见淋巴结肿痛。全身则主要表现为发热、头痛、全身不适、恶心、呕吐、一过性皮疹等。反应轻微者,无须特殊处理,2~3天可自行恢复;对于反应较重的应给予对症处理,如降温或局部热敷等。

（2）异常反应　极少数人在接种某种疫苗后可能发生与一般反应性质及表现均不相同的反应，这类反应称之为异常反应。异常反应的发生与接种者体质有密切关系，过敏体质者或免疫缺陷者往往更容易发生。常见的有以下几种：

1）晕厥　常在空腹、疲劳及精神紧张状态下注射时发生，多见于妇女、儿童。一旦发生立即让其平卧，取头低脚高位，注意保暖，保持安静，空气流通，喂给糖水或温开水，针刺人中、十宣等穴位，一般不需用药。症状重者可皮下注射肾上腺素。

2）过敏性休克　立即抢救，取平卧或中凹卧位，应迅速与医生联系，并及时给予肾上腺素注射等抗过敏性休克的抢救措施。

3）过敏性皮炎　血管神经性水肿及过敏性紫癜可用抗组胺药物处理。紫癜发生较重者，必要时可用激素及止血药物处理。

4）高热　物理降温或药物降温。

5）局部化脓　应区分是感染还是无菌化脓，前者以抗感染为主，必要时切开引流。若是无菌化脓则不可切开，以免造成伤口长期不愈，轻者可热敷，使其自行吸收，重者用无菌注射器抽脓。

（三）筛检

筛检是通过快速的检验、检测或其他措施，从健康人群中发现未被识别的病人或有缺陷的人。筛检只是初步检验、检测，不具有诊断价值，对于筛检结果阳性者，只能提示为某病的可疑病人，要明确诊断或排除假阳性需通过其他诊断试验或检验方法才能做出结论。

1. 筛检的原则　筛检作为早期发现病人的措施，其对象是表面上健康的人群。在制订筛检的计划时，要综合考虑以下几方面的因素以确定其是否可行：

（1）筛检的疾病是居民普遍关心的健康问题　筛检的疾病在当地或社区的发病率、患病率或病死率处于较高水平，对居民的健康产生了严重影响，属于当地居民普遍关心的健康问题，成了当地重大的公共卫生问题。

（2）筛检的疾病有明确的疾病自然史和较长的可识别的潜伏期　筛检的目的是早期发现病人，因此必须清楚地了解筛检疾病的自然史，这样才能对筛检项目做出客观的预测。如果筛检疾病的潜伏期太短，则通过筛检发现的病例数较少，筛检的价值不大，而且早期诊断的意义也不大。

（3）筛检出来的疾病要有有效的治疗方法　通过筛检早期发现的病例，在临床上应有有效的早期治疗方法，即早期治疗应有良好的疗效和预后，这种筛检项目才有临床价值。

（4）筛检项目属于适宜技术　筛检项目所采用的技术应当安全、方便、易行、经济有效，即筛检项目具有较好的可及性。采用高精尖技术的项目，尽管其结果精确，但费用太高，一般不用于筛查试验。

2. 确定筛检的频率与项目　在筛检实施中，筛检的频率与项目是应重视的问题。

（1）决定筛检频率的因素　疾病的不同病理特点与进展速度是影响筛检频率的因素之一，不同疾病进展速度不同，疾病的严重程度不同，其筛检的频率也应有所差异。另一因素是筛检方法的灵敏度，如灵敏度高，一次筛检能将大部分病例检出，所需筛检频率就低一些，反之则要高一些。

（2）确定筛检频率应注意的问题

1）筛检的频率与筛检试验的阳性率和疾病进展的速度有关，疾病发生的危险度不决定筛检的频率，危险度是决定是否做此项筛检。在检出率一定的情况下，每次都有同样比例的病例被检出。

2）筛检的间隔过长，将增加疾病漏诊的危险；但频次过高，一些检查项目可能对健康产生影响，同时会使费用提高。医生应根据专业知识，对筛检频次做出选择。

（3）确定一次筛检所需项目　筛检项目的多少应以满足筛检目的为准，并非愈多愈好，项目过多会使花费提高，检出一些已知的疾病。同时使假阳性结果大量上升，如某筛检项目至少有一例假阳性者的概率为 5%，根据计算，同样假阳性率的筛检项目在 5 项时，假阳性率为 22.6%，如筛检项目在 20 项时，假阳性率会达到 64.2%。

3. 实施步骤

（1）确定对象　根据人群的年龄、性别及与疾病相关的危险因素确定高危人群作为筛检对象，使筛检获得较高的敏感度与阳性预测值，提高筛检效益。

（2）宣传动员　在确定了筛检对象后，对筛检地区的人群进行广泛的宣传与动员，使他们明确筛检的作用和意义。

（3）建立数据库　筛检在实施时，要做好筛检结果的记录，并及时输入计算机建立数据库，以便对筛检进行科学的分析及管理，也有利于随访。

（4）质量控制　筛检前对所有参加筛检工作的人员进行培训，统一筛检标准，确保筛检质量。

4. 结果处理

（1）向被筛检者反馈筛检结果。

（2）对筛检结果异常者提出进一步确诊的建议。

（3）在不伤害病人健康的情况下，提出初步的防治方案及随访要求。

5. 方法评价　筛检方法要有较高的真实性、有效性及可靠性。

（1）真实性与有效性　真实性是指测得值与实际值的符合程度，提示筛检能将病人与正常人正确区分开的能力；有效性主要是从筛检项目的临床使用价值来评价的。真实性和有效性的评价指标主要包括灵敏度、特异度、阳性预测值、阴性预测值（表 6-2）。

表 6-2　筛检试验真实性评价

筛检试验结果	疾病情况		合计
	有病	无病	
阳性	真阳性(a)	假阳性(b)	总阳性人数($a+b$)
阴性	假阴性(c)	真阴性(d)	总阴性人数($c+d$)
合计	患者总数($a+c$)	无病者总数($b+d$)	受检总人数($a+b+c+d$)

1）灵敏度　又称敏感度或真阳性率，指一项筛检方法能将真正有病的人正确地判断为病人的能力。灵敏度(%)$=\frac{a}{a+c}\times100\%$。

2）特异度　又称真阴性率，指一项筛检方法能将真正无病的人判断为正常人的能力。特异度（%）= $\frac{d}{b+d}\times100\%$。

3）阳性预测值　指筛检试验为阳性者中，真正患病的可能性大小。阳性预测值 = $\frac{a}{a+b}\times100\%$。

4）阴性预测值　指筛检试验为阴性者中，真正为正常人的可能性大小。阴性预测值 = $\frac{d}{c+d}\times100\%$。

最理想的筛检方法是灵敏度、特异度都接近100%。但在实际操作中，若筛检试验灵敏度升高，往往伴随着特异度的降低，很难达到两者都是100%的理想化要求。所以在确定筛检试验标准时，可选择灵敏度及特异度均较高的一个界值作为筛检试验的标准。

（2）可靠性　又称可重复性，指用筛检方法进行某项试验时，在完全相同的条件下，重复进行该项试验获得相同结果的稳定程度或一致程度，用以评价筛检试验的误差。评价指标有变异系数、符合率等。

（四）病例发现

病例发现是指对门诊因其他原因来就诊病人进行的一种检查、检测或问卷形式的调查，目的是发现就诊疾病以外的其他可能的疾病，是全科医生早期发现病人的最有效方法。如一位患感冒的老年病人来就诊时，为其测量血压以检测其是否有高血压。这种方法既能达到早发现、早治疗的临床效果，又能满足病人的心理需要，且易于执行，经济效益好。

（五）周期性健康检查

周期性健康检查（period health examination，PHE）是应用格式化的健康检查表，根据居民不同性别，各年龄阶段健康危险因素、易患疾病和高死亡原因的差异，设计在不同年龄段应做的健康检查项目，从而为个体积累健康基础信息，发现高危人群、亚健康状态者和早期病人。周期性健康检查作为个人预防性计划，着眼于一、二级预防，其基本内容应包括两个方面：① 一级预防中的计划免疫、生长发育评估、健康教育等。② 二级预防中针对早期发现的健康问题而设置的定期检查项目。周期性健康检查的方案设计是关键，尤其是第二方面的内容，它涉及检查项目设置的针对性，不同项目的检查时间（起始和终止时间）和间隔时间的合理性。方案的设计首先应建立在明确社区诊断的基础上，通过社区健康资料如健康危险因素评价，疾病谱、死因谱分析，明确社区主要健康问题的人群分布特点，居民生活行为方式与疾病发生的关系等。然后，根据不同的性别、年龄段设计出一个基本的检查方案。例如，某地区直肠癌的好发年龄是45～65岁，那么，作直肠指检的对象大致可以设在40～70岁。然而，要确定合适的检查间隔时间是比较困难的，往往需要通过大量的流行病学调查和实证研究才能得出结论。因此，对基本检查方案设计的要求很高，通常都是由一个国家或地区的医学权威部门制定出“临床预防服务指南”作为周期性健康检查基本的方案，然后再根据个人具体情况对“临床预防服务指南”内容作选择性调整，形成适合于个体的周期性健康检查表。周期性健康检查因为针对性强，涉及范围较小，故能提高检出率，节省检查费用。

周期性健康检查最早是1922年由美国医学会提出的,1989年美国预防服务专家组(US preventive service task force,USPSTE)在第一版《临床预防服务指南》中提供了周期性健康检查项目和其他预防措施的临床预防服务方案。1996年颁布了第二版《临床预防服务指南》,此后又间断地颁布指南的更新内容。目前,该指南被普遍地认为是临床预防服务的"金标准"。许多国家现在都开展了周期性健康检查,并有取代传统的年度体检的趋势。

1. 周期性健康检查的优势　周期性健康检查不同于一般的年度体检,其优势主要表现在:

(1) 较强的科学性和有效性　由于所针对的健康问题、所采取的预防措施和方法、所确定的检查项目和检查间隔时间都是以《临床预防服务指南》为依据,即预先经过流行病学调查和实证研究,因而具有较高的科学性和有效性。

(2) 较强的个体针对性　周期性健康检查是针对个人具体情况而设计的,而且周期性健康检查计划表中的项目并非一成不变,可根据病人的健康状况、危险因素、患病情况随时进行调整。因此,具有明显的个体化倾向。

(3) 健康监测的连续性　周期性健康检查是一项终身性健康检查计划,对一生中的健康监测做了整体规划,每个项目的监测都是动态的、连续的过程。

(4) 良好的成本-效益　周期性健康检查多数情况下是医生利用每次接触病人的机会进行的,不必专门组织,从而节省了人力、物力;更重要的是,周期性健康检查的项目具有较强的个体针对性和合理的检查间隔时间,使检查项目和检查频率与个体健康的实际贴近,最大限度地避免了不必要的检查。

2. 周期性健康检查的内容　不同国家与地区根据具体情况制订相应的周期性健康检查方案。在年龄分段、检测项目、方法、间隔时间及健康维护建议等方面都有自己的特点。我国目前还没有像美国一样专门颁发的《临床预防服务指南》,但是,我国卫生部于2002年颁发了《慢性非传染性疾病预防医学诊疗规范》(试行),提出了周期性健康检查、化学预防、健康咨询等推荐方案。卫生部在《国家基本公共卫生服务规范(2009年版)》基础上,于2011年组织专家对服务规范内容进行了修订和完善,形成了《国家基本公共卫生服务规范(2011年版)》(以下简称《规范》)。该《规范》包括了城乡居民健康档案管理、健康教育、预防接种、0~6岁儿童健康管理、孕产妇健康管理、老年人健康管理、高血压患者健康管理、2型糖尿病患者健康管理、重性精神疾病患者管理等部分疾病的临床预防方法,在各项服务规范中,分别对国家基本公共卫生服务项目的服务对象、内容、流程、要求、考核指标及服务记录表等做出了规定。全科医生在基层诊疗实践中可以参考使用。

第三节　健康教育与健康促进

关于健康促进的定义,目前最受公认的是《渥太华宪章》:"健康促进是促使人们维护和改善他们自身健康的过程。"而世界卫生组织前总干事布伦特兰在2000年的第五届全球健康促进大会上则作了更为清晰的解释:"健康促进就是要使人们尽一切可能让他们的精神和身体保持在最优状态,宗旨是使人们知道如何保持健康,在健康的生活方式下生活,并有能力做出健康的选择。"美国健康促进杂志的最新表述为:"健康促进是帮助人们改变其生活方式以实现最佳健康状况的科学(和艺术)。最佳健康被界定为身体、情绪、社会适应性、精神和智力健康的水平。生活方式的改变会得到提高认知、改变行为和创造支持性环境等三方面联合作用的促进。支持性环境是三者当中保持健康持续改善最大的影响因素。"

一、健康行为理论

(一)行为及健康相关行为的概念

1. 行为　人的行为是指具有认知、思维、情感、意志等心理活动的人对内外环境因素做出的能动反应,这种反应可能是外显的,能被他人直接观察到;也可能是内隐的,不能被直接观察。心理学认为,行为是机体在环境影响下所引起的内在生理、心理反应与变化,即机体对外界刺激的反应。

2. 健康相关行为　是指人类个体和群体与健康和疾病有关的行为。按照行为对健康影响的不同,健康相关行为又可分为健康行为和危险行为。健康行为是指有利自身和他人健康的行为,包括日常健康行为(如合理营养、适量睡眠、体育锻炼)、保健行为(如预防接种、体格检查)、预警行为、避免伤害行为、戒除不良嗜好行为等。危险行为是指偏离个人、他人乃至社会的健康期望,客观上不利于健康的一组行为。这些行为对自己、对整个社会的健康有直接或间接的危害作用,而且对健康的危害作用具有一定的强度和持续时间。危险行为主要包括不良生活方式与习惯(如吸烟、酗酒、物质滥用)、致病性行为模式(导致特异性疾病发生的行为模式,如 A 型行为、C 型行为)等。

(二)影响行为的因素

1. 倾向因素　存在于行为之前,是产生某种行为的原因或动机。倾向因素包含认知和情感两部分,涉及知识、意识、信念、价值观和态度。

2. 促成因素　存在于行为之前,是促使动机得以实现的因素,即促使个人或组织实现某行为所必需的环境条件(如卫生保健资源、卫生保健的可及性)及新技能。

3. 强化因素　存在于行为产生之后,促使形成的行为得以巩固或维持。强化因素包括社会支持、同伴的影响和保健人员的劝告及对行为后果的感受。

(三)"知、信、行"模式

"知、信、行"常用英文缩写"KAP"(knowledge attitude practice)或"KABP"(knowledge attitude belief practice)来表示,它是知识、态度、信念和行为的简称。行为科学研究认为,人的行为受到个体的认知因素、情感因素和行为意图的影响。

卫生保健知识和信息是建立积极、正确的信念与态度,进而改变健康相关行为的基础,而信念和态度则是行为改变的动力。为了达到改变行为的目标,就要实现"知、信、行"的统一。行为的转变受社会文化、风俗、习惯、社会舆论、道德观念等因素的影响,因此,健康教育必须动员社会、部门、学校、家庭等多方面的力量,共同促成有益于健康的行为和生活方式的形成。

（四）健康信念模式

健康信念模式是用社会心理学方法解释健康相关行为的重要理论模式，是基于信念可以改变行为的逻辑推理。它遵循以下步骤：① 对疾病威胁的认知，包括对疾病易感性和严重性的认知。② 对行为效果的期望，即相信改变不良行为能够带来一定的益处和效果，并认识到行为改变可能遇到的障碍。通过对改变不良行为可能带来的益处以及障碍的认知和权衡，将对改变不良行为意愿的确立起到决定性作用。③ 自我效能，是指行为人对自己能够改变不良行为之能力的信心。只有在行为人有信心、感到自己有能力做出行为改变的时候，健康教育才能取得良好的效果。

健康信念模式的特点是从主体期望的角度来描述人们的行为，我们可以采用这种模式来分析人们不愿改变不良生活方式的原因以及如何促进这种改变的发生。因此，健康信念模式是健康教育重要的指导理论之一。

二、健康教育

健康教育是一门研究以传播保健知识和技术，影响个体和群体行为，消除危险因素，预防疾病，促进健康的科学。它重点研究知识传播和行为改变的理论、规律和方法，以及社区教育的组织、规划和评价的理论与实践。健康教育是通过有计划、有目的、有评价的教育活动，向社会、家庭和个人传授卫生保健知识，促进人们自觉地采用有益于健康的行为和生活方式，消除或减轻影响健康的危险因素，提高自我保健能力，养成健康行为，纠正不良习惯，防止疾病发生，以增进健康，提高生活质量。

（一）健康教育的内容

结合我国实际情况，健康教育的主要内容有以下几方面：

1. 普及卫生保健知识，重点是养成良好的生活习惯，提倡文明、健康、科学的生活方式，培养健康的心理素质。这些知识包括合理营养、均衡膳食、适量运动与睡眠、控烟限酒、保持理想体重、防止物质滥用及心理卫生等。

2. 宣传国家和地方有关卫生保健的方针、政策、法规和行为规范。

3. 动员群众自觉参加各种卫生保健活动，促进个人和家庭对预防疾病、促进健康、提高生活质量的责任感。使人们在面临个人或群体健康相关的问题时能明智、有效地做出抉择。

4. 根据不同地区、季节、人群特点，宣传社区常见病、多发病、传染病、慢性病、职业病的防治知识。

健康教育的对象是整个人群，每个人在不同年龄阶段均有不同的健康问题，不同性别、职业和文化程度的人在认知水平、心理状态及对卫生保健的需求方面也各不相同。因此，对不同人群、不同卫生保健需求者所进行的健康教育要有一定的针对性。例如，学校的健康教育内容应以合理营养、良好卫生习惯、性知识、体格锻炼、防止意外伤害、口腔卫生等为主，厂矿企业应以戒烟、限酒、药物滥用、性行为、交通安全、职业安全、常见病与职业病等为重点，农村应以戒烟、限酒、合理营养、卫生道德与卫生习惯、破除迷信、农药与意外伤害、传染病与地方病、口腔卫生、孕产妇保健等为重点。

（二）健康教育的形式

健康教育属于信息传播技术，主要形式有以下两种：

1. 人际传播　也称人际交流，是指人与人之间一种直接信息沟通的交流活动。人际传播可以是个人与个人之间、个人与群体之间、群体与群体之间。由于人际传播具有针对性强、交流充分、反馈及时等优点，这种传播方式在社区健康教育中尤为常用和有效。全科医生可以利用接触病人的一切机会，包括门诊、咨询、出诊、家访等进行面对面的交流，前一节内容中介绍的"病人教育"及健康咨询都属于这种形式。个人与群体间交流的常见形式是健康教育专题讲座或组织健康知识演讲，座谈与专题讨论则是群体与群体间交流的常用方式。

2. 大众传播　是指通过广播、电视、电影、报纸、期刊、书籍、标语、板报、宣传单、宣传画、互联网等大众媒介向社会人群传播信息的过程。大众传播的特点是要借助一定的媒体；其信息是公开的，面向全社会人群；信息传播距离远、覆盖面广、速度快；大众传播是单向式传播，传播者一般无法直接了解教育对象对信息传播的需求和反馈。

（三）健康教育的实施

健康教育的实施程序通常包括以下 4 个环节：

1. 调查摸底　通过对个人、家庭、社区等教育对象的调查，找出本社区或某人群存在的主要卫生问题及其原因，确定健康教育的内容。

2. 制订计划　根据调查结果和发现的问题，制订健康教育计划。计划内容包括确定目标人群、确定教育场所、确定教育活动和日程、确定人员分工、确定评价计划。

3. 实施计划　把计划中的各项措施施加予实施对象。实施过程要注意质量控制。

4. 效果评价　这是对健康教育计划的检验，可以从中吸取经验或教训，以便更好地开展健康教育。

（四）健康教育评价

健康教育评价是将健康教育结果同标准进行全面审核比较的过程。

1. 过程评价　是在计划的实施过程中，对计划的设计、组成、实施过程及管理等要素进行评价。过程评价主要是控制计划和实施质量。因此，过程评价又称质量控制。

2. 效果评价　包括健康教育的效应评价（近期和中期效果评价）和结局评价（远期效果评价）两个方面。前者包括目标人群知识、态度、信念、行为变化情况和一些制度、法规的制订；后者指健康教育的实施效果和效益。

3. 总结评价　是综合形成评价、过程评价、效果评价以及有关资料而做出的评价。

三、健康促进

健康促进有多种解释，比较公认的有两种：一是《渥太华宪章》中对健康促进的定义："健康促进是促使人们维护和改善他们自身健康的过程。"这一定义表达了健康促进的目的和哲理，也强调了范围和方法。二是劳伦斯 · 格林（Lawrence W. Green）教授等提出的："健康促进

(health promotion)是指一切能促使行为和生活条件向有益于健康改变的教育与生态学支持的综合体。”其中所提的教育是指健康教育,生态学是指健康与环境的整合。在这一定义中,健康教育在健康促进中起主导作用,没有健康教育也就没有健康促进,政策、法规、组织、环境及群众的参与是对健康教育强有力的支持。在健康促进规划中特别强调创造支持性环境。

总之,健康促进旨在通过激发个人、家庭、社区和社会的健康潜能,降低发病的危险因素,改变人们对健康的态度,激发其对自身健康的责任感,掌握健康的知识和自我护理的技能,实施健康的生活方式和行为,促进大众健康水平的提高。

(一) 健康促进的工作内容

健康促进的工作内容,具体可包括以下几方面工作:

1. 确定社区主要健康问题,制定健康的公共政策　社区卫生服务中心通过社区诊断确定社区主要健康问题。社区街道、居委会和辖区各组织机构,把健康教育与健康促进作为一项重要工作,列入议事日程,组织实施;并且在制定其他政策、规章,策划、实施其他工作时,把维护社区居民健康作为重要因素考虑。如制定社区卫生公约,组织卫生检查评比,提供健康促进所必需的资源等。社区健康教育专业机构、人员要为上述工作的落实,及时提供相关信息和相关咨询服务等技术保障。

2. 制定和改进社会支持的策略,创造健康的支持环境　在社区提倡健康文明的生活方式,提供能够促进建立健康文明生活方式的健康活动场所、材料和技术帮助(如健美操培训,建立高血压俱乐部,组织社区绿地维护志愿者队伍等),对危害文明进步的行为进行干预。

3. 提出干预内容与干预计划,组织开展社区健康促进活动　动员社区全体居民努力参与。要让社区每个居民都能充分地认识到,社区健康状况和社区每个人的健康都密切相关,并且积极参与到社区(社区各组织机构)组织的各项维护健康的活动中去。如主动维护社区环境卫生,积极参加社区健康教育活动,积极参与创建五好家庭活动等。

4. 传播健康知识、技能　在社区运用多种形式,面向社区全体居民组织开展健康教育活动。

5. 调整健康服务方向,为项目的实施、监测、评估准备资源　通过多种途径,从全社会广泛动员可利用的一切资源,为发展健康事业服务。发展社区卫生服务和社区健康促进,通过多部门的协作和社区的参与,对卫生服务项目进行优化选择,把健康促进和健康教育作为向社区提供的卫生服务内容,把卫生服务的重点调整到最需要的地区和最急需的人群。同时,要求改变医疗部门仅仅提供临床治疗服务的模式。健康促进中的卫生服务的责任由个人、社会团体、卫生专业人员、卫生部门,工商机构和政府共同分担。他们必须共同努力,建立一个有助于健康的卫生保健系统。

6. 发展个人技能　通过提供健康信息,开展认知教育和保健技能培训,帮助人们树立健康观念和提高做出健康行为选择的能力,改变不健康行为,同时帮助人们学习保健技术,提高自我保健能力。要想让人们掌握保持健康的能力,首先得让他们掌握知识,即关于实现良好健康的确切可靠的知识。知识可以帮助人们做出最好的选择,并对这些选择加以实施。通过提供健康信息,教育并帮助人们提高做出健康选择的技能,来支持个人和社会的发展。这样,就使人们能够更好地控制自己的健康和环境，不断地从生活中学习健康知识，有准备地应付人生各个阶段可能出现的健康问题，并很好地应付慢性病和外伤。学校、家庭、工作单位和社区都要帮助人们做到这一点。

发展个人技能，一是要有正确的健康观，有强烈的维护健康的意识；二是要有维护健康的知识、技能，包括正确认识维护自己健康与关注他人健康、关注健康支持环境、关注社会发展的关系；三是能有准备地对付人生各个阶段可能出现的健康问题。发展个人健康技能需要通过健康教育活动实现。社会各方面（特别是卫生部门），都要采用多种形式，开展健康教育活动，改善个人的健康意识、知识、技能和行为水平。

（二）健康促进的内涵

健康促进的内涵应体现在以下几方面：

1. 健康促进涉及整个人群的健康和生活的各个层面，而非仅限于疾病预防。

2. 健康促进直接作用于影响健康的各种因素，包括社会行为、生态环境、生物因素和卫生服务等。

3. 健康促进是运用多学科、多部门、多手段来增进群众的健康，包括知识传播、健康教育、法规、财政支持、社区开发以及群众自我维护等。

4. 健康促进的工作主体不仅仅是卫生部门，而是社会的各个领域和部门。

5. 健康促进强调个体、家庭、社区和各种群体有组织地积极参与；为了增进健康，必须通过制度、体制和组织机构的改革来促进社会公平。

6. 健康促进强调健康-环境-发展三者的协调。

（三）健康促进的策略

1. 倡导　政治、经济、社会、文化、环境、行为和生物学因素均可促进健康或损害健康。健康促进行动的目的是通过对健康的支持，使上述因素有利于健康。而健康的支持需要倡导，包括政府责任、财政支持、社区参与、资源利用、环境保护、个人行为和生活方式等。

2. 促成　健康促进的目的在于实现人人健康，而健康促进的行动目标在于缩小健康状况的差别。这就需要充分发挥每个人的潜能，帮助他们树立正确的健康观念及获得健康知识和技能的能力，促使他们能够明智地、有效地预防疾患和解决健康问题。

3. 协调　健康促进不仅仅是卫生部门的责任，而且需要协调所有相关部门的行动，包括政府部门、非政府机构、工矿企业、社会团体、志愿者组织等，形成强大的社会支持体系，以保证更广泛、更平等地实现健康目标。

（四）健康促进的工作过程

健康促进的工作过程可分为5个阶段：

1. 需求评估　目的是通过社区诊断：① 确定社区重要的健康问题及选择优先。② 确定优先健康问题的重点人群及其危险因素。③ 确定危险因素在人群中的分布情况。④ 取得社区对项目的承诺。

2. 项目计划　在需求评估的基础上确定：① 目标人群及他们对优先健康问题的知、信、行现状。② 向目标人群传播的基本信息和重要的可变的行为。③ 总目标和具体目标。④ 策略和活动。⑤ 制订监测和效果评价计划。

3. 动员资源　首先是确定实施项目所需的社区资源,其次是发现和动员社区内外可利用的各种资源。

4. 实施项目和过程评价　实施项目的基本环节包括:① 制作和预试材料。② 社区和组织的能力建设。③ 专业人员、基层卫生人员、志愿人员的培训。④ 通过多种媒介渠道宣传教育,提高社区人群的健康意识和技能。过程评价是在项目实施过程中监测计划执行的质量、策略和活动的即时效应,以便及时改变策略和调整计划。

5. 效果评价　是对项目实施目标达成度和存在问题的评价,通过评价提出改进项目计划的建议。

四、社区常见的健康促进活动

(一) 社区体育锻炼

社区护士和其他相关人员,应充分调动当地的社会网络,取得社区政府的支持,积极引导社区充分利用、认识和挖掘潜在的社区资源,协调各部门解决锻炼用场地、器械以及医学检测等各方面实际问题,在社区装配适宜的健身器材,提高社区居民体育锻炼的积极性和参与率,从而提高社区居民的身体素质和生活质量。

(二) 学校卫生和烟草预防

青少年常见疾病如贫血、龋齿、视力不良、肥胖等是影响青少年健康成长的主要问题,而吸烟往往从青少年开始。因此,提高学校管理者对学生健康的关心程度,使其意识到在学校开设健康教育课程的必要性是十分重要的。通过健康教育,在学生中普及科学饮食和营养卫生知识,加强体育锻炼,加强吸烟有害健康的宣传,提高学生自我保健意识。在公共场所张贴吸烟有害健康的标语,树立禁止吸烟的标牌,举办吸烟有害健康的讲座,让家长为自己孩子树立不吸烟的榜样等。

(三) 艾滋病教育

在社区中举办艾滋病讲座,给社区居民发放有关艾滋病的图片小册子等,普及艾滋病知识,调动社区居民参与艾滋病预防的意愿和积极性,预防艾滋病的传播。开展安全性行为教育,使个体获得更多的自我保护知识。开展道德、法制教育,树立积极健康的恋爱、婚姻、家庭观念,营造洁身自好的社区舆论环境。动员多部门参与推进安全套和注射器的提供,使更多部门担负起社会健康的责任,是改善艾滋病流行状况的健康促进活动。

(四) 慢性病的综合防治

慢性病(如冠心病、高血压、糖尿病等)已成为威胁人类健康的主要疾病,与人们日常生活习惯、行为等密切相关。在社区人群中开展有关慢性病的知识讲座,对高危人群进行检测、诊断、治疗和护理,对高危人群和患病者进行定期随访,进行营养与膳食指导,提高社区居民依从膳食指南的意识,演示与指导病人及家属掌握一些常用护理技术,并对病人进行动态的依从性监测,使高危人群和患病人群树立健康意识,关心自己和他人的健康,预防社区慢性病的发生率、残障率和病死率,提高社区居民的生活质量。

(五)母乳喂养

母乳喂养是人类养育后代的一种自然方式,但由于社会的发展,生活方式的改变,母乳喂养率在世界范围内明显下降,导致了婴儿营养不良,感染性疾病的发生率增加。推行母乳喂养已被视为保障和促进儿童健康成长的一项重要措施。在社区建立母乳喂养支持体系,帮助母亲在产后半小时内开始母乳喂养,指导母亲掌握哺乳的方法和技巧,鼓励按需哺乳,教会母亲在母婴分离情况下如何进行乳房护理,保持泌乳,创造母婴健康的良好社区氛围,同样也是社区的一项重要健康促进活动。

思 考 题

1. 简述预防医学发展的三个阶段。
2. 确定筛检频率应注意的问题有哪些?
3. 简述免疫接种的禁忌证。
4. 什么是健康信念模式?
5. 什么是健康促进?健康促进的工作内容主要包括哪些?

(董 宣 王勤荣)

第二篇

全科医疗实践

第七章　基层医疗照顾中的基本技术

学习提要：

全科医生的工作环境、条件与综合性医院专科医师有着显著的差异，全科医生每天所接触的健康问题与专科医师不一样，而且全科医生对病人担负的责任与专科医师也不尽相同。这些因素就决定了全科医生不能按照综合性医院专科医师所采用的临床方法为病人提供医疗服务。同时，全科医疗服务是一种可及性服务，而可及性服务就必须充分考虑其成本效益。虽然科学技术的快速发展，使疾病的诊疗手段不断更新，诊疗水平不断提高，但是一味采用高科技手段会大大增加病人的医疗负担，同时也容易造成医生过分依赖于先进的医疗设备，削弱自身的临床诊疗基本功。因此，从全科医疗服务的实际出发，通过本章学习，应当掌握全科医学的临床思维方式，医患沟通技巧，基层医疗中的病史采集及健康问题评价量表使用；熟悉如何从心理、社会方面去获取病人的信息，概率方法在疾病诊断的运用。

第一节　全科医生的临床思维

临床思维的概念有着不同的解释。通常狭义的临床思维有两种解释：一是把临床思维定义为“对疾病判断的推理性思维”；其二，则把临床思维的内涵作了进一步的拓展，认为除了诊断思维外，还应当包括对疾病治疗的决策，即临床思维包含了“诊断思维”和“治疗思维”两个连续的过程。

狭义的临床思维概念是以生物医学为基础，主要从生物医学角度来认识疾病，是生物医学模式下临床医生判断和处理疾病的思维方式。但是，随着医学的发展和医疗服务需求的变化，基于生物医学的临床思维很难满足现代医学模式下处理病人健康问题的需要，因为这种思维方式具有一定的局限性，具体表现在：① 医生的思维活动主要围绕疾病的诊断和治疗，对预防、保健、康复方面考虑得较少，不能适应对病人健康问题进行综合性照顾的需要；② 临床思维的对象局限于疾病而不是病人，对病人的心理状态以及与病人健康问题相关的家庭、社区、环境因素考虑得很少，影响了判断和处理健康问题的全面性；③ 对病人健康问题的思考，比较看重临床经验，没有按照循证医学“慎重、准确和明智地应用最佳证据”的原则去判断和处理病人的健康问题，影响了临床决策的准确性。

现代医学模式则要求临床医生要运用医学科学、自然科学、人文社会科学和行为科学的综合知识，全面了解病人健康问题发生的背景和心理状态，根据病人的临床表现，科学地引用各种证据，对病人的健康问题进行全面分析，形成合理的诊断、治疗、康复、预防方案，这是现代医学模式下处理病人健康问题的临床思维方式。

全科医生与专科医生一样，都是以解决病人的健康问题为主要职责。但是，全科医生是在基层医疗机构为社区居民提供基本医疗卫生服务的。基层医疗照顾的大量业务是处理急性、一过性、早期未分化疾病和慢性病的连续性管理。与专科医生相比,在服务对象、工作环境、处理病人方式等方面都有明显差异。因此,全科医生的临床思维方式除了具有一般临床医生的共同点外,还有其自身特点。

一、系统整体性思维

现代科学的综合化趋势及生态科学的发展对医学科学产生了很大影响,使人们从更宽的视野全面地认识和处理人的健康问题。全科医学充分体现了这种整体医学思想,而整体医学观的哲学基础是系统整体论(the systematic holism)。系统整体论的思维方式是把研究对象看成一个完整的系统,这个系统具有一定的层次性、关联性和整体性。层次性是指任何系统均可分成若干子系统或要素,而这个系统又是它所从属的一个更大系统的子系统或要素;关联性是指系统的各组成要素之间是相互制约、相互依赖的,每个要素又可以影响到系统的整体功能;整体性是指系统不等于各要素的简单总和,而是其组成要素有机构成的整体。

系统整体论认为疾病不是单一因果关系链的结果,而是许多因素共同作用的复合物,是人与环境相互作用的产物;疾病、病人、环境三者是紧密相连的,人的躯体和精神是有机联系着的两个方面,而疾病在不同个体中的表现是不一样的,在共性中把握规律,在个性中把握特征是医疗服务应当遵循的基本原则。全科医疗服务的核心主要表现在 3 个方面,即生物、心理、社会的"三维"性,预防、保健、医疗、康复一体化和个人、家庭、社区三者兼顾,这 3 个方面及各个方面的要素共同组成了一个系统。全科医生在采集病人的信息、考虑病人的病因、评价病人的健康问题、制订病人的处理计划时,都应当基于这个系统,按照这个系统的层次性、关联性和整体性进行综合思考。

二、开放式思维

开放式思维是相对于封闭式思维而言。封闭式思维在考虑问题时受一定的时间和空间限制,思考问题更多的是从事物内部出发,不注重与外部条件的关系,思维方式容易形成固定之势,但封闭式思维对问题思考比较严谨完整。开放式思维能多角度、多时空把握问题,全面分析问题的前因后果、内外联系,揭示问题的全貌。

病人健康问题的产生和发展是一个复杂的过程。面对病人错综复杂、千变万化的病情,临床医生以什么样的思维方式去认识、判断和处理病人的健康问题至关重要。全科医生在基层医疗机构面对的不是单纯的医疗问题,还有家庭、社会因素所致的健康问题。因此,全科医生应该以更宽的视野,多角度地思考病人的健康问题,包括对健康问题的评估和处理。

在传统医学中,诊断(diagnosis)主要是指对病人的疾病(disease)做出判断。而在现代医学模式下,由于全科医生面临的往往是生理、心理、社会问题交错的健康问题,因而,在分析、评估病人的健康问题时就不宜采用直线式思维,而要采用开放式思维,从更多的视角、更宽的范围去考虑病人的健康问题,使那些可能存在的家庭生活压力事件、心理问题等也能够通过评估得以暴露,从而进一步得到干预。所以,在全科医疗服务中,则更多地用评估(assessment)来代替传统意义上的诊断。由于健康问题涵盖了疾患(illness)、疾病(disease)以及心理、社会方面的问题,因此,健康问题评估的范围相对较宽,包括诊断和鉴别诊断,病情程度判断及预后评估，评估的内容包括生理、心理、社会各个层面。这就需要全科医生拓宽思路，对病人的健康问题做出完整的评价。事实上，一个病人同时存在生理性疾病、心理障碍及生活压力事件的情况并非少见。例如一名晚期肿瘤病人，病人的痛苦不仅仅来自肿瘤侵犯人体所造成的脏器损害和机体疼痛，可能更多的还来自精神方面的焦虑、压抑、沮丧等所造成的痛苦，还有那些因经济、地位、自我形象、自我价值失去所致的内心痛苦。如果我们单从生物医学的角度考虑病人的健康问题，就难以对病人的心理状况做出正确的评价，这些痛苦的情绪会随着身体痛苦得不到缓解而升级。在很多情况下，心理、社会问题得不到解决常常是病情加重的重要因素。同样的，按照现代医学模式对病人的健康问题采取单纯的治疗手段是不够的，也不能体现以病人为中心的服务原则。因为我们处理的对象不是局限于疾病，而是完整的病人，我们既要处理病人的生理性疾病，还要处理病人的心理障碍，解决病人的家庭健康问题；不仅要治疗疾病，还要预防疾病、促进疾病的康复。其实，在全科医疗中，对病人尤其是慢性病病人实施的是一种连续性的管理，它包含了亚健康状态下对疾病危险因素的控制、疾病发作时的治疗、疾病缓解期的保健及疾病后期的康复等。因此，全科医生在考虑处理病人健康问题的方案时，同样需要采用开放式思维，在弄清与健康问题发生相关的各种因素的基础上，根据病人的不同情况和疾病发生、发展的规律，制订出合理的处理方案。

第二节 医患沟通技巧

全科医生所采用的诊疗模式是以病人为中心，尊重病人的个性和权利，并让病人主动参与医疗过程。这种医疗服务模式强调医疗活动要以良好的医患关系为基础。医患之间是法律上的权利与义务关系，医患双方的权利与义务是对立统一的，双方在医务活动中都要充分认识自己的权利和义务，并尊重对方的权利，履行自己的义务。建立融洽的医患关系是实现医患之间良性互动的基础。

医患沟通，是临床诊疗技巧的基础，医生和病人如果不能很好地沟通，病人就会产生戒备心理，就有可能隐瞒重要的疾病相关信息。医生在沟通时可采用如下策略：① 避免使用专业性术语；② 给病人以清晰的解释；③ 给病人以明确的治疗指导；④ 评价病人的理解情况；⑤ 简明的小结和必要的重复；⑥ 避免不适的举止；⑦ 确保病人满意并获得书面同意。

世界医学教育联合会《福冈宣言》指出："所有医生必须学会交流和处理人际关系的技能。缺少共鸣（同情）应该看作与技术不够一样，是无能的表现。"说明了医患沟通技巧是临床医生必须具备的。

沟通技巧主要有以下两个方面：

一、非语言沟通

1. 塑造良好的第一印象　良好的开端是成功的一半，医患沟通也是如此。当你初次接触病人时，要给病人留下良好的印象。病人进入诊室，医生要热情地与其打招呼，可直呼其名，对年长者宜用尊称，对年幼者可用爱称，但不宜以其诊号代替其姓名。

2. 创造良好的诊疗环境　心理学证明，良好的环境可以产生美好舒适的情感和心境。因此，布置和保持诊疗室环境的整洁、安静和舒适甚为重要。应避免闲杂人员进出，如有条件应尽可能安排一位医生使用一个诊室，以保证病人病情的私密性和促成沟通的成功。

3. 营造融洽的交谈气氛　在了解病情时，全科医生应认真倾听病人对疾病的叙述，给病人以亲切感和安慰感。如在交谈中，不宜接听电话，流露出似听非听、漫不经心的样子；在交谈时，医生与病人之间要保持适当的空间距离，一般以一手臂之距为宜，即保持“公务距离”，这样病人会感到既亲切又无窘迫感。

4. 仪表效应　仪表风度是一个人的文化素养和道德情操通过言谈举止自然流露出来的一种内涵。在人际交往中，医务人员必须注意自己的言谈举止、仪表风度，如服饰要整洁，发型要朴实大方，举止要端庄稳重，神态要自然，给病人以可亲可敬、值得信赖的印象。交流实际上是医患双方在相互了解，病人也在观察医生的仪表举止。

5. 面部表情　表情是表达人们情感的一种方式，这种情感的表露是与内心活动一致的，它表达了主体对客观事物的态度。在接触病人的过程中，全科医生应注意表情的流露。与病人交谈时，眼睛要注视对方以示尊重，并尽量与病人保持目光接触，以此鼓励病人继续叙述病情。但需注意目光宜注视病人面颊的下部，而不宜一直盯着病人的眼睛看，不然将给人以高高在上的感觉并使病人不安；目光不能斜视病人，斜视表示轻视；目光不能游移，目光游移表示另有所图。当病人讲述痛苦时，医生的表情应该庄重、专注；当病人讲到兴奋之处时，医生的表情应该是面带微笑，表示分享其快乐；当病人诉述原委时，医生应以深沉的点头表示理解。病人希望医生有学问、有技术、有能力治好他（她）的病，同时也希望医生能关心、同情、帮助他（她），这种关心和同情往往可以从面部表情及眼神中流露出来。

6. 姿态　姿态往往反映一个人对他（她）周围人所采取的态度，医务人员的一举一动直接影响病人的情绪。姿势和动作可以传递有关个体情绪状态的信息，是一种无声的语言。如医生的坐姿轻松，且上身微微前倾；交谈时微微点头，表示医生认真倾听病人叙述，可使病人感到亲切、轻松；直立或端坐时双手前握或自然下垂，显得端庄、稳重。医生沉着、冷静、稳重、老练行为的本身，对病人就能起到良好的心理效应，使病人产生信赖和依靠。

二、语言沟通

语言沟通是医患交往中最重要的方式。沟通的成败在很大程度上取决于言谈时的态度、措词、语气等。

医患交谈的开始是一个重要的时刻，可先闲聊些家常之类以消除其不安，不宜一接触就问病情，以免让人感到医生关心的只是疾病而不是病人。当病人阐述病情时，医生宜用鼓励性的语句支持其阐述，以获得更多的资料。交谈中不要轻易打断病人的思路，也不应让病人无边无际地滔滔不绝。当你已基本了解某一问题时，可婉转自然地诱导病人将话题引向新的内容。在病人讲述基本结束时，医生可以将病人讲述的要点做一小结，使病人感到医生已经完全了解了他（她）的疾苦。

交谈时的声音有轻重缓急、高低之分，谈话声音的变化所表示的意义是不同的。在交谈中，病人的声音突然加重、升高、加快时，常反映病人内心的焦虑、痛苦或是问题的中心；若是语调低沉或缓慢或突然中断、暂停或转移话题，可能是有难言之隐，有时可加以引导或转移话题，对某些比较敏感的问题或隐私，不必追根究底，可寻找适当的机会或旁敲侧击地进行了解。

同病人的交谈，语言要简明、深刻，不宜转弯抹角或模棱两可，使病人无所适从，也不能用暗示性语言提问；谈话的意思要明确，少用或不用专业术语；尽量使用短句，少用长句；当谈到重要的内容时要注意复述。

良好医患关系的建立表现在病人对医疗的顺从性、满意度及医患关系的持续性，全科医生在评价自己的沟通能力时，可以从这三方面去衡量。

第三节 病史采集

病史是诊断疾病的重要依据之一。全科医学中病史采集的方法和内容与其他学科有一定的差异，这是由全科医学的学科性质和全科医疗的临床特征所决定的。通常，病史采集的方法主要是通过对病人或有关人员的系统询问而获取病人的基本信息，病史采集的主要内容包括疾病的发生、发展、诊治经过、既往健康及患病情况等。然而，由于全科医生所处环境、条件与综合性医院有着显著的差异，全科医生每天所接触的健康问题与综合性医院的专科医师也不一样。因此，全科医生的病史采集也具有一些自身特点，其中有两个方面需要特别加强：一是病史采集宜采用开放式问诊的方法，二是病史采集的内容要关注病人心理、社会方面的信息。

一、开放式问诊

问诊是临床医生最基本的诊疗技术。对于在基层医疗工作的全科医生而言，问诊显得特别重要。因为全科医生在社区碰到的疾病，很大部分处在未分化阶段，病人缺乏典型的症状和体征，此时若做体格检查、实验室检查及其他辅助检查，往往无异常发现，而通过详细的病史询问，却很可能找到一些诊断线索。

采取什么样的问诊方式是全科医生应当慎重考虑的问题。由于封闭式问诊容易让病人以“是”或“否”的形式来回答，这样的问诊在一定程度上限制了病人的自主性，使病人有一种“受审”的感觉。尽管在某些情况下，封闭式提问也是必要的，但一般情况下应尽可能少用。开放式问诊则有助于病人自主地表达自己的感受和看法，所提供的信息更为自然，使医生能够更全面地了解与健康问题密切相关的真实信息，而且话题开放有助于病人深入思考和医患之间的感情交流。同时，全科医生在社区所接触的健康问题往往不是以纯生物或纯心理、社会的形态出现，而是生物、心理、社会问题相互交错，而且引起这些健康问题的原因也是错综复杂的，临床上患有躯体疾病的病人可以伴有心理、社会问题，而心理障碍、社会适应不良的病人可出现许多难以解释的躯体症状。心理、社会问题既可以成为躯体疾病的原因，也可以是躯体疾病的表现。所以，全科医生在问诊的时候，应当采用开放式的问诊，让病人充分暴露问题。

开放式问诊的方法看起来似乎很简单，但真正要达到开放式问诊的实际效果却并不容易。因为你所期望的回答不是让病人简单地说“是”或“不是”，而是让病人对问题有思考的余地，使病人能充分暴露问题。这就需要你根据病人的个性特点，结合你所掌握的专业知识，选好问诊的切入点，并采用合适的语言向病人提问。例如，开始接触病人时，若是初诊者可以问“你有什么不舒服？”“请告诉我最近怎么样……”或“让我们谈谈你目前生活中感到最不安的事情”等；若是复诊病人则可以问“你近来有哪些不舒服？”如对一位肺癌手术治疗后在家休养而情绪不稳定的病人，可能要问问病人：“你对自己的疾病有什么想法，能和医生谈谈吗？”这些提问可以根据问题的复杂程度分解成几个问题,并用医生自己习惯的方式提出。

二、全面了解病人

全面了解病人(whole- person understanding)是全科医生照顾病人的第一步。全面了解病人,需要从生物、心理、社会各个方面去获取病人的信息。由于长期以来接受生物医学模式的影响,临床医生对病人生物学信息比较了解,但往往对病人的心理状态、家庭背景、生活事件、社区环境及文化、宗教等信息易于疏忽。然而,在现代生活中,这些因素与许多疾病,尤其与一些慢性病的发生、发展密切相关。下面着重介绍有关心理、社会资料的采集。

(一)健康问题的背景

病人发生健康问题除了直接原因外,还存在一些与健康问题发生相关的背景因素,包括个人、家庭和社会背景。

1. 个人背景　一个人对疾病与健康的认识,与个人的健康价值观密切相关,而健康价值观的形成又与个人所受的文化教育、宗教信仰、家庭经济、社会地位等因素有关。个人的健康价值观以及与健康价值观形成有关的各种因素都可影响其疾病的发生、发展及预后,这些因素就构成了与健康问题相关的个人背景。全科医生在考虑健康问题时,应当采用开放式的问诊,全面获取这些背景资料。这些背景资料对于分析病人健康问题发生、发展的深层次问题具有重要意义。

2. 家庭背景　家庭与个人健康之间的关系越来越被人们所重视。家庭结构的改变和家庭功能的失衡可以促成或加重家庭成员的健康不良。有些类型的家庭易于发生某些慢性或复发性疾病,有些疾病则有家庭集结现象。更多地表现在家庭事件对家庭成员健康的影响上,家庭功能障碍的家庭成员的疾病发生率、病死率都高于健康家庭。可见家庭功能、家庭文化、生活习俗、家庭环境等背景因素都与家庭成员的健康及疾病的发生和转归密切相关。全科医生在采集病史时,应详细了解病人家庭的基本情况,从整个家庭的背景上分析个体的健康问题,以便制订出更全面、更合理的预防和处理计划。例如,通过家庭生活行为方式的了解,可能会发现家庭成员中一些潜在性的健康危险因素,以便制订相应的干预措施,控制疾病的发生和发展。

3. 社会背景　生物-心理-社会医学模式确立的一个重要的论据就是人们认识到社会、家庭、环境和精神因素对人类健康和疾病的作用。在社会发展过程中,社会经济、文化、环境的改变,在提高人们生活水平的同时,也给部分人的健康带来负面影响,诸如吸烟、酗酒、吸毒、不良性行为等。因此,全科医生在了解个人、家庭背景的同时,还需要全面了解病人生活所在地的社会环境和人们的生活行为方式,明确各种社会因素与病人健康问题发生之间的关系,有利于健康问题的正确判断。

完整的背景资料并不是与病人的一次接触就能取得的,而是在连续性服务的基础上积累起来的,是在医患关系不断深化过程中逐步完善的。

(二)心理状况

心理健康是人的整体健康的重要内容,心理障碍的存在是整体健康的严重缺陷。随着社会经济、文化的发展,心理问题对人们生活质量的影响日趋明显。社会的激烈竞争和生活节奏的加快，使人们的心理压力不断增加，生活事件尤其是负性生活事件作为心理应激因素可以诱发许多心理障碍，各种心理问题日趋突出。社区人群中有相当数量的群体存在着各种心理问题需要心理咨询和心理治疗。因此，了解病人的心理状况，诸如躯体化、焦虑、抑郁、恐怖、偏执、恐惧、人际敏感等是全科医生在基层医疗中必须关注的问题。全科医生在病史采集中，要通过与病人深入地交流，了解病人的生活、学习、工作中可能存在的心理压力，评价病人的心理应激和调适能力等。

了解社区人群的心理健康状况也可以采用一些评价量表，如《症状自评量表(SCL-90)》《艾森克个性问卷(EPQ)》《明尼苏达多项人格个性测量表(MMPI)》《焦虑自评量表(SAS)》《抑郁自评量表(SDS)》和《生活事件量表(LES)》等。

(三) 就医原因

Mcwhinney 在《超越诊断》一书中，详细描述和总结了促使病人就医的 7 个方面的原因：

1. 躯体的痛苦超过了忍受的限度　这种病人多属于急性或较严重的躯体疾病，这些疾病来势快，病情严重。病人由于不能忍受疾病的折磨，需要尽快解除痛苦而就医。

2. 心理上的焦虑达到了极限　焦虑是病人心理遭受长期困惑所引起的痛苦。这种心理困惑得不到解除，可以使病人整日处于忐忑不安的痛苦之中，迫使其寻求医生帮助，希望得到医生的解释。在很多情况下，病人会过分强调其痛苦的体验和症状的意义，却缺乏相应的客观证据，这就需要医生与病人进行很好的沟通。

3. 出现信号行为(signal behavior)　病人体验到自己出现的症状或体征可能与某种疾病有关，希望医生能对此做出满意的解释。病人的这种体验可能来自于疾病，也可能与疾病无关，主要与病人所具有的医学知识及自身的健康信念有关。为此，全科医生一方面要仔细分析可能的原因，另一方面要注意了解病人的健康信念模式。

4. 出于管理上的原因　这种病人就诊的原因一般是要求医生出具诊断证明、病假证明或办理就业前体检等。

5. 机会性就医　病人因其他原因有机会接触医生，如医生进入家庭为其他家庭成员提供医疗服务，或病人陪亲属看病等情况下，使病人有机会接触医生。这时病人会联想到自己的某些症状而告知医生，这些症状平时并不引起重视，只是有了接触医生的机会而提起。机会就医有利于发现某些早期疾病。

6. 预防保健的需要　病人就医是出于预防保健需要，如按照周期性健康检查计划要求，病人需定期做相应的检查。

7. 随访(follow-up)　病人应医生的预约而定期就诊，主要是一些慢性病或需要随访观察的病人。随访有不同方式，医生约病人定期就诊是较常用的一种随访。

(四) 期望与需要

病人就医时，往往对医生抱有一定期望。由于病人就医的背景不同，对医生的期望也有很大的差异。一般来说，病人的期望主要包括：① 对医生医德、医风的期望，期望医生能理解自己并进行平等交流；② 对医生医疗技术的期望，期望医生能以精湛的技术解除其病痛；③ 对医生服务态度的期望，期望医生能够关心、体贴自己；④ 对医生责任心的期望，希望有一个责任心强、值得信赖的医生为自己看病。通过交流，了解病人的期望，可使医生的诊治更有针对性。

当病人的期望与现实有矛盾时，对病人进行耐心的说明是十分必要的。首先，医生应理解病人的期望并说明实现不了期望的原因。其次，要尽量为病人寻找解决问题的其他办法。

病人的需要是多方面的。马斯洛提出了需要层次理论，认为人的需要由低级到高级可分为5个层次：即生理需要（保持正常生理功能的最基本需要）、安全需要、归属和情感需要（与医护人员建立一种充满深情和厚爱的关系）、自尊的需要（希望受到尊重和认同）及自我实现（实现自我价值）的需要。

第四节　概率方法及评价量表的应用

在基层医疗实践中，全科医生在缺乏足够辅助检查的条件下，要提高诊断结果的正确率，不仅要提高自己动手的能力，而且要善于应用不必借助于仪器设备的科学方法，如流行病学中的概率方法及一些适宜在基层应用且具有较好使用价值的评价量表。

一、概率方法应用

概率是事件发生的可能性大小的度量。在临床诊断中，概率主要用来表示病人出现某种信号（如症状或症候群）时患某种疾病的可能性。这类事件一般都属于随机事件，即在一定条件下可能发生，也可能不发生，其概率在0与1之间。

临床医生的诊断思维大多属于假设演绎方法（hypothetical- deductive approach），即先建立诊断假设，然后根据假设演绎出一系列的检验方法（如进一步的病史询问、体格检查、实验室检查等）以验证诊断假设。实际上，在建立诊断假设和检验诊断假设的两个步骤中，都应用了概率方法。

（一）概率方法在建立诊断假设时的应用

在建立诊断假设时，医生主要是依据自己的临床知识与经验，把病人提供的病史、症状（或症候群）与特定的疾病联系起来，进而判断病人可能患哪一种疾病，以及患病的概率有多大。例如，一位60岁的男性病人，主诉上腹部不规则隐痛2周，黑便2天。通过对病人腹痛、黑便这个症候群与相应疾病的关系分析，可以形成一系列诊断假设：消化性溃疡、胃癌、慢性胃炎等，然后考虑患这些疾病的概率各有多少。这个概率是一个预测值（从症状来预测患某病的可能性，即当病人出现某症状时患某病的概率），预测值受到诸多因素的影响，把握这些因素有助于建立更准确的诊断假设。首先，预测值受到服务人群中患病率的影响。以该病人为例，在排除其他因素后，患消化性溃疡、胃癌、慢性胃炎的概率（预测值）与服务人群中这3种疾病的患病率呈正相关。其次，预测值还与症状变量有关，如果该病人的上腹部疼痛具有明显的规律性，并呈周期性发作，服用制酸剂有效，则患消化性溃疡的概率就大一些；如果病人的上腹部疼痛失去原有的规律性，呈不规则或持续性疼痛，且年龄偏大，腹痛病史较长，则患胃癌的概率就要大一些。此外，服务人群中发生这3种疾病时，出现上腹部不规则疼痛、黑便这个症候群的概率也与预测值呈正相关。若患消化性溃疡时出现这个症候群的概率为0.1，患胃癌时出现这个症候群的概率为0.5,患慢性胃炎时出现这个症候群的概率为0.05,则预测值的排列次序为:胃癌>消化性溃疡>慢性胃炎。

由于预测值与上述3方面因素有关,我们应当在日常工作中注意各种临床资料的收集与分析,准确地把握诸如服务人群中各种常见病的患病率及各种常见病发生时出现主要症状的概率等基本数据,使自己在建立诊断假设时具有更大的把握性。

(二)概率方法在检验诊断假设时的应用

建立诊断假设只是诊断过程的第一步,这些假设是否成立,还要通过体格检查、实验室检查及其他辅助检查来验证。验证诊断假设时,应该注意这些检查的有效性、正确性和精确性。临床上各种检查都可以得出阴性或阳性结果,而这两种结果既可以出现在有这种疾病的病人,也可以出现在没有这种疾病的人。因此,检查结果与疾病发生之间存在着4种组合方式,如图7-1所示。

检查结果		有病	无病
	阳性	真阳性	假阳性
	阴性	假阴性	真阴性

图7-1 检查结果与疾病发生的关系

这4种组合中,有两种(真阳性和真阴性)表示检查结果与实际情况相符,另两种(假阳性和假阴性)则相反。临床上采用一般的检查方法,其结果的精确度是有一定限制的,要达到完全精确几乎是不可能的。为此,我们必须明确各种检查的价值。判别一种检查的价值时,"阳性预测值"和"阴性预测值"是两个非常重要的指标。阳性预测值是指检查结果异常(阳性)者中患病(病人)的概率,阴性预测值是指检查结果正常(阴性)者中没患病(无病者)的概率。例如,若类风湿因子试验检查的阳性预测值为0.56,则表示类风湿因子试验阳性的人有56%的概率患有类风湿性疾病,提示这项检查对诊断类风湿性疾病的"把握性"为56%,这就是类风湿因子试验对判断类风湿性疾病的价值。值得注意的是,预测值会受到服务人群的患病率及检查项目的灵敏度和特异度的影响,尤其当患病率低时,不管灵敏度和特异度多高,阳性预测值也可能很低。

二、评价量表应用

在医学诊断方面有许多评价量表,如果全科医生在基层医疗中能够合理地选择、科学地应用相关的评价量表,就可以在一定程度上弥补辅助检查设施相对不足对疾病诊断的影响。问题的关键是要了解在什么情况下选择什么样的评价量表?评价量表的品质(信度、效度)如何?现以在全科医疗中用来评价个人健康状况的常用测量工具COOP/WONCA功能状态评价表(dartmouth COOP/WONCA functional health assessment charts)为例作一说明。在使用前首先要了解它的设计特点,例如,该表是从7个方面,通过设置7个问题,每个问题又分成5个等级,采用问卷调查的方式,病人分别对7个问题作出回答,然后根据其回答的结果计算出相应的分值来判断病人的功能状态。该表的主要特色在于7个问题的设置是从生理、心理、社会适应3个维度对人的健康进行整体性评价。因此,它主要用于慢性病及老年人的整体生活质量评价,而且这份评价量表中还设置了使被测者很容易看懂的示意图。其次,还应了解该表的使用价值,即对于整体评价人的健康状况的可靠性(信度和效度),这就需要对评价结果进行科学分析。其实，可以用来评价生理功能、心理状况、社会适应能力各方面的量表还是不少的，尤其是用于评价心理状况的量表。如果全科医生善于应用评价量表，并在实践中不断地总结经验，这些量表一定会对其临床诊断水平的提升有很大的帮助。

附：COOP/WONCA 功能状态量表

1. 生理适应性

在最近 2 周内，你最多能做何种运动量的活动并至少持续 2 min？

（请在自我评价栏中打“√”，只能选一项）

等级标准		图示	自我评价
很大运动量 （快跑）	1	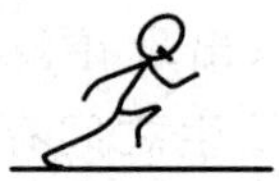	
大运动量 （慢跑）	2	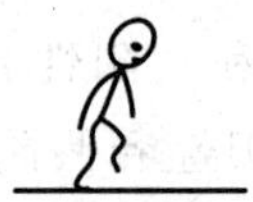	
中等运动量 （快走）	3	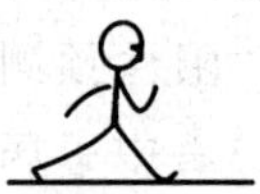	
小运动量 （中速行走）	4	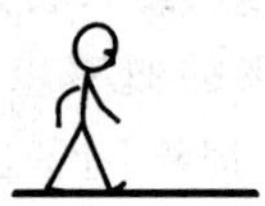	
很小运动量 （慢走或不能走）	5	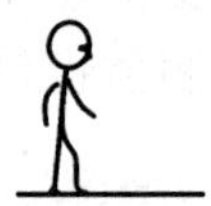	

2. 情感

在最近 2 周内，你被焦虑、抑郁、烦躁或消沉和悲哀等情绪困扰到什么程度？

（请在自我评价栏中打“√”，只能选一项）

等级标准		图示	自我评价
完全没有	1	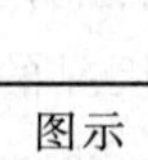	
有一点	2		

续表

等级标准	图示	自我评价
3 中等程度		
4 很严重		
5 极其严重		

3. 日常活动

在最近2周内，当你在家里或外面从事日常活动或工作时，你的身心健康问题给你造成了多大困难？（请在自我评价栏中打“√”，只能选一项）

等级标准	图示	自我评价
1 毫无困难	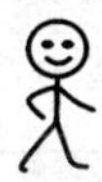	
2 很少有困难		
3 有些困难		
4 有很多困难		
5 做不了	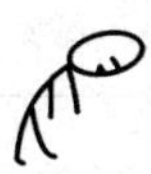	

4. 社会活动

在最近2周内，你的身心健康问题限制了你和家庭、亲友、邻居或同事的交往吗？（请在自我评价栏中打“√”，只能选一项）

等级标准	图示	自我评价
1 完全没有	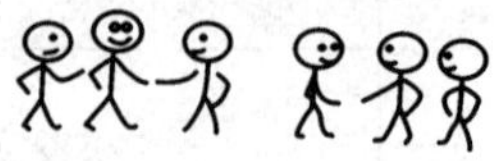	
2 有一点	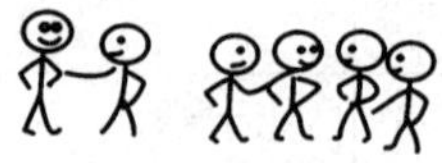	
3 中等程度		
4 很严重	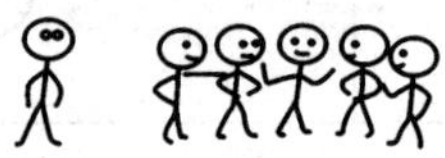	
5 极其严重	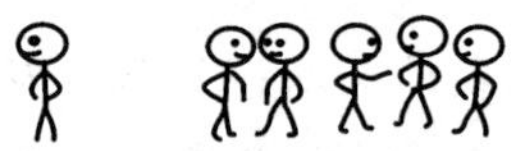	

5. 健康变化

与2周前比较，你现在的整体健康状况有什么变化？

（请在自我评价栏中打"√"，只能选一项）

等级标准	图示	自我评价
1 有很大进步	⬆⬆ ++	
2 有些进步	⬆ +	
3 差不多	⬅➡ =	
4 差了一些	⬇ −	
5 差了很多	⬇⬇ −−	

6. 整体健康

在最近2周内，你的整体健康状况如何？

（请在自我评价栏中打"√"，只能选一项）

等级标准		图示	自我评价
好极了	1		
很好	2		
不错	3		
一般	4		
很差	5		

7. 疼痛

在最近 4 周内，你常感到身体上有多厉害的疼痛？

（请在自我评价栏中打"√"，只能选一项）

等级标准		图示	自我评价
没有疼痛	1	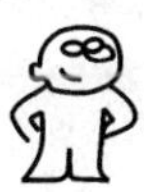	
很轻微疼痛	2	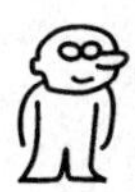	
轻度疼痛	3	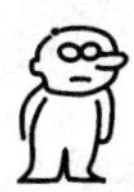	
中度疼痛	4	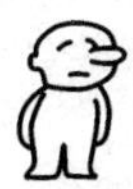	
严重疼痛	5	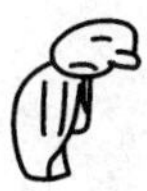	

思 考 题

1. 全科医生的临床思维具有哪些特点？
2. 从哪些方面来进行良好的医患沟通？
3. 全科医学中病史采集的内容包括哪几方面？
4. 全科医生在临床上可以采用哪些不需要依赖于仪器设备的诊断方法？

（王勤荣　孙统达）

第八章　亚健康人群照顾

学习提要：

世界卫生组织一项全球性调查结果表明，全世界真正健康的人占5%，经检查确诊有疾病的人占20%，而75%的人是处于健康和患病之间的过渡状态，这种过渡状态称之为“亚健康状态”（sub-health status）。处于亚健康状态的人，如能及时评估和干预，其心身功能会恢复正常；如果任其发展，则有可能转成疾病。所以，亚健康人群照顾的关键是健康危险因素评估和干预。通过本章学习，要求掌握亚健康状态的基本特征和导致亚健康状态的不良生活方式；熟悉影响健康的主要因素和健康危险因素评价的基本方法。

第一节　概　　述

一、影响健康的因素

阐明疾病的病因是预防和控制疾病的科学基础。1973年，美国的Lafrsmboise提出了健康层次理论（health field concept），认为影响健康的因素主要包括生物因素、环境因素、生活行为方式及卫生服务系统4个方面。

（一）生物因素

影响个体健康的生物因素包括自然成熟和老化，遗传因素或非遗传的内在缺陷、变异、老化所导致的人体发育畸形、代谢障碍和功能异常。从预防医学的观点看，人体的遗传、老化因素是最难以人为的方式加以控制或改变的，因而人们需要通过健康监测、改变不良生活行为方式来保持健康，防止疾病发生。

（二）环境因素

世界卫生组织（WHO）公共卫生专家委员会给环境下的定义是：“在特定时刻由物理、化学、生物及社会的各种因素构成的整体状态，这些因素可能对生命机体或人类活动直接或间接地产生现时的或远期的作用。”通常，环境因素是指以人为主体的外部世界，包括自然环境和社会环境。

1. 自然环境　是人类赖以生存的物质基础。在自然环境中，影响人类健康的因素主要有生物因素、物理因素和化学因素。生物因素主要是由病原微生物引起的传染病和感染性疾病。在自然状况下，物理因素一般对人类无危害，但当某些物理因素的强度、剂量及作用于人体的时间超出一定限度时，会对人类健康造成危害。化学因素包括天然的无机化学物质、人工合成的化学物质。环境污染、生态破坏、资源缺乏是危害人类健康的重要因素。

2. 社会环境 主要有4个因素。① 政治因素:包括政治制度及政治状况;② 经济因素:关系到经济制度和经济状况等;③ 文化因素:是指教育、科技、文艺、道德、宗教、价值观念、风俗习惯等;④ 信息因素:包括信息来源和传输情况,信息的真实公正程度、信息爆炸和污染状况等。

3. 生活行为方式 指在一定环境条件下所形成的生活意识和生活行为习惯。健康行为是指与健康和疾病有关的行为。不健康的行为和生活方式,如吸烟、酗酒、不合理膳食、缺乏体力活动、睡眠不足、物质滥用、生活秩序紊乱、不遵守交通规则等给个人、家庭乃至社会健康带来直接或间接的危害,它对人体的影响具有广泛性和累积性,是当今影响人类健康的最重要因素。

4. 卫生服务系统 包括整个社会的医疗卫生设施、医疗卫生机构和功能、卫生服务的质量等都对社区居民的健康构成影响。

上述4方面的因素相互依存、相互影响,通过人口学特征、社会文化特征、生态平衡及自然资源互相联系并保持相对平衡。

二、亚健康状态

随着科学技术的快速发展和社会竞争的日趋激烈,人们的生活方式和工作环境发生了很大的改变,很多人相继出现精神紧张、心情郁闷、头痛头昏、记忆力下降、容易疲劳、食欲缺乏、失眠多梦等多种症状,然而通过体格和实验室检查都无异常发现。这种以持久性或反复发作的脑力和体力疲劳为主要特征的症候群曾被命名为慢性疲劳综合征,认为这是介于健康与疾病之间的一种中间状态。

20世纪80年代中期,前苏联学者Berkman通过研究后发现,人体除了健康状态(第一状态)和疾病状态(第二状态)之外,还存在着一种非健康非疾病的中间状态,称为第三状态。我国学者首先将这种状态称之为"亚健康状态"。世界各国学者虽然对亚健康状态进行了大量的研究,但至今仍没有统一的定义。一般认为,"亚健康状态"是指人的身心处于疾病与健康之间的一种健康低质状态,机体虽无明确的疾病,但在躯体上、心理上和社会适应上出现了种种不适应的感觉,从而呈现出人的活力、反应能力和对外界适应能力降低的一种生理状态。在多数情况下,健康、亚健康、疾病是一个不间断的连续过程,所以亚健康状态可与健康状态及疾病状态发生部分重叠,三者之间难以截然分开。

造成亚健康状态的原因与环境因素、心理受外来因素的干扰、个体的遗传素质和心理上的承受能力有关,文化和社会结构造成的压力也有一定的影响。亚健康状态在临床上可以有许多非特异的症状和体征,主要表现在3方面。① 生理方面:主要表现为疲乏无力、腰腿酸软、食欲缺乏、心悸胸闷、失眠多梦及某些功能减退;② 心理方面:主要表现为精神不振、情绪低落、反应迟钝、记忆力减退、注意力不集中、焦虑烦躁;③ 社会适应方面:可表现为不能胜任相应的社会角色,人际沟通及社会参与能力下降,家庭关系不和等。

有人把亚健康状态的发展过程分为以下几个阶段。① 健康临界状态:病人有遗传背景和(或)病理基因,在环境因素的影响下开始表达;② 潜病状态:出现少量的病理生理及生化代谢异常的信息,但尚无任何临床迹象;③ 前病状态:病理信息显露,或有轻度非特异性的临床表现;④ 疾病临界状态:病理信息已能认证,具备了病理学或早期临床诊断的条件,开始进入临床期。这一过程的发展呈现双向性，既可以趋向疾病的发展，也可以逆向健康的恢复。

消除亚健康应当采取积极主动的态度，基本方法包括：① 健康教育：提供健康信息，开展健康教育，帮助居民认识自己的健康问题，以有效地应对人生各阶段可能出现的健康问题，防止进入亚健康状态。② 养成积极的生活态度：世界卫生组织认为："懒惰的生活方式是一个日益扩大的、全球性的健康威胁。"积极生活态度是指有规律的体育锻炼、营养均衡、消除不良习惯及控制精神压力。③ 保持心理平衡：英国心理学家艾森认为，通过心理调节，应用心理学原理，对病人采用暗示疗法、家庭疗法、行为疗法、疏导疗法、音乐疗法和自我松弛疗法等，可以影响其心理状态，改变不正确的认知活动、情绪障碍，解决其心理上的矛盾。④ 合理的膳食：日常饮食要注意膳食结构，即糖类、蛋白质、脂肪的合理搭配及维生素和微量元素的补充。同时，还要控制各种食物的摄入量及食物总量，多吃新鲜瓜果、蔬菜。⑤ 体育锻炼：适量的体育锻炼不仅能改善人体的循环系统，增强呼吸功能，促进新陈代谢，增强体质，增加食欲，促进睡眠，而且可以振奋人的精神，消除疲劳，摆脱烦恼。经常进行体育运动，还可以锻炼人的意志，增强自信心，具有减轻应激反应及降低情绪紧张的作用。通过群体的体育活动，增加人与人之间的接触，使社会交往增加，身心愉快，提高社会适应能力。

三、健康危险因素评价

健康危险因素评价是根据流行病学资料及人群病死率资料，运用数理统计方法，对个人的行为和生活方式等进行评价的方法。它可以估计个人在一定时期内患病或死亡的危险性，估计个人降低危险因素的潜在可能性。健康危险因素评价的主要目的是通过健康咨询，促使人们改变不良的行为和生活方式，降低危险因素，以减少疾病，提高生活质量。

（一）健康危险因素的评价步骤

1. 收集资料　包括收集当地性别、年龄别、疾病别病死率等资料（前 10～15 位死因及每 10 万人口的死亡概率），个体健康危险因素资料（个人行为生活方式、环境因素、生物遗传因素、医疗服务等）及计算危险分数的有关资料。

2. 处理资料

（1）将危险因素转换成危险分数　当个体所具有的危险因素相当于人群平均水平时，危险分数为 1.0。若危险分数大于 1.0，则个体发生某病死亡的概率大于当地病死率的平均水平；反之，则个体发生某病死亡的概率小于当地病死率的平均水平。危险分数越高，则病死率越大。

（2）计算组合危险分数　流行病学调查证明，多种危险因素对同一疾病具有联合作用。如高血压与吸烟在冠心病的发病中有近似相乘的协同作用。如果将没有高血压病史又不吸烟的个体发生冠心病的危险度定为 1.0；无高血压病史，但吸烟的个体发生冠心病的危险度为 3.3；有高血压史，但不吸烟的个体发生冠心病的危险度为 5.1；而 2 种危险因素都存在的个体发生冠心病的危险度为 18.4，是单纯有一种危险因素的 3～6 倍。因此，在计算危险分数时应该考虑危险因素的联合作用，计算组合危险分数。

组合危险分数计算方法为：① 将危险分数大于 1.0 的各项分别减去 1 后作相加项相加；② 小于或等于 1.0 的各项危险分数作相乘项相乘；③ 将相加项和相乘项的结果相加，即可得出该死亡原因的组合危险分数。

(3) 存在死亡危险　即在某一组合危险分数下,某种疾病死亡的可能性。存在死亡危险=平均病死率×组合危险分数。

(4) 计算评价年龄　评价年龄是根据年龄与死亡概率之间的函数关系,按个体所存在的危险因素计算的预期死亡概率求出的年龄。具体方法是将各种死亡原因的存在死亡危险相加,得出总的存在死亡危险。查阅评价年龄表,就可得出个体的评价年龄。

(5) 计算增长年龄　在根据医生建议改变危险因素后,得出新的组合危险分数及新的存在死亡危险。根据计算得到新的存在死亡危险,查阅评价年龄表即可得出增长年龄。

(二) 健康危险因素的评价方法

健康危险因素评价可分为个体评价和群体评价,个体评价的结果可以作为健康教育的依据,促进其改变不良行为和生活方式,减少危险因素,阻止疾病的发生发展。在个体评价的基础上,还可以了解危险因素在人群中的分布情况,作为确定疾病防治工作的重点和制订人群防治措施的依据。

1. 个体评价　根据个体实际年龄、评价年龄和增长年龄三者间关系,了解危险因素对寿命可能影响的程度及降低危险因素后寿命可能增长的程度。评价结果分为以下4种类型:

(1) 健康型　被评价者的评价年龄小于实际年龄,说明个体危险因素低于平均水平,预期健康状况良好。

(2) 自创性危险因素型　被评价者的评价年龄大于实际年龄,并且评价年龄与增长年龄之差较大。说明危险因素主要来源于行为生活方式(自创性),通过降低危险因素,可延长预期寿命。

(3) 难以改变的危险因素型　被评价者的评价年龄大于实际年龄,但评价年龄与增长年龄之差较小。说明个体的危险因素主要来自生物遗传因素与既往及目前疾病史,因此降低这类危险因素的可能性较小,延长预期寿命的余地不大。

(4) 一般性危险型　被评价者的评价年龄接近实际年龄,预期死亡过程相当于当地的平均水平。

2. 群体评价　一般可以进行下述几方面的分析。

(1) 人群的危险程度　在进行不同人群的危险程度分析时,将属于健康型的人归为健康组,属于自创性危险因素型和难以改变的危险因素型的人归为危险组,一般性危险型的人归为一般组。通常,某人群处于危险组的人越多,这个人群的危险水平就越高。

(2) 危险因素的属性　通过计算处于自创性危险因素型和难以改变的危险因素型的人所占比例可以分析人群中的危险因素是否可避免,以便有针对性地采取相应措施。

(3) 分析危险因素对健康的影响　为了有针对性地制定预防措施,可以分析各种危险因素对健康的危害情况,看哪一种危险因素对当地人群影响最大。

3. 健康危险因素与疾病联系程度的测量　为了确定哪些因素加剧了疾病的发生和发展,流行病学研究提供了测量某因素与疾病联系程度的方法。相关程度的测量是指暴露于某一因素(可能的危险因素)与健康问题发生(发病或死亡)之间的关联程度。最常用的方法是相对危险度(relative risk,RR)的测定。相对危险度是把暴露在危险因素下人群发病或死亡与非暴露人群作比较,也就是说暴露人群健康问题发生率与非暴露人群发生率之比,如果暴露人群发病的危险大，那么相对危险度就大于1。相对危险度可以告诉你，暴露于某一因素中的相对危险是非暴露者的多少倍。例如，吸烟者与非吸烟者比，发生冠心病的相对危险度是2，也就是说吸烟者发生冠心病的可能性是非吸烟者的2倍，还可以说吸烟者得冠心病的可能性比非吸烟者大100%。

相对危险度的大小说明危险因素对疾病发展的相对重要性。如因素A对于某特定疾病的相对危险度为10，而因素B的相对危险度为2，你就能得出因素A是较重要的危险因素的结论。有证据说明，各种危险因素可同时作用于疾病的发生，在同一人群中危险因素越多，发生疾病的危险性越大，这就对多种危险因素进行干预提供了依据。相对危险度也说明危险因素在不同人群中的相对重要性，例如，每天吸1~2包烟的人，其发生冠心病的相对危险度随年龄不同而不同，年龄越大相对危险度越小，懂得这一原则就知道如何更好地分配资源或把制订预防年轻人吸烟的计划作为重点。

第二节　合理膳食与适量运动

2000年世界卫生组织提出了“合理膳食，戒烟限酒，心理平衡，体育锻炼”的健康促进准则。营养失衡和缺乏运动是亚健康人群存在的两个重要的健康危险因素。因此，提高亚健康人群对营养与体育锻炼的认识，遵循平衡膳食、适量运动的原则，矫正不良生活行为方式，改善自身营养状况是亚健康人群照顾的重要内容。

一、合理膳食

（一）人体所需的营养素

人类必须从食物中获得赖以生存的营养物质。营养素进入体内，经过一系列复杂的代谢过程，维持人体的生命活动。营养素摄入过多或过少都会影响健康，只有保持相对的平衡，才能保证健康。

食物是维持人体健康的物质基础，是人类赖以生存的条件。机体摄取、消化、吸收、利用食物中的有效成分以维持生命的整个过程称为营养。人体必需的营养物质的最基本单位称为营养素。全面而平衡的营养，即各营养素能充分满足机体的需要并达到相互间的平衡，称为合理营养。合理的营养对于维持人的正常生理功能，抗御疾病，增进健康，延年益寿是很重要的。人体所需的营养素可概括为5大类：蛋白质、脂质、糖类、维生素及矿物质。

1. 蛋白质　蛋白质的生理需要量可通过观察机体摄入氮与排泄氮的平衡状态即氮平衡来确定，能维持机体氮代谢平衡状态的蛋白质量即为蛋白质生理需要量。蛋白质的供给量标准有质和量两方面的要求，在数量上一般要求达到1.0~1.2 g/(kg·d)，在质量上要求优质蛋白质摄入比例要达到1/2。所谓优质蛋白质是指其必需氨基酸的组成及含量接近人体需要的蛋白质，主要是动物蛋白和豆类蛋白。动物性食品是良好的蛋白质来源，不但蛋白质含量丰富，而且含有人体全部必需氨基酸，其氨基酸模式与人体需要相近，如鱼、瘦肉、奶类都是理想的食品。一般成年人每日摄入动物性食品100~150 g，大豆食品30~50 g，可满足机体对优质蛋白质的需要。

2. 脂质　包括中性脂肪和类脂质，中性脂肪是食物中产生热能效率最高的营养素，类脂质是组成机体细胞特定结构并赋予细胞特定生理功能必不可少的物质。脂质的摄入量不宜过高，以占每日总热量的 20%~25% 为宜。脂质的来源主要是动、植物油及坚果类食品。由于进食过多的动物性脂肪有增高血脂的危险，因此要适当控制动物性脂肪的摄入，尤其是胆固醇含量较高的动物脑、蛋黄、动物肝、鱼卵、奶油等。

3. 糖类　食物中的糖类可分为两类：一类是能被机体消化吸收的，包括淀粉、蔗糖、果糖、葡萄糖和乳糖等；另一类是不能被机体消化吸收的，即膳食纤维，包括纤维素、半纤维素、果胶和木质素等。糖类在总热能中所占比例最大，常被作为主食品。膳食纤维虽然不能被人体所消化吸收，却在消化道内发挥重要的生理功能，如促进肠道蠕动，通过与肠道中胆汁酸和胆固醇结合，加速脂质排泄等。糖类摄入过多易发生血糖增高，且过多的糖在体内可转变为脂肪，故不宜摄入过多的蔗糖和淀粉，而应食用含果糖丰富的水果类。多食含膳食纤维丰富的食品对减少老年性便秘、高脂血症及糖尿病的发生都有一定作用。

4. 维生素　可分为脂溶性和水溶性两大类。脂溶性维生素（维生素 A、D、E、K）在体内的排泄效率低，过量摄入可在体内蓄积引起中毒；水溶性维生素（B 族维生素和维生素 C）的排泄效率高，在体内无过多储存，当机体达到饱和时就大量从尿中排出，所以一般不会中毒。

维生素 A 来自于动物性食品，主要是肝、禽蛋、鱼肝油、鱼卵、牛奶等；含维生素 D 丰富的食物有鱼肝油、动物肝、蛋黄等；维生素 B_1 的主要食物来源为谷类、豆类、酵母、干果、动物内脏等；维生素 B_2 的主要来源为动物性食品，尤其是动物的心、肝、肾等内脏，其次为蛋、奶类；维生素 C 的最好来源是新鲜蔬菜和水果，特别是绿色蔬菜和某些野果，如酸枣、猕猴桃、柑橘等；维生素 E 是一种有效的抗氧化剂，能抑制脂肪过氧化物的产生，补充适量的维生素 E 有一定的抗衰老作用。

5. 矿物质　在所有的矿物质中，老年人最容易缺乏的是钙和铁，其次是锌、硒、铬等微量元素。钙的最好食物来源为奶和豆及其制品，不仅钙的含量丰富，而且吸收率高，虾皮、蛋类、鱼类、绿叶蔬菜、发菜、海带等含钙亦很丰富。食物中铁以血红素铁和非血红素铁的形式存在，血红素铁主要存在于动物性食物，如动物肝、动物血、牛肉、羊肉等；非血红素铁主要存在于植物性食物，如香菇、木耳、海带、绿色蔬菜等，与肉类食物及维生素 C 同食可提高其吸收率。

（二）合理膳食的原则

合理膳食的基本原则是低动物脂肪、低胆固醇、低盐、多膳食纤维、充足的维生素、合理的微量元素、足量的优质蛋白质及均衡的热量。

1. 食物热量平衡　食物为人体提供能量，但进食量过大而活动量不足，多余的能量就会在体内以脂肪的形式存积起来，导致体重增加，人体发胖；相反，若食量不足或活动量过大，会导致负氮平衡，人体消瘦，抵抗力下降。因此，控制食物总量，保持食量与能量消耗之间的平衡是首先要注意的问题。其次是糖类、脂质、蛋白质三大营养素所供给热能的合理分配，通常以糖类占总热能的 60%~70%，脂质占 20%~25%，蛋白质占 10%~15% 为宜。

2. 膳食结构合理　合理膳食首先要保证各种营养素的摄入，每种营养素都具有其特有的功能，都是机体不可缺少的物质，一般不能相互替代。没有一种天然食物含有机体所需要的所有营养素,因此食物摄入要多样化。

谷类是主要食物,要注意粗细粮搭配,经常吃一些粗粮(如燕麦、玉米等)。粗细粮搭配有明显的蛋白质互补作用,能提高蛋白质利用率。另一方面,食物加工不宜过精,谷类加工过精会使大量膳食纤维丢失,并将谷粒胚乳中含有的维生素和矿物质丢失。动物性食物包括肉、禽、鱼、奶、蛋等,主要提供蛋白质、脂质、矿物质、维生素 A 和 B 族维生素,尤其是富含人体必需氨基酸的优质蛋白质的主要来源,应当保证每天的摄入量。动物性脂肪应当适量控制,可用多不饱和脂肪酸及单不饱和脂肪酸含量高的植物油代替,胆固醇摄入量应控制在每日不超过 300 mg。蔬菜水果类包括鲜豆、根茎、叶菜、茄果等,主要提供膳食纤维、矿物质、维生素 C 和胡萝卜素。蔬菜与水果因品种不同所含营养成分不尽相同,甚至有悬殊。红、黄、绿等深色蔬菜中维生素含量超过浅色蔬菜和一般水果,而且深色蔬菜是富含膳食纤维的食物,多进食这些食物可以保证维生素及膳食纤维的每日摄入量。水果含有的葡萄糖、果酸、柠檬酸、苹果酸、果胶等物质比蔬菜丰富。红、黄色水果(如鲜枣、柑橘、柿子和杏等)是维生素 C 和胡萝卜素的丰富来源。

3. 食物加工科学 饮食的烹调加工,应做到食物易于消化吸收,又要尽量减少营养成分的损失,充分考虑营养和食品卫生问题,并要有良好的感官性状以促进食欲。

4. 进食要有规律 饮食要定时定量,养成规律。三餐分配要合理,一般早、中、晚餐的能量分别占总能量的 30%、40%、30% 为宜。早餐的营养应尽量丰盛,早餐的食用时间以起床后 30 min 左右较为适宜,进食前做适当的室外活动,有利于增进食欲。

(三) 合理膳食的措施

合理膳食可以总结为两句话、十个字,即:"一、二、三、四、五"和"红、黄、绿、白、黑"。

"一"指每日 1 袋牛奶。每袋牛奶 237 ml,含钙约 280 mg,且较易吸收,牛奶还有丰富的优质蛋白质。研究显示,饮用牛奶组儿童的身高比不饮组要高出 2.9 cm(每日 1 袋牛奶)及 4.7 cm(每日 2 袋牛奶),同时体格、智力、肌肉均生长发育较好。中老年通过牛奶补钙可减少骨质疏松症的发生。

"二"指每日 250 g 左右糖类。此量可根据个人的劳动量、体重、性别、年龄进行适当调整。主要目的是通过调控糖类的摄入量来维持正常的血糖、血脂及体重。

"三"指每日 3~4 份高蛋白质食品。这是保持健康的重要物质基础。每日 3~4 份高蛋白质食品所含有的蛋白质相当于中国成年人蛋白质的生理需要量,即每千克体重每日 1.0~1.2 g。一份高蛋白质食品相当于 50 g 瘦肉,或一个大鸡蛋,或 25 g 黄豆,或 100 g 鸡鸭鹅肉,或 100 g 鱼虾。

"四"指四句话。这就是:有粗有细,不甜不咸,三四五顿,七八分饱。粗细粮搭配有明显的蛋白质互补作用,能提高蛋白质利用率及维生素、微量元素、纤维素的互补效益;世界卫生组织推荐盐的每日摄入量为 5~6 g;三四五顿指食物总量控制,少食多餐。

"五"指每日 500 g 蔬菜及水果。营养学会建议,每日进食 100 g 蔬菜及 100 g 水果。新鲜的蔬菜水果所含的维生素、微量元素是任何加工制造的保健滋补品所无法比拟的。

"红"指红葡萄酒。每日饮 50~500 ml 红葡萄酒,对控制血脂、预防动脉粥样硬化具有一定作用。

“黄”是指黄色蔬菜。黄色蔬菜营养多，如胡萝卜、红薯、番茄、南瓜、玉米。这类蔬菜含有丰富的类胡萝卜素，能在体内转化成维生素 A。

“绿”指绿茶及绿叶蔬菜。茶叶中除了有很多维生素、微量元素、咖啡因外，最主要的是含有茶多酚，具有较强的抗氧自由基作用及抗动脉粥样硬化作用和防癌作用。

“白”指燕麦粉或燕麦片。燕麦保健作用的发现源于 1963 年美国农业部对 37 种农产品保健作用的研究，结果发现燕麦保健作用最为理想。经动物实验和人体志愿者试验及流行病学研究，均表明燕麦有恒定的、良好的降血脂作用。

“黑”是指黑木耳。1983 年，美国明尼苏达大学心脏病专家偶然发现一华裔病人血凝时间异常延长，黏度下降。经了解，该病人曾去“中国城”一家餐馆就餐，点了“木须肉”这道菜，经研究认为与菜中的黑木耳有关。文章发表后，引起各地学者广泛兴趣。

（四）膳食营养与疾病

1. 膳食与肥胖　膳食中能提供能量的有糖类、脂质和蛋白质，称为产热营养素。能量消耗和储存要保持动态平衡，当产热营养素摄入过多而又不能及时消耗掉，机体便以脂肪的形式将能量储存，表现为体重增加，久而久之即可发展为肥胖。动物实验及临床研究证明，产热营养素摄入过多尤其是脂质摄入过多与人体超重密切相关，脂质是最有可能引起肥胖的膳食成分。肥胖是多种疾病的重要危险因素，糖尿病、心血管疾病、癌症等都与肥胖有一定关系。临床上大部分糖尿病患者都有肥胖史；在超重者中，高血压的患病率是正常体重者 4 倍；代谢综合征患者大多伴有肥胖；肥胖还可以使患者的心理健康受到影响。据调查，我国各年龄组人群的超重和肥胖率正在迅速增加，因此控制高能量高脂肪食物摄入，对于控制超重和肥胖是十分重要的。

肥胖与超重用体质指数（BMI）表示，即体重与身高的平方之比（kg/m^2）。肥胖程度按 BMI 值的高低来分组，世界卫生组织的标准是：BMI≥25 为超重，25～29.9 为肥胖前期，30～34.9 为Ⅰ度肥胖，35～35.9 为Ⅱ度肥胖，≥40 为Ⅲ度肥胖。根据实际情况，亚太地区的标准中 BMI 则低一些：BMI≥23 为超重，23～24.9 为肥胖前期，25～29.9 为Ⅰ度肥胖，≥30 为Ⅱ度肥胖。

2. 高脂饮食与心血管疾病　平衡膳食不仅要控制食物摄入的总热量，而且要使糖类、脂质和蛋白质三者之间有一个恰当比例。研究表明，在摄入食物的总热量相同的情况下，脂质比例的升高将增加原发性高血压、心血管疾病的危险性。动物实验证明，高脂质饲料喂饲，可诱发动物发生动脉粥样硬化。流行病学调查亦证明，膳食脂质比例过高是导致血胆固醇、三酰甘油、低密度脂蛋白升高的主要原因，对冠心病的发病有促进作用。世界卫生组织和中国营养学会提供的中国居民膳食营养素参考摄入量，建议成人饱和脂肪酸所占能量的百分比应低于 10%，每日胆固醇的摄入量不超过 300 mg，对于敏感人群每日最好不超过 200 mg。脂肪中的饱和脂肪酸和胆固醇可增加动脉硬化的危险性，而多数不饱和脂肪酸能降低血胆固醇水平，具有保护性作用。因此，要提倡少吃肥肉和荤油，有心血管疾病患者或是肥胖者应尽量少吃或不吃猪肉。

3. 膳食营养与骨质疏松症　绝经后妇女易患骨质疏松症。膳食中钙及其他营养素对骨质疏松有一定作用和影响，这种影响有两个环节：一是对峰值骨密度的影响，35～40 岁是骨密度达到峰值的年龄,若在35岁之前注意膳食平衡及钙的摄入,可以达到较高水平的峰值骨密度,减少骨质疏松症的发生;另一环节是在达到骨峰值后可影响骨质丢失的速度。研究表明,长期食用牛奶、水果、蔬菜对维护骨的健康具有一定作用,补钙可以显著延缓健康绝经后妇女的骨质丢失。

二、适量运动

2 500年前,医学之父、古希腊名医希波克拉底提出:"阳光、空气、水和体育运动,这是生命和健康的源泉",这句名言的精辟之处在于它把运动和阳光、空气、水放到同等重要的地位。运动可以协调大脑皮质兴奋和抑制的过程,缓和大脑的紧张状态,防止大脑过度疲劳,尤其是对脑力工作者具有明显的作用;运动可增加心血管的负荷,促进全身血液循环,使血流速度加快,心排血量增加,心肌收缩力增强,保持较好的心脏储备能力;运动还可以促进脂肪代谢,防止血脂过高,从而减少动脉粥样硬化的发生;运动时机体的耗氧量增加,代谢活跃,使呼吸加深加快,从而增大肺活量,维持正常的呼吸功能;运动可以增加人体对营养物质的消耗,使机体的代谢增强,起到控制体重、健美体形的作用;运动也可促进胃肠蠕动,增加消化液分泌,有利于食物的消化和吸收;运动还能提高机体的耐力,增强免疫功能;更重要的是能够保持人体良好的精神状态。

体育锻炼以有氧运动为主,健身步行、健身跑是普遍适用的锻炼方式。其他体育锻炼方式包括健身操、自行车、游泳、舞蹈、太极拳、剑术、球类运动等都对身体很有益处。开展健身运动应当根据自己的年龄、体质状况选择合适的运动项目,掌握适宜的运动量。同时,健身运动要遵循循序渐进的原则,因为人体对运动负荷的增加需要有一定的适应过程,而且运动健身是一个逐渐积累的过程,要坚持数周、数月甚至数年才能取得效果,这就需要持之以恒地坚持锻炼。

第三节 控 烟

2002年世界卫生组织报告指出:在影响人类健康的前十大危险因素中,吸烟排在第4位,烟草已成为继高血压之后的第二号杀手。20世纪90年代初,全世界每年就有300万人死于吸烟,估计到2030年,每年死于与吸烟有关疾病的人数将增到1 000万。我国是世界上烟草生产及消费大国,也是世界上吸烟问题最严重的国家,近年的调查证明,全国每年近80万人死于与吸烟有关的疾病。烟草是导致人们失能和早死的主要原因,控烟仍是我国需要认真面对的重大问题。

一、吸烟行为的流行病学分析

(一)吸烟行为的分析指标

吸烟行为包括是否吸烟、吸烟频率、吸烟类别、吸烟量、戒烟及被动吸烟。吸烟行为调查分析指标通常包括吸烟率、现在吸烟率、常吸烟率、重型吸烟率、吸烟量、吸烟类别、戒烟率、戒烟成功率、复吸率及被动吸烟率。

吸烟者指一生中连续或累积吸烟6个月及以上者。吸烟者在总人群中的百分比为吸烟率。现在吸烟者指符合吸烟者条件,在调查前30日内吸过烟的人;现在吸烟者在总人群中的百分比为现在吸烟率。常吸烟者指符合吸烟者条件,调查时在吸烟,并且每天至少吸1支烟的人;常吸烟者在总人群中的百分比为常吸烟率。重型吸烟者指调查时每天吸烟在20支及以上者,重型吸烟者在总人群中的百分比为重型吸烟率。吸烟量是指现在吸烟者平均每天吸烟支数。戒烟者指每天吸烟且至少持续6个月,但调查时已不再吸烟者。戒烟者占吸烟者的百分比为戒烟率。戒烟成功者指每天吸烟且至少持续6个月,但调查时已连续2年不再吸烟者;戒烟成功者占吸烟者的百分比为戒烟成功率。戒烟复吸者指曾经连续2年不吸烟,但调查时已再吸烟者;戒烟复吸者占吸烟者的百分比为戒烟复吸率。被动吸烟者指吸入吸烟者呼出的烟雾,每天15 min以上,并且每周至少1天者;被动吸烟者占不吸烟者的百分比为被动吸烟率。

(二)吸烟的流行状况

据国家疾病预防控制中心最近的调查资料显示,我国15岁及以上居民吸烟率为24.0%,其中男性为50.2%,女性为2.8%;现在吸烟率为23.6%,常吸烟率为22.5%,重型吸烟率为10.6%。绝大多数吸烟者为现在吸烟者、常吸烟者,约半数的男性现在吸烟者每天吸烟20支以上。无论是吸烟率、吸烟频率还是吸烟量,农村居民均高于城市居民。说明我国居民的吸烟率仍然很高,烟草控制仍然面临着巨大的挑战。

(三)被动吸烟危害

据1996年全国吸烟情况抽样调查结果显示,调查人群中有39.75%的人受到被动吸烟的危害,估计在15岁以上的人群中有近3亿人受到被动吸烟的危害,主要是在家中受到被动吸烟的危害,尤其是妇女和儿童。

(四)青少年吸烟状况

目前,全国未成年的吸烟者约有500多万,且40岁以前的吸烟人数上升趋势明显。同时,开始吸烟的年龄也在提前,成年烟民中约有75%的人是在15~24岁这一年龄段开始吸烟,而十几岁开始吸烟的人比成年后开始吸烟者更有可能成为终身吸烟者。开始吸烟的年龄越早,吸烟带来的危害性越大,一方面青少年吸烟者比成年吸烟者更容易对尼古丁产生依赖,另一方面青少年吸烟行为更容易形成公共健康问题。

(五)居民对吸烟危害性的认识

有资料显示,约70%的人认为吸烟仅有轻度危害,甚至说没有危害或不知道有危害;只有40%的人了解吸烟者较非吸烟者更易患肺癌;4%的人知道吸烟者较非吸烟者更易患冠心病,说明居民对吸烟危害性的认识明显不足。在农村或低教育水平的人群中,对吸烟危害性的了解更少。

二、烟草对人体的危害

吸烟者吸入香烟的过程,是香烟在不完全燃烧过程中发生一系列的热分解与热合成的化学反应,其化学成分很复杂,烟雾中含有 3 000 种以上化学物质,其中发现明显的有害物质有尼古丁、烟焦油、一氧化碳、氢氰酸、氨及芳香化合物等 48 种。吸烟所散发的烟雾可分为主流烟(即吸烟者吸入口内的烟)和支流烟(即烟草点燃外冒的烟)。支流烟比主流烟所含的烟草燃烧成分更多,其中支流烟中的一氧化碳是主流烟的 5 倍,焦油和烟碱是 3 倍,苯并芘是 4 倍,氨是 46 倍,亚硝胺是 50 倍。烟草中的尼古丁和一氧化碳对人体的影响最大,每支卷烟含 9~17 mg 尼古丁,其中有 23%~35%被高温破坏,30%~40%随支流烟散发,27%~75%(带过滤嘴的)留在烟头里,一般被动吸烟者吸入的烟碱量达 0.2~3.5 mg。尼古丁是一种难闻、味苦、无色透明的油质液体,挥发性强,通过口、鼻、支气管的黏膜被机体吸收,它是造成人成瘾的物质,其成瘾机制与阿片、可卡因的生理效应相同,烟草成瘾者在无烟可吸时可以出现其他药物成瘾者类似的症状,如心率加快、血压升高、头痛、失眠、易激怒、唾液分泌增加等。尼古丁对中枢神经系统和自主神经系统有先兴奋后抑制的作用,从药理角度看,吸烟只能在短暂的时间内提高人的兴奋度,以后就进入抑制状态,对学习和记忆带来负面的影响。

吸烟是多种疾病的主要危险因素。有资料表明,长期吸烟者的肺癌发病率比不吸烟者高 10~20 倍,气管炎发病率高 2~8 倍,喉癌发病率高 6~10 倍,冠心病发病率高 2~3 倍。

(一) 心、脑血管疾病

吸烟可通过多种机制诱发心、脑血管疾病和促进心、脑血管疾病的发展。烟草中的一氧化碳、氮氧化合物及难以被滤嘴滤除的气相自由基可导致组织和心肌缺氧,诱发冠状动脉痉挛。一氧化碳和血红蛋白具有很强的亲和力,使血红蛋白携氧能力下降,导致组织缺氧。吸烟对血管内皮有直接毒性作用,由此引起血管的退行性变。吸烟还可改变血脂的构成和干扰脂代谢,促进胆固醇类物质沉着,并使脂质过氧化,加速动脉硬化的发生和发展。长期大量吸烟可导致心排血量和心指数降低,提示心脏储备功能下降。

(二) 呼吸系统疾病

吸烟是许多呼吸系统疾病的重要原因。烟雾中的尼古丁、丙烯醛、甲醛、氰化氢等大量有害物质可聚集在各级细支气管内,刺激呼吸道黏膜使杯状细胞增多,黏液分泌增加并潴留在细支气管引起内膜炎症;同时这些有害物质可干扰支气管内膜纤毛柱状细胞的活动,影响痰液的清除,造成通气功能尤其是小气道功能损害,使肺功能下降。流行病学研究表明,吸烟是我国慢性阻塞性肺疾病、肺癌发病的重要因素。与非吸烟者相比,吸烟者的大部分肺通气功能指标和小气道功能指标的测定结果都呈现下降趋势,两者的差异显著,说明吸烟可造成肺功能损害。

吸烟与肺癌的发生有密切关系,近年来,肺癌的发病率及病死率增长速度增快,成为我国的第一大癌症。实验研究发现,烟草有 40 多种致癌物质,这些物质对呼吸系统的致癌作用是一个多阶段的发展过程,包括细胞由正常向恶性状态的演变。肺癌的临床流行病学研究提示,吸烟人群的肺癌发生率明显高于非吸烟者,而控烟可减少大约 80%以上的肺癌。

（三）对孕妇的影响

吸烟对女性有特殊危险，自发性流产、异位妊娠、不孕、早产、胎盘早剥及前置胎盘等都与吸烟有关。吸烟可导致胎儿长期处于低氧致病环境，使智力发育受阻，早产和低体重儿出生增加，也可导致胎儿畸形和婴幼儿免疫功能降低。

（四）心理依赖

尼古丁的特有作用和香烟购买的方便使吸烟成为一种极易养成的习惯。尼古丁的刺激对人产生留恋和轻微抑郁的影响，促使人们继续吸食第 2 支烟。吸烟者将吸烟行为和愉悦的体验联系起来，将香烟看成强化物，香烟的暗示作用使吸烟成为一种反复追求愉悦的过程，成为终身难以放弃的有害行为。

三、吸烟干预

吸烟是引发疾病和死亡的第一位的可预防的病因，是世界上许多国家面临的一个严重的社会问题，因此控烟已成为全世界密切关注的公共卫生问题。

（一）制订公共政策

2003 年 5 月 21 日，在第五十六届世界卫生大会上通过了第一个限制烟草的国际性条约——《烟草控制框架公约》。《烟草控制框架公约》（以下简称《公约》）是全球公共卫生领域和控烟运动的里程碑，是一部具有法律约束力的公共卫生多边条约，它为在全球控制烟草危害，共同维护人类健康提供了国际法律保障。《公约》中明确规定了缔约国在增加烟草税收，限制向青少年销售烟草制品，保护非吸烟者的利益，限制烟草制品成分等方面的义务。

我国于 2003 年 11 月 10 日签署了《公约》，成为第 88 个签约国。我国政府对履行《公约》给予了足够重视，2005 年卫生部重点开展了无烟草广告城市认定、青少年和公共场所控烟工作。我国在限制烟草方面制订了《烟草专卖法》《未成年人保护法》《广告法》《商标法》《广告管理条例》《烟草广告管理暂行办法》等法律法规。

（二）创造支持环境

我国的吸烟者中还完全没有戒烟打算的比例相当大，所以现阶段的当务之急是通过各种途径展开全民健康教育及宣传动员活动，让吸烟者和他们的亲友、同事等社会关系充分认识烟草的危害，劝告吸烟者尽早加入戒烟的行列。因此，要创造良好的支持环境，包括在学校、家庭和社区开展各种控烟宣传、健康教育和控烟监督，实际上家庭控烟监督是一种很有效的措施。不少国家还组织专家制定了戒烟指南，这类指南中一般都有十分详细、操作性很强的控烟方法和策略。

（三）限制公共场所吸烟

限制在公共场所吸烟是实现无烟社会的一个极其重要的途径。我国政府及有关部门在这方面制定了《关于禁止旅客在列车上随地吐痰乱扔脏物和在不吸烟车厢内吸烟的规定》《关于在公共交通工具及其等候室禁止吸烟的规定》《民用机场和民用航空器内禁止吸烟的规定》等条款，加强了对公共场所吸烟的控制。

（四）戒烟技巧

吸烟者中打算戒烟、正在戒烟，或曾经戒烟又失败的人数只有吸烟者的1/3。而且戒烟率与复吸率几乎相等，戒烟的成功比例很低，大多戒烟者都是在患病后被迫戒烟。因此，我们应当积极鼓励吸烟者建立戒烟计划，促成他们采取戒烟行动。通常戒烟有3个过程，也称戒烟三步法。

第一步：戒烟准备（2~6周）。在这个阶段要鼓励吸烟者充分了解吸烟的危害和戒烟的好处。寻找戒烟的障碍，明确吸烟的激发期（诱发吸烟和烟瘾发作的时间）和制订合理的戒烟计划。

第二步：开始戒烟（4周左右）。戒烟的有效方法有3种：① 逐渐减量戒烟法：是采取每天逐渐减少吸烟的数量的方法，通常可以每天递减1~2支烟直到完全戒掉，这种方法的戒烟不适症状较轻微。② 突然停止法：是吸烟者采取突然停止吸烟的方法，如“厌恶法”、“心理厌恶法”等。由于突然停止吸烟会导致体内尼古丁水平急剧下降，吸烟者可能会出现一系列不适症状，大多数人可以在1周之内渡过生理依赖期。突然停止法要求吸烟者有较高的自控能力。③ 尼古丁替代疗法：是当前世界上应用广泛且被临床研究证实的有效戒烟方法之一。此疗法使用小剂量安全性好的尼古丁制剂缓慢释放到体内，取代以往从香烟中获得的尼古丁，帮助人们在生理和心理上克服对香烟的依赖。尼古丁替代疗法的产品有咀嚼胶和贴剂两种产品，吸烟者可根据自己的烟量大小选择合适的产品。

第三步：坚持戒烟阶段（2周）。这一阶段应使用一些有效的辅助方法来帮助戒烟的持续顺利进行。其中重要的是远离诱惑，要尽量避免到那些可能激发吸烟心理的场所。可多做运动，如散步、伸展活动或与家人外出游玩等对坚持戒烟都是有利的。也可寻求支持者的帮助，想象一些轻松的气氛，都有利于戒烟者渡过戒烟初期的不适应性。自我鼓励会使戒烟者越来越自信，一般坚持戒烟半年以上可认为戒烟成功。

第四节 心理卫生

人们在生活中不断接受着来自客观世界的各种刺激，这些刺激不可避免地要引起人的心理活动。对这些客观条件变化的刺激，如果不能经过心理调节产生新的适应，心理长期处于紧张状态，就可以影响机体的生理功能，导致某些心身疾病的发生。心理适应不良是亚健康状态的重要原因，针对病人的心理状况，通过适当的心理调节，使病人恢复正常的心理活动是亚健康人群照顾的一个重要方面。

一、常见的心理障碍

（一）抑郁

抑郁是一种以持久的心境低落状态为特征的情绪体验。抑郁的基本特征为：① 对日常活动丧失兴趣或无愉快感；② 精力减退，表现为无原因的持续性疲乏；③ 神经运动性迟滞或激越;④ 自我评价过低或自责或有内疚感;⑤ 联想困难或自觉思考能力下降;⑥ 反复出现死亡念头或自杀行为;⑦ 失眠或早醒或睡眠过多;⑧ 食欲缺乏,体重减轻;⑨ 性欲减退。

(二) 焦虑

焦虑是以广泛而持续的焦虑或反复发作的惊恐不安为主要特征的一种情绪体验。常伴有头晕、胸闷、心悸、口干、出汗、震颤等自主神经症状。

(三) 疑病心理

疑病是指病人担心或相信自己有一种或多种严重躯体疾病的持久的先占观念。病人总担心自己的身体状况,怀疑自己身体的某个器官有病,产生疑病倾向。疑病心理产生的主要原因是:① 具有疑病心理的人都对自己的身体过于关注,对一些生理指标的变化特别敏感;② 对周围的应激源(如周围有人患病住院)容易产生联想,使其更加注意自己的生理变化;③ 具有疑病心理的人当中,有相当一部分与其神经质的人格特征有关。这种人对生的欲望和对死的恐惧都非常强烈,他们对身体的任何不适都十分敏感。

(四) 生活事件适应不良

生活事件适应不良主要发生在那些严重的突发性事件和一时难以解除的慢性生活事件。例如:① 丧偶:是最严重的生活压力事件,由于配偶死亡,病人陷于孤独、失望、抑郁之中,自我心理调节功能受到极度创伤,导致心理障碍。这种情况在丧偶的老年人当中最为常见。② 家庭不和睦:家庭不和睦的原因除经济因素外,还有时代差异的影响。两代人由于社会价值观、伦理道德观及生活方式的不一致,若彼此之间缺乏沟通和理解,很容易导致相互抱怨、争吵、指责,甚至发展到关系恶化。

二、心理健康评价

心理健康评价除了了解病人的病史和心理障碍的各种表现外,通常可借助于心理健康评价量表协助诊断,较常用的心理健康评价量表有:

(1) 韦氏智力量表(Wechsler intelligence scale)　包括 WPPSI、WISX、WAIS 三个量表,分别适用于学龄前儿童、学龄儿童和成人的智力测量。

(2) 身心症状自评量表(symptom check-list 90,SCL-90)　包含了比较广泛的精神症状学内容,从感觉、思维、情感、行为直至人际关系、生活习惯、饮食睡眠等,共有 90 个询问项目。

(3) 明尼苏达多项人格量表(Minnesota multiphasic personality inventory,MMPI)　该量表试图对人的人格特征提供客观的评价。MMPI 包括 14 个分量表,其中 10 个临床量表和 4 个效度量表。

(4) 心理健康问卷(the mental health inventory,MHI)　是测量心理紧张和心理健康的工具,属于自填式问卷调查,主要测定过去 1 个月的心理健康状况。

(5) 流调用抑郁量表(the center for epidemiological studies depression,CES-D)　包含了 20 个项目,其中 16 个为负向指标,4 个为正向指标。

(6) 焦虑自评量表(self-rating anxiety scale,SAS)　由 20 个项目组成,采用四级评分法,主要测定焦虑症状出现的频率。

三、心理保健指导

(一) 维持心理上的适度紧张

过度紧张有害于身心健康,但无所事事、百无聊赖,没有适度紧张,也有害于身心健康。维持心理上的适度紧张对老年人特别重要,老年人虽然退休离开了工作岗位,但仍可以通过其他方式来继续自己的人生奋斗,实现自我的价值。有很多老年人自退休以后能够很好地调整心态,积极寻找适合自己的一些活动,如上老年大学,学习书画、跳舞、摄影;从事社会公益事业,利用自己的专业特长兼职兼差充当顾问。这样不仅能充实老年人的日常生活,而且提供了与社会接触的机会。一个人的健康水平与他履行社会能力有密切的关系,老年人只有不断地与社会接触,才能增强其履行社会职责的能力,使老年人随心所欲地参加家务劳动和社会劳动,这样既锻炼了身体,又能保持愉快的心情,维持生命的活力。

(二) 合理调整认知结构

认知行为学习理论认为,个体本身的期待、认识、评价以及信念、人格等因素在行为学习过程中起十分重要的作用。当环境刺激(S)发生作用时,个体(O)根据自己的认知评价等活动可以作出不同的反应(R),而行为反应结果又能控制或改变环境刺激。它强调认知等个体因素在环境刺激与行为反应之间的作用,即S—O—R的关系。一个典型的例子是根据操作条件反射原理,某些慢性疼痛病人的依赖行为(R)显然与休息可以减轻疼痛(S)有关,但当病人认识到适当的活动有利于康复时,他(她)能主动改变R与S的关系,忍痛参加活动锻炼。这其中非常关键的一点是通过帮助病人建立合理的认知结构,来矫正那些错误的行为反应。

(三) 开展心理卫生宣传,提供心理咨询服务

维护心理健康,除了指导病人进行心理自我保健以外,应积极开展心理卫生知识的宣传,针对病人的心理问题,提供专业的心理咨询服务。心理咨询通常指在心理方面给咨询对象以帮助、劝告和指导。心理咨询应该是咨询者与来访者之间共同商谈、探讨的过程,使来访者从有心理问题的人变成主动解决问题的人。

思考题

1. 影响人的健康因素主要有哪些?
2. 亚健康状态主要有哪些特征?
3. 对亚健康状态人群不良生活行为方式的干预包括哪些内容?
4. 简述健康危险因素评价的基本方法及其应用。
5. 简述合理膳食的基本原则。
6. 吸烟对人体健康有哪些影响?
7. 心理健康评价常用量表有哪些?其主要适用范围是什么?

(王勤荣　马高祥)

第九章　重点人群保健

内容提要：

健康保护是面向人人的，但是对于处在生长发育阶段的儿童和处于功能衰退时期的老年人，以及处在功能负荷加重状态下的孕产妇来说，其意义就更为重要。由于儿童、妇女、老年人在解剖生理及疾病的发生、发展上具有自身的特点。因此，对重点人群保健，既要从宏观上去把握重点人群保健的基本规律，也要注意抓住各自的特征，根据不同人群的特点做好健康促进和疾病预防。通过本章学习，要求重点掌握妇女、儿童、老年人的生理、心理特点，妇女、儿童、老年人的健康危险因素，针对妇女、儿童、老年人应采取的保健措施。熟悉妇女、儿童、老年人的保健服务规范（服务流程、服务要求）。

第一节　妇女保健

妇女保健是指根据妇女不同时期的生理、心理和社会特点，以保健为中心，以群体为对象，为提高妇女身心健康水平而采取的保健对策和管理方法。其首要任务是保证母婴安全，做好生育调节，降低妇女因生育或生殖功能失调而引起的发病率、伤残率，提高妇女的健康水平。妇女保健是针对妇女青春期、围婚期、围生期、围绝经期和老年期的特点，开展以妇女保健知识教育、咨询和指导为主的保健服务。

一、围婚期保健

围婚期保健是指从确定婚姻对象至受孕的一段时期（包括婚前、新婚及婚后受孕前 3 个阶段），为男女双方提供的保健服务。围婚期保健的主要意义是通过对新婚夫妇进行婚前卫生指导、婚前卫生咨询和婚前医学检查，提高男女双方对性和婚育保健知识的水平，及时发现影响结婚和生育的严重疾病，并针对发现的异常提出医学及保健指导意见，及时矫正处理，以达到夫妇生活健康、家庭幸福和提高出生人口素质的目的。

围婚期保健服务主要内容包括进行有关性卫生、生育与优生、避孕及遗传性疾病等知识的婚前卫生指导；对有关婚配、生育保健等问题进行婚前卫生咨询，提供医学意见；对准备结婚的男女双方可能患影响结婚和生育的疾病进行婚前医学检查，发现问题积极进行处理和分类指导。

二、围生期保健

围生期保健（perinatal health care）是围绕妊娠、分娩和产后阶段，为保障母婴健康和安全、降低孕产妇和围生儿死亡率而进行的一系列保健服务措施。主要按照孕产妇系统保健管理要求开展工作，孕产妇系统保健工作是通过建立和健全三级妇幼保健网和各种常规制度，以医疗和预防密切结合为指导思想，以宣传教育为先导，并采用适宜技术和加强工作的系统性来实现。

（一）妊娠早期健康管理

1. 妊娠12周前为孕妇建立《孕产妇保健手册》，并进行第1次产前随访。

2. 孕妇健康状况评估　询问既往史、家族史、个人史等，并进行一般体检、妇科检查和血常规、尿常规、血型、肝功能、肾功能检查，有条件的地区建议进行血糖、阴道分泌物、梅毒血清学试验、HIV抗体检测等实验室检查。

3. 开展妊娠早期个人卫生、心理和营养保健指导，特别要注意避免致畸因素和疾病对胚胎的不良影响，同时进行产前筛查和产前诊断指导。

（二）妊娠中期健康管理

妊娠16~20周、21~24周各进行1次随访，对孕妇的健康状况和胎儿的生长发育情况进行评估和指导。

1. 孕妇健康状况评估　通过询问、观察、一般体格检查、产科检查、实验室检查对孕妇健康和胎儿的生长发育状况进行评估，识别需要做产前诊断和需要转诊的高危重点孕妇。

2. 对未发现异常的孕妇，除了进行妊娠期的个人卫生、心理、运动和营养指导外，还应进行预防出生缺陷的产前筛查和产前诊断的宣传告知。

3. 对发现有异常的孕妇，要及时转至上级医疗卫生机构。出现危急征象的孕妇，要立即转上级医疗卫生机构。

（三）妊娠晚期健康管理

1. 督促孕产妇在妊娠28~36周、37~40周去有助产资质的医疗卫生机构各进行1次随访。

2. 开展孕产妇自我监护方法、促进自然分娩、母乳喂养以及妊娠期并发症、合并症防治指导。

（四）高危孕产妇管理

管理的对象主要是：① 年龄小于18岁或大于35岁的孕妇。② 身高1.45 m以下及骨盆、软产道异常者。③ 有异常妊娠史。④ 异位妊娠或患有妊娠合并症者。⑤ 妊娠伴发心脏病、病毒性肝炎、慢性肾炎、糖尿病等。对高危孕妇应根据高危程度分级管理，或及时矫治或转上级医疗机构。

（五）新生儿保健

新生儿出院后1周内，医务人员到新生儿家中，了解出生时情况、预防接种情况，在开展新生儿疾病筛查的地区了解新生儿疾病筛查情况等。观察家居环境，重点询问和观察喂养、睡眠、大小便、黄疸、脐部情况、口腔发育等。为新生儿测量体温，记录出生时体重、身长，进行体格检查，同时建立《0～6 岁儿童保健手册》。根据新生儿的具体情况，有针对性地对家长进行母乳喂养、护理和常见疾病预防指导。如果发现新生儿未接种卡介苗和第 1 剂乙肝疫苗，提醒家长尽快补种。如果发现新生儿未接受新生儿疾病筛查，告知家长到具备筛查条件的医疗保健机构补筛。对于出生低体重、早产、双多胎或有出生缺陷的新生儿根据实际情况增加访视次数。

（六）产褥期保健

产褥期保健包括产后访视和产后健康检查。正常产妇于产后 2、7、14、28 天各访视 1 次，异常者增加访视次数。产后 6～8 周进行健康检查，了解全身及生殖系统恢复情况，内容包括一般健康检查和妇科检查。

孕产各期保健主要是以保护母婴安全、提高出生质量为目的，对孕产妇和胎、婴儿所进行的预防保健。孕产各期保健的内容和要求见表 9-1。

表 9-1　孕产各期保健内容与要求

孕产各期	咨询内容	检查内容	目的要求
妊娠前准备	调适生活节律，使夫妻双方精神饱满，对生活充满信心；保持适宜的性生活；选择最佳生育年龄，25～29 岁为宜；选择受孕时机，一般认为 4 月份最有利		避免一切不良刺激，创造良好的受孕环境，以达优生目的
妊娠早期（妊娠开始～妊娠满 12 周）	询问家族史和夫妻健康史；指导正确的生活规律、心理调节、合理营养等；关键妊娠期（8～10 周）避免接触有毒有害物质，包括药物	影响孕妇和胎儿发育的各种疾病或并发症	定本次妊娠是否继续下去，接受早妊娠保健指导，推算预产期
妊娠中期（妊娠满 13～27 周）	指导家庭自我监护，教会孕妇数胎动和教其丈夫听胎心；规定产前检查的内容和次数	产前检查重点查胎位，作梅毒血清学检查，筛选高危孕妇	发现胎位不正，应指导转院分娩或作矫治；治疗梅毒血清学检查阳性者；专案管理和分级处理高危孕妇
妊娠晚期（妊娠满 28 周～临产）	指导按时正常分娩，防早产、过期产；防治妊娠并发症；进行分娩宣传教育和指导分娩前准备，如清洗乳头等	检查胎位，纠正胎位异常	预测分娩方式，决定分娩地点，使按时、正常分娩；解除分娩紧张心理和顾虑，做好分娩准备

续表

孕产各期	咨询内容	检查内容	目的要求
产时	做好"五防一加强",即防滞产、防感染、防产伤、防出血、防窒息,加强高危孕妇的产时监护和产程处理;提倡住院分娩、新法接生		
产褥期(从胎盘娩出至产妇除乳腺外全身各器官恢复至正常非孕状态所需的时间,6~8周)	指导产褥卫生,包括休息环境、饮食和营养、产后适当活动(产后24 h下床)以及注意外阴清洁和禁止性交;指导喂养卫生:提倡母乳喂养,及早开奶(出生后0.5 h),不定时随需随喂,哺乳前清洗双手和奶头	自我监测恶露,注意其色、量、气味;若有恶露色污或有气味,提示有感染	做好产褥和喂养卫生,保证母婴安全健康;防止产褥感染或及早发现产褥感染

三、围绝经期和老年期保健

围绝经期(perimenopausal period)是指从接近绝经时出现与绝经有关的内分泌改变及相应临床表现至最末月经后12个月以内的时间。围绝经期妇女由于卵巢功能逐渐衰退,雌激素减少,生殖器官及全身其他器官均发生一系列变化。在这一阶段有些妇女可以出现以自主神经系统功能失调为主的一系列症状,即临床上称之为"围绝经期综合征"。这种病人主要表现为潮热、盗汗、情绪不稳定、焦虑、抑郁、记忆力减退、心悸、胸闷及泌尿、生殖系统症状。也可发生绝经后远期并发症,如骨质疏松症、阿尔茨海默病、心血管疾病等。

因此,对围绝经期妇女应进行健康教育,让她们了解围绝经期的生理知识、心理保健知识、性保健知识等。注意劳逸结合、适当锻炼及合理营养,并要保持心理平衡,以乐观的态度对待身体上出现的暂时性不适。在合理营养方面,围绝经期妇女应特别注意补钙,妇女在绝经前后,每日需钙量为1 200~1 500 mg,而我国妇女每日自饮食中摄入的钙量一般为400~500 mg,远未达到每日所需的钙量,所以要多食用含钙量多的食物(如牛奶、大豆等)。同时要适量补充钙剂和维生素D_3。在保证足量钙摄入的前提下,还必须保证一定量的蛋白质摄入,尤其是骨质疏松症病人,因为骨质疏松症不仅是由于钙及维生素D的不足,低蛋白质饮食也是重要原因之一。老年期锻炼可减少骨钙丢失,增加骨骼强度,预防骨质疏松,特别是负重运动,有助于骨骼硬化。

围绝经期妇女还应了解一些常见病的早期症状,学会自我检查,发现问题及时就诊。通常每0.5~1年要进行一次妇科病检查和阴道脱落细胞检查,并有选择地进行血、尿、内分泌等相关项目检查,以便早期发现疾病,早期治疗。

随着围绝经期卵巢功能进一步衰退及相关器官功能减退,逐渐进入老年期。进入老年期后,机体的许多器官都发生退行性变,生殖器官亦逐渐萎缩,容易发生老年性阴道炎、老年性子宫内膜炎、骨质疏松症等老年性疾病,因此要注意定期检查,及时治疗老年性疾病。而且老年期妇女从工作岗位上退下来以后,难免有一些失落感,导致心理不平衡。此时,应多参加社区组织的集体活动,培养广泛的兴趣爱好,养成乐观性格,保持良好的心理状态。

四、计划生育指导

计划生育包括控制、调节人口数量和提高人口素质两个方面,主要通过推广以避孕为主的综合性节育措施,做到晚婚晚育、少生优生。技术指导的内容包括:

(一)普及节育知识

通过宣传教育,使群众正确理解人口理论知识和各项生育政策及其意义,引导群众更新婚姻、生育观念以及相信科学、接受指导、落实措施。

(二)开展技术咨询

咨询可以解决个人的特殊需要,提高指导的针对性,有利于实施安全有效的节育方法,并能及时取得反馈信息,随时修正指导内容。咨询形式以面谈为主,也可信函交流或电话咨询。

(三)发放避孕药具

避孕药具在节育措施中占有重要地位,要做好避孕药具推广和避孕药具使用指导工作。

(四)施行节育手术

节育手术包括宫内节育器的放置、终止妊娠手术和绝育手术。医务人员应在职责范围内尽量满足群众需要,有条件的在社区范围内实施,同时必须保证手术质量,防止手术并发症,确保受术者的安全与健康。

五、职业妇女保健

由于妇女的生理特点,职业环境中的有毒有害因素如物理因素(噪声、振动、微波、电离辐射等)、化学因素(苯、二硫化碳、有机磷、铅、汞等)均会对妇女的健康造成不良影响。因此,应当对职业妇女进行劳动保护。

(一)月经期

妇女在月经期不应从事冷水和低温作业,也不应从事重体力劳动和高处作业。

(二)妊娠前期

为防止职业有害因素对女性生殖功能和妊娠后对胎儿发育的影响,已婚待孕女职工禁忌从事铅、苯、汞等作业;患有射线病、慢性职业中毒或近期有过急性中毒史的女职工,必须待治愈后再妊娠。

（三）妊娠期

妊娠早期应防止有害毒性物质对胎儿的影响，妊娠期妇女不得从事重体力劳动和高处作业。

（四）产前产后期

为保证孕产妇分娩前后的健康，法定产假为90天，其中产前休息15天。产前休息对预防早产，产时体力适应，保证产后乳汁分泌有积极作用。

（五）哺乳期

哺乳期女职工不得从事有毒有害工作，以防止职业有害因素影响乳汁。

（六）围绝经期

加强健康教育，使妇女了解围绝经期的生理和心理特点；组织围绝经期女职工开展适宜的文体活动，注意劳逸结合。

第二节　儿童保健

小儿处于不断生长发育的动态变化过程中，会出现较多的生理、心理和环境适应的问题。因此，根据儿童生长发育规律及其影响因素，对儿童进行整体、连续的健康管理，提供健康教育、营养指导、疾病预防等保健服务是很重要的。

一、婴儿期保健

出生后28天至满1周岁称婴儿期。

（一）婴儿期的特点

婴儿期的特点包括：① 生长发育迅速，这个时期是小儿出生后生长发育最快的时期，1周岁时体重为出生时的3倍；身长增加50%，头围增长12 cm。② 需要较高的能量和各种营养素，尤其是能量和蛋白质。如营养素供给不足，易发生营养不良、生长迟滞、贫血、佝偻病等。③ 消化吸收功能尚不完善，容易出现营养和消化失调，发生腹泻和消化不良。④ 抗病能力较弱，从母体获得的抗体逐渐消失，而自身免疫能力尚未成熟，出生6个月后易患各种传染病。

（二）保健要点

在3、6、8、12月龄时分别进行随访，随访内容包括婴儿喂养、患病等情况，并进行体格检查。在6~8月龄时进行1次血常规检测。在6、12月龄时使用听性行为观察法分别进行1次听力筛查。

1. 合理喂养　大力提倡母乳喂养和合理的营养指导十分重要。对6个月内的婴儿要尽量进行母乳喂养，其中4个月内的婴儿应做到纯母乳喂养。随着婴儿的月龄增长，消化功能增强，指导及时添加辅食。

2. 促进感知觉发展　婴儿期各种感知觉发育迅速，可结合婴儿生活实际，培养、训练他们由近及远地认识生活环境，促进感知觉发展。

3. 预防感染　婴儿免疫功能尚未发育成熟，易发生呼吸道和消化道的感染性疾病。应注意个人、饮食和环境卫生，保持房间空气新鲜，避免与传染病病人接触，减少疾病的发生。

4. 计划免疫　指导家长带小儿按照规定时间完成基础免疫，以增强小儿的抵抗力，预防感染性疾病和传染病的发生。

5. 体格锻炼　以增强小儿体质，提高他们对周围环境的适应能力。可根据小儿的具体情况安排户外活动，利用自然条件进行空气浴、日光浴、水浴，或做婴儿操锻炼。

6. 防止意外　婴儿最常见的死因之一是意外事故，包括异物吸入、窒息、中毒、烧伤和烫伤等，应特别注意防止这些意外事故的发生。

二、幼儿期保健

从1周岁后到满3周岁称幼儿期。

（一）幼儿期的特点

此期的生长发育速度较前减慢，而神经、心理发育迅速，大脑皮质功能逐渐成熟，动作、语言和认知能力明显发展；随着幼儿能够独立行走与跑、跳，活动范围扩大，同时感染的机会也增加；接触事物增多，语言、思维、应人、应物能力明显发展，自主性和独立性逐渐形成，但识别危险的能力差，缺乏生活经验，又无自身防卫能力，易发生各种意外事故；心理发展进入“第一反抗期”，容易出现违拗、发脾气等心理行为问题。

（二）保健要点

1. 合理营养　幼儿的营养应注意断乳后对膳食的逐步适应，膳食要合理，营养素要均衡，以满足生长发育和活动增多的需要；随着乳牙的出齐，食物逐渐过渡到普食。

2. 开发智力　幼儿容易接受新鲜事物和用语言与成人交往，求知欲强，应注意教育方法，重视心理健康发展，要信任孩子，对孩子合理的自主行为给予支持和鼓励。

3. 培养良好的生活习惯　幼儿的神经、心理发育迅速，活动明显增多，是培养良好生活习惯和行为模式的最佳时机。包括睡眠习惯、清洁卫生习惯、大小便习惯和自己进食的良好饮食习惯等。

4. 防止意外　此期小儿好动，但动作发育不完善又缺少生活经验，识别危险的能力尚不足，应注意防止发生意外事故，如跌倒、触电、烫伤、溺水、误服、中毒、交通事故及丢失等。因此，幼儿需要专人监护，不能让他们单独行动。

5. 加强锻炼　幼儿期的粗大动作、精细动作发育较快，引导他们循序渐进进行锻炼，练习行走、跑、抓、握、捏、拉、拽、撕、双手替换、叠方块等动作；成人和孩子一起边玩边说，有助促进言语动作发育，对大脑和心理发育有益，但要注意安全。

6. 预防感染　幼儿接触外界较广，患传染病的机会增多，应注意对传染性疾病采取防治结合的措施;坚持计划免疫接种的复种和定期健康检查。

三、学龄前期保健

3 周岁后到入学前(6~7 岁)为学龄前期。

(一) 学龄前期的特点

此期的小儿体格生长再次减慢,智力发育更趋完善,理解力增强,求知欲强,对周围事物特别感兴趣,好奇、好问、好模仿。学龄前期是儿童从家庭的保护过渡到外界、学校以及与同伴相处的准备阶段。对此期儿童应注意加强学前教育,尽早接受集体生活的熏陶,培养独立生活能力,防止任性、娇气、孤僻等不良行为的产生。

(二) 保健要点

1. 开发智力　提倡学龄前期儿童早期教育,通过培养儿童的兴趣,来开发儿童的想象能力;通过提高儿童自主活动能力和培养良好的道德品质,来开发儿童的智力。

2. 注意营养均衡　此期儿童饮食接近成人,应注意培养良好的饮食习惯,不强迫孩子进食,并鼓励孩子参与制订饮食计划与购买食品,自己进食,避免养成挑食、偏食等不良饮食习惯。

3. 防止意外事故　学龄前期儿童活泼淘气,活动范围大,能力不足,易发生车祸、溺水、电击等意外事故。因此,要加强对学龄前期儿童的监护,做好防范。

4. 体格锻炼　学龄前期儿童处于好动期,根据这一阶段儿童的生理特点,让他们学做游戏、简单的体操、舞蹈等活动,对增强儿童的体质是很有帮助的。如果条件允许,也可进行空气浴、日光浴和水浴。

5. 生活自理能力和生活习惯养成　应当鼓励孩子学会自己洗脸、吃饭、穿衣脱鞋,养成早晚刷牙、饭后漱口刷牙、便后洗手等良好的生活习惯,逐步掌握生活技能。

6. 定期健康检查　每年至少一次健康检查,注意做好预防接种、强化免疫和常见病防治。

四、学龄期保健

从 6~7 岁到青春期开始之前为学龄期。

(一) 学龄期的特点

此期的小儿体格稳步增长,智力发育较前更成熟,控制、理解、分析、综合能力增强。学龄期是儿童长知识、接受文化科学教育的重要时期,社会、学校和家庭应密切配合加强教育,促进儿童德、智、体、美、劳全面发展。在体格发育过程中,要特别注意预防近视、龋齿和免疫性疾病(如急性肾炎、风湿热等)的发生。

(二) 保健要点

有规律的生活、学习和锻炼;保证充足的营养和休息;避免过度紧张,养成良好的心理状态是学龄期儿童保健的要点。

1. 营养与锻炼　学龄期儿童是长身体、长知识的重要时期，要鼓励儿童积极参加体育锻炼，增强体质，尤其是肥胖儿童，要增加活动量，控制体重。学龄期儿童也是能量消耗比较大的阶段，要注意合理营养，均衡膳食。

2. 疾病预防　学龄期儿童与外界的接触越来越多，而生理性防御机制尚不完善，容易发生呼吸道、胃肠道感染性疾病和近视、龋齿、肠寄生虫病等，要注意这些疾病的预防，帮助儿童了解一些基本的保健知识。

3. 培养良好的品德　要培养儿童懂礼貌、尊重师长、遵纪守法、爱护公物、保护环境的良好品德。鼓励他们积极参加集体活动，与同伴友好相处，互相学习，互相帮助，学会与人沟通，使儿童顺利地成为社会人。

4. 安全教育　通过安全教育让儿童了解防火、防触电、防溺水、防意外伤害的基本知识，增强儿童识别危险和认识危险的能力，同时要保护儿童身心不受侵犯的合法权益。

5. 自主能力培养　对学龄期儿童要注意培育学习兴趣，认真倾听孩子的心声，尊重孩子的情感，认真与孩子沟通，信任孩子，鼓励孩子克服困难，自己动脑筋解决问题，养成独立自主学习的习惯。

五、青春期保健

女孩 11~18 岁，男孩 13~20 岁为青春期。

（一）青春期的特点

青春期体格生长再度加速，需要合理安排生活，供给充足的营养；生殖系统发育增快，第二性征逐渐明显；智力飞跃发展。在心理发展和行为变化方面，青春期有着与其他人生阶段显著不同的特点，即心理成熟滞后于生理成熟，常出现心理及行为方面的不稳定。所以要及时进行生理、心理卫生和性知识的教育。

（二）保健要点

1. 保证充足的营养　青春期生长发育加快，营养素的需要量增加，要及时指导青少年选择营养适当（高蛋白质、高糖类、多种维生素、富含矿物质及微量元素）的食物和养成良好的饮食习惯，定时进餐；克服吃零食、偏食的不良饮食习惯，同时应注意防止营养过剩，预防肥胖症。

2. 养成健康的生活方式　青少年要合理安排生活、学习和工作，要保证充足的睡眠，以满足迅速成长的需要；坚持适当的体育运动和健康的娱乐活动，增强体质；养成良好的卫生习惯，减少感染性疾病的发生；自觉抵制烟、酒等不良习俗的诱惑，开始对自己的生活方式和健康负责任。

3. 青春期生理和心理卫生教育　生殖系统和性发育成熟是青春期的一个显著特点。要及时进行生理卫生教育，使他们了解自己的变化是正常生理现象，避免过分紧张。教育青少年理智地对待青春期的性冲动，要洁身自爱，男女之间正常交往，自觉抵制黄色书刊、录像等。对于女性要帮助她们了解经期卫生知识和乳房保健知识。

4. 法制教育　青少年思想活跃但不稳定，容易受到外界一些不健康和错误因素的影响。因此，需要接受系统的法制教育，自觉抵制腐化堕落思想的影响。

第三节 老年人保健

世界卫生组织(WHO)规定65岁以上为老年,我国规定65岁及以上常住居民为老年保健服务对象。老年时期是人一生中比较特殊的阶段,在这个阶段人的组织形态、生理功能、心理活动和社会适应度都将发生较大的变化。正确地认识老年人的这些变化特点,对于更有针对性地做好老年人的保健是十分重要的。

老年人保健是以维护和促进老年人健康为目的,通过健康教育、健康咨询、健康体检、生活质量评估、生活行为干预、功能训练等手段来实现的。当然,老年保健还应当包括政策、环境的支持及建立完善的医疗保险机制等多个方面。老年人从生理学、心理学及社会角度来评价是一个弱势人群,因而,他们更需要获得良好的医疗照顾。而老年人的生理学、心理学变化特点决定了老年保健的内容、手段和方法比普通成年人的要求更高,所涉及的领域更为宽广。

一、老年人的个体保健

(一)保持健康的心理

过度紧张有害于身心健康,但无所事事,百无聊赖,没有适度的紧张感也同样有害于身心健康。老年人虽然退休离开了工作岗位,但仍可以通过其他方式来充实生活。有很多老年人退休以后,能够很好地调整心态,积极寻找适合自己的一些活动,如上老年大学,学习书画、跳舞、摄影;从事社会公益事业,利用自己的专业特长充当顾问。这样,不仅能充实老年人的日常生活,而且提供了社会接触的机会。一个人的健康水平与其所履行的社会能力有密切的关系,老年人只有不断地与社会接触,才能增强其履行社会职责的能力,保持愉快的心情,维持生命的活力。此外,老年人应保持好奇心和积极性,激起对事物的广泛兴趣,从而体验到生活的乐趣。社会应组织老年人进行学习,提倡"活到老,学到老",通过不断地学习来满足老年人实现自我的需要,延缓身心老化。

为了维护老年人的心理健康,除了指导老年人进行心理自我保健外,应积极开展老年心理卫生知识的宣传,针对老年人某些比较严重的心理问题,提供专业的心理咨询。

(二)适量活动

长寿老人有一条重要的保健经验便是坚持锻炼和劳动。适当的锻炼能改善冠状动脉的血液供应,有助于防治冠心病,可以增大肺活量,提高血氧含量;可以增进食欲,防止胃肠功能失调;可以防止肌肉萎缩,使老年人保持轻松灵活的动作及各关节活动的正常幅度;通过锻炼可以消除精神紧张和焦虑,提高神经系统灵活性,消除沮丧心理,保持乐观舒畅的心情,从而促进身体健康,防止出现阿尔茨海默病。

适宜老年人的体育活动方式很多,如健身步行、健身跑、徒手操、太极拳、保健操等。经常进行保健按摩或气功锻炼也可收到显著效果。在进行体育锻炼时应注意运动量,一般以运动后心率增加30~40次或增加50%~70%为宜。若运动时全身有热感或微微出汗,运动后感到轻松愉快或稍有疲劳,食欲增进,睡眠良好,精神振作,表明运动量适当;如果在运动中出现严重的胸闷、气喘或出现心律失常等,应立即停止运动;如果运动后感到很疲乏、头晕、胸闷、气促、心悸、食欲减退,说明运动量过大,应适当减少。老年人不宜参加带有强烈竞赛性或突击性的紧张活动,也不宜长时间进行过于单调的重复活动。

(三)平衡膳食

老年人平衡膳食的原则是低动物脂肪(占总热量的 20%)、低胆固醇(每天摄入量少于 300 mg)、低盐(每天少于 6 g)、多膳食纤维、充足的维生素、合理的微量元素、足量的优质蛋白质及均衡的热量。

根据老年人的生理特点,在配膳烹调上提倡九宜:品种宜素少荤,质量宜鲜忌陈,主食宜杂少精,烹调宜软忌硬,调味宜淡忌咸,温度宜温勿寒,数量宜少勿多,饮料宜茶少酒,制作宜煮少煎。

(四)合理的睡眠

首先要指导老年人养成良好的睡眠习惯,包括按时作息,临睡前避免饮用对人体有兴奋作用的食品,避免参与具有刺激性的活动等。其次,指导老年人适当选用一些有助于促进睡眠的保健方法,如临睡前散步 20~30 min,或打太极拳 10~15 min,然后温水足浴 19~15 min;或采用气功导眠及自我按摩等方法。对于通过行为矫正和非药物治疗无效的病人可适当使用安眠药,但决不能滥用,而且仍然要与其他的非药物治疗方法配合起来。

(五)定期健康检查

老年人应当按照三级预防的原则做好疾病预防,尤其是筛检和周期性健康检查。老年人的重点检查项目包括体重、血压、听力、血脂、血糖、肝功能、大便潜血试验、肛门指检、眼底、心电图、胸部 X 线、B 超等,妇女要进行乳房、宫颈涂片及常规妇科检查。

老年人由于敏感性降低、反应迟钝、实质性器官功能减退,患病时自觉症状轻微且易出现神志不清和器官衰竭而使病情恶化,诊疗时应充分认识这一特点。尤其是 75 岁以上的高龄老人,以及独居、近期内住院、痴呆、行动困难的老人等,更应引起重视。

二、老年人的家庭与社区保健

针对老年人的心理、生理特点,建立和健全老年保健体系,做好家庭与社区老年保健,对于提高老年人身体素质、降低老年病的发病率具有重要意义。

(一)发挥家庭的保健作用

进入老年期,老年人面临的人际关系问题更多地转向家庭内部,因此家庭成员之间的关系就显得十分重要。家庭不和睦的原因,除经济因素外,还有时代差异的影响。两代人由于社会价值观、伦理道德观及生活方式的不一致,若彼此之间缺乏沟通和理解,很容易导致相互抱怨、争吵、指责,甚至发展到关系恶化。家庭不和时弱势的一方往往是老年人,造成对老年人的歧视和虐待,使老年人的心身健康受到损害。家庭是社会的基本单位,家庭成员要给老年人更多的情感和生活上的支持,创造一个宽松、和谐的家庭氛围。老年人会遇到许多生活压力事件,若老年人的家庭功能不良或家庭资源匮乏,则这些生活事件很难通过自我调适得到解除,就有可能发生家庭危机,使老年人的心身健康受到影响。

(二) 发挥社会支持系统的作用

老年是许多危机和应激因素集中于一起的时期。而老年人应对危机和应激源的能力相对不足,因此建立广泛的社会支持系统,大力发展老年人服务事业,在客观上为减轻老年人的社会心理压力创造了良好的条件。要建立完善的社会支持系统,首先要在街道、社区营造一种尊老、敬老的社会风气,并且为丰富老年人的精神文化生活积极创造条件。其次,政府部门在社区建设规划中要为老年人的生活、娱乐、医疗保健提供方便;同时要加强老年人的社会保障,维护老年人的合法权益。

(三) 开展社会监督服务

开展社会监督服务的目的在于监护那些受损伤或体质虚弱的独居老人。监护者应经常与老年人接触,可以通过电话、探望等方式开展有组织的、积极的服务,也可以利用小区管理人员和邻里的友好关系,及时发现患病老人,及时就医。

(四) 树立“敬老爱老”的社会风尚

敬老爱老是我国的传统美德,应动员全社会关心、爱护老年人,积极营造“敬老爱老”的社会风尚,这是做好老年保健工作的基础。

思 考 题

1. 孕产各期的主要保健内容有哪些?
2. 围绝经期综合征的临床特征是什么? 应如何保健?
3. 学龄前期和学龄期儿童的生理、心理特点是什么? 重点保健内容包括哪些?
4. 老年人的生理、心理、社会适应有什么特点? 老年人的健康管理包括哪些内容?
5. 简述妇女、儿童、老年人的《健康管理规范》。

(王勤荣　孙统达)

第十章 慢性非传染性疾病管理

学习提要：

随着社会经济发展、人口平均寿命延长和人们生活方式的改变，以心脑血管疾病、糖尿病、慢性阻塞性肺疾病、肿瘤等为代表的慢性非传染性疾病（noninfectious chronic disease，NCD，简称慢性病）已成为严重威胁我国人民健康的重要公共卫生问题，并成为医疗费用过度增长的重要原因。慢性病是一种长期累积的终身性疾病，且疾病的发生、发展受多种因素影响。因此，如果采用以疾病为导向的、单一的治疗或预防手段来处理，是不能有效遏制慢性病的发生和发展的，而且很难提高慢性病病人的生命质量。疾病管理（disease management）是以整个疾病（包括并发症）发生和发展的自然过程，通过预防、保健、医疗、康复等手段，主动地为慢性病病人和慢性病高危人群提供系统的、连续的医疗保健服务。所以，现代的疾病管理是以病人为中心，重视疾病发生和发展的全过程，强调对目标人群所有成员的健康负责。通过本章学习，要求掌握慢性病的主要危险因素、慢性病预防策略，高血压病的社区管理，糖尿病的社区管理。熟悉高血压病、糖尿病的危险因素干预和疾病的连续性管理流程。

第一节 以社区为导向的慢性病管理

实施以社区为导向的慢性病管理主要基于：① 符合人口动力学原则，是对全人群、全生命过程的服务；② 社区为导向的慢性病防治能最有效地动员社会资源，降低医疗成本；③ 通过社区综合可以最大限度地实现预防、保健、治疗、康复服务的一体化；④ 社区综合防治最符合卫生经济学原则。根据全球慢性病控制得出的结论，开展社区健康促进和人群防治是迄今为止最经济、最有效的慢性病控制策略。

一、慢性病流行现状

非传染性疾病是全球主要死因，每年致死人数比所有其他病因致死人数的总和还多。2008 年，全球共有 5 700 万人死亡，其中 3 600 万人死于非传染性疾病，占总死亡人数的 63%。心血管疾病引起的非传染性疾病死亡数最多，每年造成 1 700 万人死亡，其次是癌症（760 万人）、呼吸系统疾病（420 万人）以及糖尿病（130 万人），这 4 类疾病约占非传染性疾病死亡病例总数的 80%。若不采取行动，预计到 2030 年全球非传染性疾病的流行将导致 5 200 万人死亡。我国 2008 年慢性非传染性疾病患病率为 157.4‰。前 10 种慢性疾病患病率为：高血压 54.9‰、糖尿病 10.7‰、胃肠炎 10.7‰、类风湿关节炎 10.2‰、脑血管病 9.7‰、椎间盘疾病 9.5‰、慢性阻塞性肺疾病 6.9‰、缺血性心脏病 6.0‰、胆结石胆囊炎 5.1‰、消化性溃疡 3.3‰。

二、慢性病危险因素

慢性病的发生与不健康的生活方式、行为和不健康的环境密切相关，而且多种慢性病有着相同的危险因素。因此，减少慢性病的一个重要方式就是将重点放在减少与这些疾病有关的危险因素上，主要是烟草使用、酒精使用、不健康饮食和缺乏运动。

1. 吸烟　与许多慢性病的发生有关，有人认为至少有 20 种，如心脑血管病、慢性阻塞性肺疾病、肺癌、食管癌、膀胱癌、胃癌、口腔癌和胰腺癌等。吸烟的致病作用在很多疾病中具有剂量-反应关系，如肺癌与每天吸烟量、吸烟持续年限、吸烟开始的年龄等均呈剂量-反应关系。同时，吸烟与很多危险因素有交互作用，如与饮酒、高脂血症、家属遗传史、某些病毒感染等。吸烟不仅在疾病的早期阶段起作用，而且可能对疾病的整个过程都有影响。

2. 酗酒　与很多癌症、肝疾病、心血管疾病有关。在癌症中主要与口腔、咽、食管和喉癌有关，与女性乳腺癌及男性结肠、直肠癌也有一定关系。

3. 不合理膳食　慢性病的发生与膳食结构、食物摄入量有关，而膳食因素与血脂水平、肥胖也有很大关系。脂肪摄入过多与心血管疾病及癌症的发生有密切关系。癌症中主要与乳腺癌、结肠癌和前列腺癌有关，冠心病发病与饱和脂肪酸的摄入水平、血总胆固醇、低密度脂蛋白和三酰甘油水平呈正相关。肥胖和超重可以引起很多疾病，如冠心病、高血压、脑血管疾病、糖尿病等。在超重者中，高血压的患病率是正常体重者 4 倍；某些癌症，如乳腺癌、子宫内膜癌和膀胱癌的发生与超重有一定关系。维生素缺乏可以引发很多慢性病，如摄入维生素 A 不足与某些癌症的发病有关，食物中纤维素的含量与肠道肿瘤的发病有关。膳食因素中，与慢性病发生有关的还有微量元素、食盐、食物的加工和烹调以及进食方式等。

4. 缺少体力活动　由于现代交通工具的不断更新、工作与生活条件的改善，人们体力活动的时间逐渐减少，强度日益减弱。缺乏体力活动是慢性病发病的主要危险因素之一，如冠心病、高血压、脑血管疾病、糖尿病、多种癌症、骨质疏松、龋病等的发生都与缺少体力活动有关。

以上列举的是与慢性病发生密切相关的主要危险因素。然而，慢性病的发生与流行往往不是单种因素引起，而是多种危险因素综合作用的结果。同时，多种因素的作用也不是单因素作用的简单相加，各种因素之间相互作用的模式比较复杂，要注意各种因素的协同作用。

三、慢性病预防策略

在疾病自然史的每一个阶段，都可以采取措施防止疾病的发生或恶化。因而慢性病预防也可以根据疾病的自然史相应地分为三级：第一级预防为病因预防，第二级预防为“三早”预防，第三级预防为防止伤残和促进康复。慢性病预防应根据不同人群采取不同的预防策略。

（一）一级预防

慢性病的一级预防主要针对全人群，通过健康促进、健康教育和社区干预等方法帮助人们养成不吸烟、不酗酒、多参加户外活动、合理膳食等健康生活方式。研究显示，通过改变生活方式可防止 80% 的冠心病和 90% 的 2 型糖尿病的发生。通过合理饮食，坚持体育锻炼和保持正常体重可以预防 1/3 的癌症。

（二）二级预防

筛检和周期性健康检查(periodic health examination,PHE)是二级预防的重要内容。通过筛检试验,能及时发现疾病前期的疑似病人,可改善预后,提高生存率。周期性健康检查是应用格式化的健康检查表,针对不同年龄、性别、职业存在的不同健康问题或危险因素而设计的终生性健康检查计划。在设计这种计划时,必须通过流行病学调查,明确本地区主要慢性病的排序及其分布特征。然后,根据周期性健康检查方案设计的基本原则(与筛检原则基本相同),为个体制订出周期性健康检查的实施计划。

（三）三级预防

对慢性病病人进行及时有效治疗的同时配合心理和躯体的康复措施,可减少并发症与残疾,提高生活质量。选择康复措施应注意:① 疗效确切,对病人的躯体与心理状况均有改善;② 价格适宜,广大病人能承受;③ 不良反应小,没有远期并发症;④ 操作比较简便。

（四）慢性病社区管理流程

1. 社区诊断　是指在开展慢性病防治之前,先摸清:① 本地区威胁人群健康的主要慢性病的基本情况,明确影响上述疾病高发的主要危险因素,了解易患人群及其特征;② 确定社区的主要公共卫生问题,寻找造成这些公共卫生问题的可能原因和影响因素,确定本社区卫生服务要解决的优先问题与重点干预人群;③ 为慢性病综合防治效果的评价提供基线数据。

社区诊断的内容包括:① 本社区主要慢性病的死亡、现患和发病情况;② 本社区的人口学特征;③ 本社区主要慢性病的主要危险因素及其分布特征;④ 社区疾病防治环境支持系统的现状,包括卫生人力、财力、物力、技术及政策、机构情况;⑤ 慢性病防治效果评价;⑥ 社区人群主要慢性病的知识、态度、行为。

社区诊断的方法包括对本社区已有数据和资料的分析和评价,专题抽样调查以及社区慢性病防治研究。

2. 社区综合防治规划　慢性病的社区综合防治规划是在社区诊断工作完成后,以保护和增进社区内人群健康为目的,针对社区内影响居民健康的主要慢性病和优先解决的健康问题,规划和配置社区内社会资源和卫生资源,明确综合防治的基本步骤、基本措施、实施方法和评价方法的决策程序和工作流程。其内容包括:① 明确社区综合防治规划的目标;② 明确社区内的目标人群及特征;③ 确定主要卫生问题的影响因素和可干预因素;④ 确定工作步骤和计划进度;⑤ 确定评价方法和标准。

3. 社区干预　是以社区为基础,充分发挥社区政府部门、医疗保健机构和社区居民的作用,根据社区诊断结果,针对主要公共卫生问题及不同目标人群,以健康教育和健康促进为主要手段,促进政策、环境改变和人们生活行为方式转变,以提高人群自我保健意识和社区整体健康水平。社区干预的基本措施包括:① 政策支持:主要通过政府部门出台一些有利于控制慢性病的指导性意见,如社区健康促进、控烟、合理膳食、社区环境保护等方面的规定。② 健康教育:以社区为基本单位,开展广泛的社会动员,促进群众树立健康的信念和健康意识,改变不良生活方式,改善社区卫生状况,提高群体健康水平。③ 行为干预:结合社区卫生服务,按照慢性非传染性疾病诊疗规范的要求,开展从群体防治着眼,个体服务入手的慢性病诊疗服务。④ 针对不同人群,如一般人群、高危人群、患病人群,制订相应的连续性干预方案。

4. 疾病监测　包括慢性病死因监测、疾病患病情况监测、行为危险因素监测、人文环境监测和自然环境监测等。在社区慢性病管理中,利用“病情流程表”可以很好地监测个体慢性病发生、发展的病情变化和治疗效果。

第二节　慢性病社区管理举例

一、高血压社区管理

高血压是导致心脏病、脑血管病、肾病发生和死亡的最主要的危险因素,是全球人类最常见的慢性病。心脑血管病死亡居我国居民死亡原因首位,已成为威胁我国居民健康的重大疾病。心脑血管病的发生和死亡一半以上与高血压有关,控制高血压是防治心脑血管病的关键。高血压除本身的直接危害外,主要是造成心、脑、肾等靶器官的损害,从而导致病人生活质量下降、致残和致死。高血压防治的关键在于对高血压病人进行有效的连续性管理,大部分的高血压病人就诊于城镇社区和乡村卫生服务机构,基层是防治高血压的主战场,社区管理是国际公认的高血压最佳管理模式。通过学习,要掌握高血压的主要危险因素、诊断与评估流程、常用药物治疗和人群预防;熟悉高血压的鉴别诊断、非药物治疗措施和特殊人群治疗。

(一)高血压的危险因素

原发性高血压是遗传因素与环境因素长期相互作用的结果,其中不良生活方式起着至关重要的作用。

1. 超重和肥胖　中国成人超重为体质指数(BMI)≥24 kg/m^2,肥胖为 BMI≥28 kg/m^2。超重人群高血压患病率高(BMI≥24 kg/m^2 者患高血压的危险是体重正常者的 3~4 倍),是高血压发病的主要危险因素之一,减重可以对多种高危因素进行调节。

2. 膳食结构　高盐低钾膳食是高血压发病的主要危险因素之一。我国人群食盐摄入量高于西方国家。北方人群食盐摄入量每人每天 12~18 g,南方为 7~8 g。膳食钠摄入量与血压水平呈显著相关性。在控制了总热量后,膳食钠与收缩压及舒张压的相关系数分别达到 0.63 及 0.58。人群平均每人每天摄入食盐增加 2 g,则收缩压和舒张压分别升高 2.0 mmHg 及 1.2 mmHg(1 mmHg=0.133 kPa)。限盐可以改善心血管病危险的长期预后。

3. 饮酒　中度以上饮酒是高血压发病的危险因素之一。按每周至少饮酒 1 次为饮酒计算,我国中年男性人群饮酒率为 30%~66%,女性为 2%~7%。其中,男性饮酒超过 20~30 g/d,女性饮酒超过 10~15 g/d 即为过量饮酒。长期过量饮酒能引起并加重高血压,损害心、脑血管。酒对血压的影响分为急性效应和慢性效应。急性效应指酒后数小时的影响,一般认为酒后血管扩张,血流加速,可暂时引起血压降低,但心率加快,心排血量增加,对心脏有一定的损害。

慢性效应即饮酒数日后可引起血压上升,饮酒越多,血压越高。

4. 吸烟　是公认的心脑血管疾病发生的重要危险因素。吸烟造成的损害是由吸烟时间和数量决定的,是一种剂量-反应关系。

5. 缺乏体力活动　运动有助于减少超重或肥胖及胰岛素抵抗的发生率,可降低高血压患者的血压。

6. 精神应激　长期精神紧张、烦恼,环境的恶性刺激,以及劳累、睡眠不足,焦虑、恐惧及抑郁等不良心理都可导致高血压的发生。

7. 糖尿病和胰岛素抵抗　糖尿病是动脉粥样硬化性疾病的明确危险因素。血清胰岛素水平与心血管病的许多危险因素显著相关,如高三酰甘油、低高密度脂蛋白胆固醇(HDL-C)、超重和肥胖、高血压、高血清胆固醇和高尿酸等。

8. 超敏C-反应蛋白　美国 Howard D. Sesso 等研究者进行了一项前瞻性定群研究,测量超敏C-反应蛋白水平并观察高血压事件的发生。结果显示,超敏C-反应蛋白与发生高血压的危险性增加显著相关。

9. 代谢综合征　是以糖代谢异常(糖尿病或糖调节受损)、高血压、血脂异常、中心型肥胖等多种主要疾病或危险因素在个体聚集为特征的一组临床症候群。它从本质上体现了多种与代谢有关的疾病或危险因素同时出现在一个个体身上,互相协同、互为因果,产生了比单一病因作用更强的致病作用。高血压既是代谢综合征的重要危险因素之一,又是受其影响的主要疾病。

(二) 高血压的诊断

收缩压≥140 mmHg 和舒张压≥90 mmHg 为收缩期和舒张期(双期)高血压;收缩压≥140 mmHg,而舒张压<90 mmHg 为单纯收缩期高血压(ISH);收缩压<140 mmHg,而舒张压≥90 mmHg 为单纯舒张期高血压。

1. 病史采集

(1) 病史　了解高血压发病时间(年龄),血压最高水平和一般水平,伴随症状,降压药使用情况及治疗反应;尤其注意有无继发性高血压症状。

(2) 个人史　了解个人生活方式,包括饮食习惯(油脂、盐摄入)和嗜好(酒精摄入量,吸烟情况),体力活动量,体重变化;女性已婚患者,注意询问月经及避孕药使用情况。

(3) 既往史　了解有无冠心病、心力衰竭、脑血管病、外周血管病、糖尿病、痛风、血脂异常、支气管痉挛、睡眠呼吸暂停综合征、肾疾病等病史。

(4) 家族史　询问高血压、糖尿病、冠心病、脑卒中家族史及其发病年龄。

(5) 社会心理因素　了解家庭、工作、个人心理及文化程度等情况。

2. 血压测量

(1) 测量前 1 h 内应避免进行剧烈运动、进食、喝含咖啡的饮料、吸烟、服用影响血压的药物,精神放松、排空膀胱,至少安静休息 5 min 后再开始测量。

(2) 至少测量 2 次,间隔 1~2 min,若 2 次测量结果相差比较大,应再次测量。

(3) 采用标准袖带(长 12~13 cm,宽 35 cm),袖带的大小适合患者的上臂臂围,至少覆盖上臂臂围的 2/3。

(4) 裸露右上臂,上臂及血压计与心脏处同一水平。老年人、糖尿病患者及出现直立性低血压情况者,应加测站立位血压。

(5) 将袖带紧贴缚在被测者上臂,袖带下缘应在肘弯上 2.5 cm。用水银柱式血压计时将听诊器胸件置于肘窝肱动脉搏动明显处。

(6) 在放气过程中仔细听取柯氏音,观察柯氏音第Ⅰ时相(第Ⅰ音)和第Ⅴ时相(消失音)。收缩压读数取柯氏音第Ⅰ音,舒张压读数取柯氏音第Ⅴ音。12 岁以下儿童、妊娠妇女、严重贫血、甲状腺功能亢进、主动脉瓣关闭不全及柯氏音不消失者,以柯氏音第Ⅳ音(变音)作为舒张压读数。

(7) 确定血压读数:所有读数均应以水银柱凸面的顶端为准;读数应取偶数(0、2、4、6、8),医疗记录中血压尾数 0、2、4、6、8 的分布应均匀。电子血压计以显示血压数据为准。

(8) 应间隔 1~2 min 重复测量,取 2 次读数平均值记录。如果收缩压或舒张压的 2 次读数相差 5 mmHg 以上,应再次测量,以 3 次读数平均值作为测量结果。血压测量有 3 种方式,即诊室血压、自测血压、动态血压。诊室血压是指患者在医疗单位由医护人员测量的血压,现主要用水银血压计。目前,高血压诊断一般以诊室血压为准。

3. 实验室检查

(1) 常规检查　包括血糖(空腹为宜)、高密度脂蛋白胆固醇(HDL-C)、低密度脂蛋白胆固醇(LDL-C)、三酰甘油(TAG)、血尿酸、血肌酐、血钾、血红蛋白、尿液分析和心电图等。

(2) 推荐的检查　通常可选择心脏超声、C-反应蛋白、尿微量白蛋白、尿蛋白定量、眼底镜检查、胸片和颈动脉超声等。

4. 靶器官损害的症状和体征

(1) 心脏　心悸、胸痛、心脏杂音、下肢水肿。

(2) 脑和眼　头晕、视力下降、感觉和运动异常。

(3) 肾　多尿、血尿、泡沫尿,腹部有无肿块,腰部及腹部血管性杂音。

(4) 周围血管　间歇性跛行,四肢血压,脉搏,血管杂音,足背动脉搏动减弱。

5. 排除继发性高血压　以下几种情况应警惕继发性高血压的可能:

(1) 发病年龄小于 30 岁。

(2) 高血压程度严重(如高血压 3 级及以上)。

(3) 血压升高伴肢体肌无力或麻痹,常呈周期性发作。

(4) 夜尿增多,尿中泡沫增多或有肾疾病史。

(5) 阵发性血压升高,发作时伴头痛、心悸、皮肤苍白及多汗等。

(6) 下肢血压明显低于上肢,双侧上肢血压相差 20 mmHg 以上,腹主动脉、股动脉和其他下肢动脉搏动减弱或不能触及。

(7) 降压效果差,血压不易控制。

(8))夜间睡眠时打鼾并出现呼吸暂停。

(三) 高血压的危险性

1. 血压升高程度　高血压的危险性与血压升高程度密切相关,血压水平分级见表 10-1。

表 10-1 高血压简化危险分层

高血压分级(mmHg)	危险因素	靶器官损害	临床疾患
1 级:140~159/90~99	年龄≥55 岁	左心室肥厚	脑血管病
2 级:160~179/100~109	吸烟	颈动脉内膜增厚,斑块	心脏病
3 级:≥180/110	血脂异常	肾功能受损	肾疾病
	早发心血管病家族史		周围血管病
	肥胖		视网膜病变
	缺乏体力活动		糖尿病

根据患者血压水平、存在的危险因素、靶器官损害及伴发的临床疾患进行危险分层。可分为:

低危:1 级高血压,且无其他危险因素。

中危:2 级高血压,1 级高血压并伴 1~2 个危险因素。

高危:3 级高血压,高血压 1 或 2 级伴≥3 个危险因素,高血压伴任何一项靶器官损害,高血压并存任何一项临床疾患。

2. 血压升高对心血管发病的影响

(1) 高血压是脑卒中发病的最重要危险因素　我国七城市脑卒中预防研究表明,血压水平与脑卒中发生危险密切相关,收缩压每升高 10 mmHg,脑卒中危险就增加 25%。

(2) 高血压是冠心病发病的危险因素　我国首钢集团男性冠心病危险因素的前瞻性研究显示,收缩压 120~139 mmHg 时,冠心病相对危险比收缩压<120 mmHg 者增高 40%,比 140~149 mmHg 者增加 1.3 倍。

(3) 血压升高增加心力衰竭和肾疾病的危险　有高血压病史者的心力衰竭危险比无高血压病史者高 6 倍;舒张压每降低 5 mmHg,可使发生终末期肾病的危险减少 1/4。

(4) 脉压对老年人心血管发病的影响　国外学者研究表明,60 岁以上老年人基线脉压与心血管性死亡、脑卒中和冠心病发病呈显著正相关。我国的研究提示,老年心脑血管病病人的脉压水平与脑卒中再发有关。

3. 心血管病发生的其他危险因素　心血管病发生的其他危险因素包括年龄(男性>55 岁,女性>65 岁)、性别(男性)、吸烟、血脂异常、超重和肥胖、糖尿病和胰岛素抵抗、C-反应蛋白增高、缺少体力活动、早发心血管疾病家族史(一级亲属发病年龄:男性<55 岁,女性<65 岁)。

4. 并存的相关疾病　包括:① 脑血管疾病:缺血性脑卒中、出血性脑卒中、短暂性脑缺血发作;② 心脏疾病:心绞痛、心肌梗死、慢性心力衰竭;③ 糖尿病;④ 肾疾病:糖尿病肾病、肾衰竭;⑤ 重度高血压性视网膜病变:出血或渗出、视盘水肿。

(四) 高血压治疗

1. 治疗目标

(1) 高血压病人的首要治疗目标是最大限度地降低长期心血管发病和死亡的总危险。这需要治疗所有已明确的可逆的危险因素,包括不良生活行为方式、血脂异常和糖尿病等,在治疗高血压的同时要合理控制并存的相关疾病。

(2) 普通高血压病人的血压应严格控制在140/90 mmHg以下,糖尿病和肾病病人的血压则应降至130/80 mmHg以下,老年人收缩压降至150 mmHg以下。

2. 非药物治疗　包括提倡健康生活方式,消除不利于心理和身体健康的行为和习惯,以减少高血压以及其他心血管病的发病危险,具体内容包括:

(1) 减重　体重指数应控制在24以下,高血压患者体重减少10%,则可使胰岛素抵抗、糖尿病、高脂血症和左心室肥厚得到改善。另一方面则需增加体育锻炼,如跑步、太极拳、健美操等。

(2) 合理膳食

1) 减少钠盐　每人每日食盐量不超过6 g。

2) 减少膳食脂肪　改善动物性食物结构,减少含脂肪高的猪肉,增加含蛋白质较高而脂肪较少的禽类及鱼类。脂肪占总热量<30%,蛋白质占总热量15%左右,动物蛋白占总蛋白质20%。蛋白质质量依次为:奶、蛋;鱼、虾;鸡、鸭;猪、牛、羊肉;植物蛋白,其中豆类最好。

3) 注意补充钾和钙　中国膳食低钾、低钙,应增加含钾多含钙高的食物,如绿叶菜、鲜奶、豆类制品等。

4) 多吃蔬菜和水果　研究证明,增加蔬菜或水果摄入,减少脂肪摄入可使收缩压和舒张压有所下降。

(3) 戒烟控酒　科学戒烟,WHO对酒的新建议是:酒,越少越好。

(4) 增加体力活动　对中老年人应包括有氧、伸展及增强肌力练习三类,具体项目可选择步行、慢跑、太极拳、门球、气功等。运动强度指标可用运动时上限心率170减去年龄来计算。运动频度一般要求每周3~5次,每次持续30 min即可。

(5) 减轻精神压力　保持平衡心理。对有精神压力和心理不平衡的人,应减轻精神压力和改变心态,要正确对待自己、他人和社会,积极参加社会和集体活动。

3. 药物治疗

(1) 药物治疗原则

1) 小剂量开始　采用较小的有效剂量以获得可能有的疗效而使不良反应最小。

2) 24 h平稳降压　为了有效地防止靶器官损害,要求每天24 h内血压稳定于目标范围内,以防止从夜间较低血压到清晨血压突然升高而致猝死、脑卒中或心脏病发作。

3) 降压效果增大而不增加不良反应　用低剂量单药治疗疗效不满意的可以采用两种或多种降压药物联合治疗。

(2) 常用降压药物　见表10-2。

表10-2　常用降压药

分类	名称	参考剂量(日)	分服次数(日)	主要不良反应
钙拮抗剂(CCB):二氢吡啶	尼群地平	10~30 mg	2	水肿、头痛、潮红
	非洛地平缓释片	2.5~20 mg	1	水肿、头痛、潮红
	硝苯地平	10~30 mg	2~3	水肿、头痛、潮红
	硝苯地平控释片	30~60 mg	1~2	水肿、头痛、潮红

续表

分类	名称	参考剂量(日)	分服次数(日)	主要不良反应
	硝苯地平缓释片	10~20 mg	2	水肿、头痛、潮红
	拉西地平	4~8 mg	1	水肿、头痛、潮红
	氨氯地平	2.5~10 mg	1	水肿、头痛、潮红
	左旋氨氯地平	2.5~5 mg	1	水肿、头痛、潮红
非二氢吡啶	地尔硫䓬	90~360 mg	1~2	抑制心脏传导及心功能
	维拉帕米	80~240 mg	2~3	抑制心脏传导及心功能
血管紧张素转换酶抑制剂(ACEI)	卡托普利	25~100 mg	2~3	血钾高、血管神经性水肿
	依那普利	5~40 mg	1~2	血钾高、血管神经性水肿
	贝那普利	5~40 mg	1~2	血钾高、血管神经性水肿
	雷米普利	1.25~20 mg	1	血钾高、血管神经性水肿
	福辛普利	10 mg	1	血钾高、血管神经性水肿
	赖诺普利	5~40 mg	1	血钾高、血管神经性水肿
血管紧张素Ⅱ受体拮抗剂(ARB)	氯沙坦	25~100 mg	1	血钾高、血管神经性水肿
	缬沙坦	80~160 mg	1	血钾高、血管神经性水肿
	替米沙坦	20~80 mg	1	血钾高、血管神经性水肿
	厄贝沙坦	150~300 mg	1	血钾高、血管神经性水肿
	坎地沙坦	8~32 mg	1	血钾高、血管神经性水肿
利尿药	氢氯噻嗪	6.25~25 mg	1	血钾减低,血钠减低,血尿酸升高
	氯噻酮	12.5~25 mg	1	血钾减低,血钠减低,血尿酸升高
	吲达帕胺	0.625~2.5 mg	1	血钾减低,血钠减低,血尿酸升高
	吲达帕胺缓释片	1.5 mg	1	血钾减低,血钠减低,血尿酸升高
	呋塞米	20~80 mg	2	血钾减低
	氨苯蝶啶	25~100 mg	1~2	血钾增高
	螺内酯	25~50 mg	1~2	血钾增高
β阻滞剂				支气管痉挛,心功能抑制
	普萘洛尔	30~90 mg	2~3	
	美托洛尔	50~100 mg	1~2	
	阿替洛尔	12.5~50 mg	1~2	
	倍他洛尔	5~20 mg	1	
	比索洛尔	2.5~10 mg	1	
中枢作用药物	可乐定	0.1~0.8 mg	2~3	低血压
	甲基多巴	250~1 000 mg	2~3	肝功能损害,免疫失调
	莫索尼定	0.2~0.4	1	镇静

（3）降压药物的选择　应综合考虑下列因素：患者存在的其他心血管病危险因素，有无靶器官损害、心血管病、肾疾病及糖尿病等，有无影响降压药物使用的其他伴随疾病，与现用的其他药物有无相互作用，所选药物的疗效如何，患者长期治疗的经济承受能力等。

1）钙拮抗剂　适用于大多类型高血压，尤对老年高血压、单纯收缩期高血压、稳定型心绞痛、冠状或颈动脉粥样硬化、周围血管病患者适用。可单药或与其他4类药联合应用。对伴有心力衰竭或心动过速者应慎用二氢吡啶类钙拮抗剂，对不稳定性心绞痛者不用硝苯地平。少数患者可有头痛、踝部水肿、牙龈增生等不良反应。

2）血管紧张素转换酶抑制剂（ACEI）　降压作用明确，保护靶器官证据较多，对糖脂代谢无不良影响；适用于1~2级高血压，尤对高血压合并慢性心力衰竭、心肌梗死后、心功能不全、糖尿病肾病、非糖尿病肾病、代谢综合征、蛋白尿/微量白蛋白尿患者有益。可与小剂量噻嗪类利尿剂或二氢吡啶类钙拮抗剂合用。对双侧肾动脉狭窄、妊娠、高血钾者禁用；注意咳嗽等不良反应，偶见血管神经性水肿。

3）血管紧张素Ⅱ受体拮抗剂（ARB）　降压作用明确，保护靶器官作用确切，对糖脂代谢无不良影响；适用于1~2级高血压，尤对高血压合并左心室肥厚、心力衰竭、心房颤动，糖尿病肾病、代谢综合征、微量白蛋白尿、蛋白尿患者有益，也适用于ACEI引起的咳嗽患者。可与小剂量噻嗪类利尿剂或二氢吡啶类钙拮抗剂合用。对双侧肾动脉狭窄、妊娠、高血钾者禁用，偶见血管神经性水肿等不良反应。

4）利尿剂　降压作用明确，小剂量噻嗪类利尿剂适用于1级高血压，常规剂量噻嗪类利尿剂适用于1~2级高血压或脑卒中二级预防，也是难治性高血压的基础药物之一。利尿剂尤对老年高血压、心力衰竭患者有益。可与ACEI/ARB、钙拮抗剂合用，但与β受体阻滞剂联合时注意对糖脂代谢的影响。慎用于有糖脂代谢异常者。大剂量利尿剂对血钾、尿酸及糖代谢可能有一定影响，要注意检查血钾、血糖及尿酸。

5）β受体阻滞剂　降压作用明确，小剂量适用于伴心肌梗死后、冠心病心绞痛或心率偏快的1~2级高血压。对心血管高危患者的猝死有预防作用。可与二氢吡啶类钙拮抗剂合用。对哮喘、慢性阻塞性肺气肿、严重窦性心动过缓及房室传导阻滞患者禁用，慎用于糖耐量异常者或运动员。注意支气管痉挛、心动过缓等副作用，长期使用注意对糖脂代谢的影响。

6）α受体阻滞剂　适用高血压伴前列腺增生患者，但直立性低血压者禁用，心力衰竭者慎用。开始用药应在入睡前，以防直立性低血压发生。使用中注意测量坐立位血压。

7）固定复方制剂　为常用的一类高血压治疗药物，其优点是使用方便，可改善治疗的依从性，应用时注意其相应组成成分的禁忌证或不良反应。

（4）特殊人群的降压治疗

1）老年人　血压应逐步降低，体质较弱者尤其应注意出现直立性低血压。老年人多有危险因素、靶器官损害和心血管病，常需多药合用。老年高血压的收缩压控制目标为150 mmHg。对于合并前列腺肥大的老年人可优先使用α受体阻滞剂。

2）冠心病患者　稳定性心绞痛患者首选β受体阻滞剂或长期作用钙拮抗剂或ACEI，急性冠状动脉综合征患者选用β受体阻滞剂和ACEI，心肌梗死后患者用ACEI、β受体阻滞剂和醛固酮拮抗剂。

3）心力衰竭患者　症状较轻者用ACEI和β受体阻滞剂，症状较重的将ACEI、β受体阻滞剂、ARB 和醛固酮受体拮抗剂与袢利尿剂合用。

4）糖尿病高血压患者　为避免肾和心血管的损害，应将血压降至 130/80 mmHg 以下，因此常需联合用药。首选 ACEI 或 ARB，必要时用钙拮抗剂、噻嗪类利尿剂、β 受体阻滞剂。ACEI 对 1 型糖尿病防止肾损害有益。

5）慢性肾病患者　ACEI、ARN 有利于防止肾病进展，重度患者可合用袢利尿剂。

（5）原发性高血压患者的连续性管理　原发性高血压是一种需要长期治疗的慢性疾病，因此，对患者的病情变化及治疗情况通过连续记录，实施动态管理是非常重要的。在实际工作中可根据患者的具体情况使用《高血压患者随访服务记录表》（表 10-3），把患者每次就诊时的情况都记录在表上，并根据记录情况及时对患者的病情及其疗效做出分析，以便对患者的预后做出科学的评估，对治疗方案做出及时调整。

二、糖尿病管理

糖尿病是一组以血糖升高为特征的代谢性疾病群。引起血糖升高的病理生理机制是胰岛素分泌缺陷和（或）胰岛素作用缺陷。血糖明显升高时可出现多尿、多饮、体重减轻，有时尚可伴多食及视物模糊。糖尿病可危及生命的急性并发症为酮症酸中毒及非酮症性高渗综合征。糖尿病患者长期血糖升高可致器官组织损害，引起脏器功能障碍以致功能衰竭。若对糖尿病不采取有效的管理，将降低糖尿病患者的生活质量，增加病死率。

（一）糖尿病的危害性

1. 高患病率　国际糖尿病联盟 2009 年公布的数据表明，全球有糖尿病患者 2.85 亿，按目前速度增长的话，估计到 2030 年全球将有近 5 亿人患糖尿病。2007—2008 年，全国 14 个省份进行了糖尿病的流行病学调查。通过加权分析，在考虑性别、年龄、城乡分布和地区差别的因素后，估计我国 20 岁以上的成年人糖尿病患病率为 9.7%，中国成人糖尿病总数达 9 240 万，其中农村 4 310 万，城市 4 930 万左右。我国可能已成为糖尿病患病人数最多的国家。

2. 致残、致死性　糖尿病的并发症分为微血管并发症和大血管并发症。糖尿病的并发症与很多因素有关，包括遗传、年龄、性别、血糖控制水平、糖尿病病程以及其他心血管危险因素等。中华医学会糖尿病学分会慢性并发症调查组报告，住院 2 型糖尿病并发症患病率分别为：高血压 34.2%，脑血管病 12.6%，心血管病 17.1%，下肢血管病 5.2%。

3. 心理障碍　糖尿病是一种终身性疾病，不仅对人体损害严重，而且带来沉重的经济负担。因而对患者的精神压力很大，其心理障碍的发生率可高达 30%~50%。

4. 沉重的经济负担　糖尿病的慢性血管并发症对患者的生命和生活质量威胁极大，给家庭以及患者个人带来沉重的经济负担。2010 年，全世界 11.6%的医疗卫生费用花费在防治糖尿病上，世界卫生组织估计 2005—2015 年中国由于糖尿病及相关心血管疾病导致的经济损失达 5 577 亿美元。

（二）糖尿病的诊断及分型

糖尿病的诊断由血糖水平确定，判断为正常或异常的分割点主要是依据血糖水平对人类健康的危害程度人为制定的。

表 10-3 高血压患者随访服务记录表

姓名：　　　　　　　　　　　　　　　　编号□□□-□□□□□

随访日期		年 月 日	年 月 日	年 月 日	年 月 日
随访方式		1门诊 2家庭 3电话 □	1门诊 2家庭 3电话 □	1门诊 2家庭 3电话 □	1门诊 2家庭 3电话 □
症状	1无症状 2头痛头晕 3恶心呕吐 4眼花耳鸣 5呼吸困难 6心悸胸闷 7鼻出血不止 8四肢发麻 9下肢水肿	□/□/□/□/□/□/□/□ 其他：	□/□/□/□/□/□/□/□ 其他：	□/□/□/□/□/□/□/□ 其他：	□/□/□/□/□/□/□/□ 其他：
体征	血压（mmHg）				
	体重（kg）	/	/	/	/
	体质指数	/	/	/	/
	心率				
	其他				
生活方式指导	日吸烟量（支）	/	/	/	/
	日饮酒量（两）	/	/	/	/
	运动	次/周 min/次 次/周 min/次	次/周 min/次 次/周 min/次	次/周 min/次 次/周 min/次	次/周 min/次 次/周 min/次
	摄盐情况（咸淡）	轻/中/重 /轻/中/重	轻/中/重 /轻/中/重	轻/中/重 /轻/中/重	轻/中/重 /轻/中/重
	心理调整	1良好 2一般 3差 □	1良好 2一般 3差 □	1良好 2一般 3差 □	1良好 2一般 3差 □
	遵医行为	1良好 2一般 3差 □	1良好 2一般 3差 □	1良好 2一般 3差 □	1良好 2一般 3差 □
辅助检查*					
服药依从性		1规律 2间断 3不服药 □	1规律 2间断 3不服药 □	1规律 2间断 3不服药 □	1规律 2间断 3不服药 □
药物不良反应		1无 2有______ □	1无 2有______ □	1无 2有______ □	1无 2有______ □
此次随访分类		1控制满意 2控制不满意 3不良反应 4并发症 □	1控制满意 2控制不满意 3不良反应 4并发症 □	1控制满意 2控制不满意 3不良反应 4并发症 □	1控制满意 2控制不满意 3不良反应 4并发症 □

续表

用药情况	药物名称 1								
	用法用量	每日 次	每次 mg	每日 次	每次 mg	每日 次	每次 mg	每日 次	每次 mg
	药物名称 2								
	用法用量	每日 次	每次 mg	每日 次	每次 mg	每日 次	每次 mg	每日 次	每次 mg
	药物名称 3								
	用法用量	每日 次	每次 mg	每日 次	每次 mg	每日 次	每次 mg	每日 次	每次 mg
	其他药物								
	用法用量	每日 次	每次 mg	每日 次	每次 mg	每日 次	每次 mg	每日 次	每次 mg
转诊	原因								
	机构及科别								
下次随访日期									
随访医生签名									

注:资料来源:《国家基本公共卫生服务规范(2011年版)》

填表说明

1. 本表为高血压患者在接受随访服务时由医生填写。每年的健康体检后填写城乡居民健康档案管理服务规范的健康体检表。

2. 体征:体质指数=体重(kg)/身高的平方(m^2),体重和体质指数斜线前填写目前情况,斜线后下填写下次随访时应调整到的目标。如果是超重或是肥胖的高血压患者,要求每次随访时测量体重并指导患者控制体重;正常体重人群可每年测量一次体重及体质指数。如有其他阳性体征,请填写在"其他"一栏。

3. 生活方式指导:在询问患者生活方式时,同时对患者进行生活方式指导,与患者共同制定下次随访目标。

日吸烟量:斜线前填写目前吸烟量,不吸烟填"0",吸烟者写出每天的吸烟量"××支",斜线后填写吸烟者下次随访目标吸烟量"××支"。

日饮酒量:斜线前填写目前饮酒量,不饮酒填"0",饮酒者写出每天的饮酒量相当于白酒"××两",斜线后填写饮酒者下次随访目标饮酒量相当于白酒"××两"。白酒 1 两相当于葡萄酒 4 两,黄酒半斤,啤酒 1 瓶,果酒 4 两(1 斤=500 g,1 两=50 g)。

运动:填写每周几次,每次多少分钟。即"××次/周,××min/次"。横线上填写目前情况,横线下填写下次随访时应达到的目标。

摄盐情况:斜线前填写目前摄盐的咸淡情况。根据患者饮食的摄盐情况,按咸淡程度在列出的"轻、中、重"之一上划"√"分类,斜线后填写患者下次随访目标摄盐情况。

心理调整:根据医生印象选择对应的选项。

遵医行为:指患者是否遵照医生的指导去改善生活方式。

4. 辅助检查:记录患者在上次随访到这次随访之间到各医疗机构进行的辅助检查结果。

5. 服药依从性:"规律"为按医嘱服药;"间断"为未按医嘱服药,频次或数量不足;"不服药"即为医生开了处方,但患者未使用此药。

6. 药物不良反应:如果患者服用的降压药物有明显的药物不良反应,具体描述哪种药物,何种不良反应。

7. 此次随访分类:根据此次随访时的分类结果,由随访医生在 4 种分类结果中选择一项在"□"中填上相应的数字。"控制满意"意为血压控制满意,无其他异常;"控制不满意"意为血压控制不满意,无其他异常;"不良反应"意为存在药物不良反应;"并发症"意为出现新的并发症或并发症出现异常。如果患者同时并存几种情况,填写最严重的一种情况,同时结合上次随访情况确定患者下次随访时间,并告知患者。

8. 用药情况:根据患者整体情况,为患者开具处方,并填写在表格中,写明用法、用量。

9. 转诊:如果转诊要写明转诊的医疗机构及科室类别,如××市人民医院心内科,并在原因一栏写明转诊原因。

10. 下次随访日期:根据患者此次随访分类,确定下次随访日期,并告知患者。

11. 随访医生签名:随访完毕,核查无误后随访医生签署其姓名。

1. 糖尿病的诊断标准　见表 10-4。

表 10-4　糖代谢状态分类

糖代谢分类	WHO 1999(mmol/L)	
	FBG	2hPBG
正常血糖(NGR)	<6.1	<7.8
空腹血糖受损(IFG)	6.1～<7.0	<7.8
糖耐量减低(IGT)	<7.0	≥7.8～<11.1
糖尿病(DM)	≥7.0	≥11.1

FG 或 IGT 统称为糖调节受损(IGR,即糖尿病前期)。

2. 糖尿病分型　按病因分型,糖尿病可分为 1 型、2 型、其他特殊类型及妊娠糖尿病 4 种类型。其中 1 型糖尿病又分为免疫介导与特发性 2 个亚型,其他特殊类型糖尿病有 8 个亚型。

3. 糖尿病的危险因素　2 型糖尿病的危险因素主要有家族史或遗传倾向,代谢综合征,空腹血糖受损(高危人群),体力活动减少和(或)能量摄入增多,超重肥胖,药物及应激(可能)等。

超重肥胖是 2 型糖尿病患者中最常见的危险因素。肥胖病发病与遗传及环境因素有关,大多数肥胖病是由遗传因素及环境因素共同参与且相互作用引起的。肥胖病患者发生常见的代谢病如糖尿病、原发性高血压、血脂失调、高尿酸血症及冠心病的危险较无肥胖者至少增加 2 倍。这些代谢异常集结出现的情况——代谢综合征的发病较非肥胖者增加 3 倍以上。

4. 高危人群筛查与随访评估

(1) 筛查　高危人群包括:① 有糖调节受损史;② 年龄≥40 岁;③ 超重、肥胖(BMI≥24);④ 男性腰围≥90 cm,女性腰围≥85 cm;⑤ 2 型糖尿病者的一级亲属;⑥ 有巨大儿(出生体重≥4 kg)生产史,妊娠糖尿病史;⑦ 严重精神病和(或)长期接受抗抑郁症药物治疗的患者;⑧ 高血压(血压≥140/90 mmHg),或正在接受降压治疗;⑨ 血脂异常(HDL-C ≤0.91 mmol/L及 TG≥2.22 mmol/L,或正在接受调脂治疗;⑩ 心脑血管疾病患者。

筛查方法采用 OGTT,进行 OGTT 有困难的情况下可仅监测空腹血糖。但仅监测空腹血糖会有漏诊的可能性。

(2) 随访评估　① 测量空腹血糖和血压,如出现血糖≥16.7 mmol/L 或血糖≤3.9 mmol/L;收缩压≥180 mmHg 和(或)舒张压≥110 mmHg。有意识或行为改变,呼气有烂苹果样丙酮味,心悸、出汗、食欲减退、恶心、呕吐、多饮、多尿、腹痛,有深大呼吸,皮肤潮红;持续性心动过速(心率超过 100 次/min);体温超过 39℃或有其他的突发异常情况,如视力突然骤降,妊娠期及哺乳期血糖高于正常等危险情况之一,须在处理后紧急转诊。② 测量体重,计算体质指数(BMI),检查足背动脉搏动。③ 询问患者疾病情况和生活方式,包括心脑血管疾病、吸烟、饮酒、运动、主食摄入情况等。④ 了解患者服药情况。⑤ 随访评估记录(表 10-5)。

表 10-5　2 型糖尿病患者随访服务记录表

姓名：　　　　　　　　　　　　　　　　　　　　　　编号□□□-□□□□□

随访日期					
随访方式		1 门诊　2 家庭　3 电话　□	1 门诊　2 家庭　3 电话　□	1 门诊　2 家庭　3 电话　□	1 门诊　2 家庭　3 电话　□
症状	1 无症状 2 多饮 3 多食 4 多尿 5 视物模糊 6 感染 7 手脚麻木 8 下肢水肿 9 体重明显下降	□/□/□/□/□/□/□/□ 其他	□/□/□/□/□/□/□/□ 其他	□/□/□/□/□/□/□/□ 其他	□/□/□/□/□/□/□/□ 其他
体征	血压(mmHg)				
	体重(kg)	/	/	/	/
	体质指数	/	/	/	/
	足背动脉搏动	1 未触及　2 触及　□	1 未触及　2 触及　□	1 未触及　2 触及　□	1 未触及　2 触及　□
	其他				
生活方式指导	日吸烟量	/　支	/　支	/　支	/　支
	日饮酒量	/　两	/　两	/　两	/　两
	运动	次/周　min/次 次/周　min/次	次/周　min/次 次/周　min/次	次/周　min/次 次/周　min/次	次/周　min/次 次/周　min/次
	主食(g/d)	/	/	/	/
	心理调整	1 良好　2 一般　3 差　□	1 良好　2 一般　3 差　□	1 良好　2 一般　3 差　□	1 良好　2 一般　3 差　□
	遵医行为	1 良好　2 一般　3 差　□	1 良好　2 一般　3 差　□	1 良好　2 一般　3 差　□	1 良好　2 一般　3 差　□
辅助检查	空腹血糖值	______mmol/L	______mmol/L	______mmol/L	______mmol/L
	其他检查 *	糖化血红蛋白____% 检查日期：___月___日	糖化血红蛋白____% 检查日期：___月___日	糖化血红蛋白____% 检查日期：___月___日	糖化血红蛋白____% 检查日期：___月___日
服药依从性		1 规律 2 间断 3 不服药□	1 规律 2 间断 3 不服药□	1 规律 2 间断 3 不服药□	1 规律 2 间断 3 不服药□
药物不良反应		1 无　2 有　□	1 无　2 有　□	1 无　2 有　□	1 无　2 有　□
低血糖反应		1 无　2 偶尔　3 频繁　□	1 无　2 偶尔　3 频繁　□	1 无　2 偶尔　3 频繁　□	1 无　2 偶尔　3 频繁　□
此次随访分类		1 控制满意　2 控制不满意 3 不良反应　4 并发症　□	1 控制满意　2 控制不满意 3 不良反应　4 并发症　□	1 控制满意　2 控制不满意 3 不良反应　4 并发症　□	1 控制满意　2 控制不满意 3 不良反应　4 并发症　□

续表

用药情况	药物名称 1								
	用法用量	每日　次	每次　mg	每日　次	每次　mg	每日　次	每次　mg	每日　次	每次　mg
	药物名称 2								
	用法用量	每日　次	每次　mg	每日　次	每次　mg	每日　次	每次　mg	每日　次	每次　mg
	药物名称 3								
	用法用量	每日　次	每次　mg	每日　次	每次　mg	每日　次	每次　mg	每日　次	每次　mg
	胰岛素	种类： 用法和用量：		种类： 用法和用量：		种类： 用法和用量：		种类： 用法和用量：	
转诊	原　因								
	机构及科别								
下次随访日期									
随访医生签名									

注：资料来源：《国家基本公共卫生服务规范（2011 年版）》

填表说明：

1. 本表为 2 型糖尿病患者在接受随访服务时由医生填写。每年的健康体检填写居民健康档案的健康体检表。

2. 体征：体质指数 = 体重（kg）/身高的平方（m^2），体重和体质指数斜线前填写目前情况，斜线后填写下次随访时应调整到的目标。如果是超重或是肥胖的患者，要求每次随访时测量体重并指导患者控制体重；正常体重人群可每年测量一次体重及体质指数。如有其他阳性体征，请填写在“其他”一栏。

3. 生活方式指导：在询问患者生活方式时，同时对患者进行生活方式指导，与患者共同制定下次随访目标。

日吸烟量：斜线前填写目前吸烟量，不吸烟填“0”，吸烟者写出每天的吸烟量“××支”，斜线后填写吸烟者下次随访目标吸烟量“××支”。

日饮酒量：斜线前填写目前饮酒量，不饮酒填“0”，饮酒者写出每天的饮酒量相当于白酒“××两”，斜线后填写饮酒者下次随访目标饮酒量相当于白酒“××两”。白酒 1 两相当于葡萄酒 4 两，黄酒半斤，啤酒 1 瓶，果酒 4 两（1 斤 = 500 g，1 两 = 50 g）。

运动：填写每周几次，每次多少分钟。即“××次/周，××min/次”。横线上填写目前情况，横线下填写下次随访时应达到的目标。

主食：根据患者的实际情况估算主食（米饭、面食、饼干等淀粉类食物）的摄入量，为每天各餐的合计量。

心理调整：根据医生印象选择对应的选项。

遵医行为：指患者是否遵照医生的指导去改善生活方式。

4. 辅助检查：为患者进行空腹血糖检查，记录检查结果。若患者在上次随访到此次随访之间到各医疗机构进行过糖化血红蛋白或其他辅助检查，应如实记录。

5. 服药依从性：“规律”为按医嘱服药；“间断”为未按医嘱服药，频次或数量不足；“不服药”即为医生开了处方，但患者未使用此药。

6. 药物不良反应：如果患者服用的降糖药物有明显的药物不良反应，具体描述哪种药物，何种不良反应。

7. 低血糖反应：根据上次随访到此次随访之间患者出现的低血糖反应情况。

8. 此次随访分类：根据此次随访时的分类结果，由责任医生在 4 种分类结果中选择一项在“□”中填上相应的数字。“控制满意”意为血糖控制满意，无其他异常；“控制不满意”意为血糖控制不满意，无其他异常；“不良反应”意为存在药物不良反应；“并发症”意为出现新的并发症或并发症出现异常。如果患者同时并存几种情况，填写最严重的一种情况，同时结合上次随访情况确定患者下次随访时间，并告知患者。

9. 用药情况：根据患者整体情况，为患者开具处方，并填写在表格中，写明用法、用量。

10. 转诊：如果转诊要写明转诊的医疗机构及科室类别，如××市人民医院心内科，并在原因一栏写明转诊原因。

11. 下次随访日期：根据患者此次随访分类，确定下次随访日期，并告知患者。

12. 随访医生签名：随访完毕，核查无误后随访医生签署其姓名。

5. 糖尿病治疗　目前，糖尿病还是一种不可根治的慢性疾病，因此糖尿病需要持续的医疗照顾。从生物医学的角度，糖尿病的治疗目标是通过纠正糖尿病病人不良的生活方式和代谢失调以防止急性并发症的发生和减低慢性并发症的风险。但是在对糖尿病的管理过程中，提高糖尿病病人的生活质量和保持良好的心理状态也是糖尿病重要的治疗目标。

糖尿病应采取综合性的治疗，包括：① 饮食控制、运动、血糖监测、糖尿病自我管理和药物治疗；② 大多数的2型糖尿病病人往往同时伴有"代谢综合征"的其他表现，所以治疗措施应包括降糖、降压、调脂和改变不良生活习惯（如戒烟）等。

（1）生活方式干预

1）饮食治疗　是所有糖尿病治疗的基础，是糖尿病自然病程中任何阶段预防和控制糖尿病必不可少的措施。饮食治疗除了要遵循一般原则外，还要考虑糖尿病的类型，病人的生活方式、文化背景、社会经济地位，是否肥胖，治疗情况、并发症和个人的饮食喜好等。

饮食治疗的基本原则是：

第一，摄入脂肪含量不超过总热量25%的低脂饮食。

第二，糖类所提供的热量应占总热量的55%~65%，鼓励病人多摄入复合糖类及富含可溶性食物纤维素的糖类和富含纤维的蔬菜，对糖类总热量的控制比控制种类更重要。

第三，蛋白质不超过总热量的15%，有微量白蛋白尿病人的蛋白质摄入量应限制在0.8~1.0 g/(kg · d)，有显性蛋白尿病人应低于0.8 g/(kg · d)。

第四，限制饮酒，特别是肥胖、高血压和（或）高三酰甘油血症的病人。

第五，食盐应控制在6 g/d以内，尤其是高血压病人。

2）运动治疗　运动治疗的原则是适量、经常性和个体化。以保持健康为目的的体力活动为每日至少30 min中等强度的活动，中等强度的体力活动包括：快走、打太极拳、骑车、打高尔夫球和园艺活动。较强体力活动为：舞蹈、有氧健身、慢跑、游泳、骑车上坡。运动的强度可根据运动1 h后的心率与预期最大心率间的关系（有自主神经病变者不适用）来估计。

（2）高血糖的控制

1）血糖监测　是糖尿病管理中的重要组成部分，血糖监测的结果可被用来反映饮食控制、运动治疗和药物治疗的效果并指导对治疗方案的调整。

第一，自我血糖监测　是血糖监测的基本形式，由病人在家中采用便携式的血糖仪进行监测。血糖控制良好或稳定的病人应每周监测一天或两天，血糖控制差（不稳定）的病人或患有其他急性病者应每日监测直到血糖得到控制。

第二，糖化血红蛋白（HbA1c）　是葡萄糖与红细胞内的血红蛋白之间形成的非酶催化的稳定糖基化产物，糖化血红蛋白占总血红蛋白的比例与血糖的浓度成正比。因红细胞的寿命为120天，因此糖化血红蛋白的浓度可以反映约120天内的血糖平均水平。如条件许可，血糖控制达到目标的，每年检查2次HbA1c，血糖控制未达到目标或治疗方案调整后的糖尿病病人应每3个月检查1次HbA1c。

2）口服降糖药物　高血糖的药物治疗多基于2型糖尿病的两个主要病理生理改变——胰岛素抵抗和胰岛素分泌受损。口服降糖药物根据作用效果的不同，可以分为促胰岛素分泌剂（磺脲类、格列奈类、DPP-Ⅵ抑制剂）和非促胰岛素分泌剂（双胍类、噻唑烷二酮类、α-糖苷酶抑制剂）。

二甲双胍可以使 HbA1c 下降 1%~2%并可使体重下降,双胍类药物禁用于肾功能不全、肝功能不全、严重感染、缺氧或接受大手术的患者。磺脲类药物可以使 HbA1c 降低 1%~2%,是目前许多国家和国际组织制定的糖尿病指南中推荐的控制 2 型糖尿病患者高血糖的主要用药。目前在我国上市的磺脲类药物主要为格列本脲、格列苯脲、格列齐特、格列吡嗪和格列喹酮,磺脲类药物如果使用不当可以导致低血糖。噻唑烷二酮类药物主要通过增加靶细胞对胰岛素作用的敏感性而降低血糖。目前在我国上市的噻唑烷二酮类药物主要有罗格列酮和吡格列酮。临床试验显示,噻唑烷二酮类药物可以使 HbA1c 下降 1%~1.5%。格列奈类主要通过刺激胰岛素的早期分泌而降低餐后血糖,具有吸收快、起效快和作用时间短的特点,可降低 HbA1c 0.3%~1.5%。α-糖苷酶抑制剂国内上市的有阿卡波糖、伏格列波糖和米格列醇,α-糖苷酶抑制剂可使 HbAlc 下降 0.5%~0.8%。二肽基肽酶-Ⅳ抑制剂(DPP-Ⅳ抑制剂)通过抑制二肽基肽酶-Ⅳ而减少 GLP-1 在体内的失活,增加 GLP-1 在体内的水平,目前国内上市的 DPP-Ⅳ抑制剂为西格列汀。

3)胰岛素 是 1 型糖尿病患者维持生命和控制血糖所必需的药物。1 型糖尿病鉴别困难的消瘦的糖尿病患者,应该把胰岛素作为一线治疗药物。2 型糖尿病患者虽然不需要胰岛素来维持生命,但由于口服降糖药失效或出现口服药物使用的禁忌证时,仍需要使用胰岛素来控制高血糖,以减少糖尿病急、慢性并发症发生的危险。2 型糖尿病患者在生活方式和口服降糖药联合治疗的基础上,如果血糖仍然未达到控制目标,即可开始口服药物和胰岛素的联合治疗。

胰岛素的治疗方案应该模拟生理性胰岛素分泌的模式,包括基础胰岛素和餐时胰岛素两部分的补充。胰岛素根据其来源和化学结构可分为动物胰岛素、人胰岛素和胰岛素类似物。胰岛素根据其作用特点可分为超短效胰岛素类似物、常规(短效)胰岛素、中效胰岛素、长效胰岛素(包括长效胰岛素类似物)和预混胰岛素(包括预混胰岛素类似物)。

2 型糖尿病当联合治疗效果仍差时,可完全停用口服药,改用每日多次胰岛素注射治疗或连续皮下胰岛素输注治疗(胰岛素泵治疗),起始剂量为 0.2 U/kg 体重。根据患者空腹血糖水平调整胰岛素用量,通常每 3~5 天调整一次,根据血糖的水平每次调整 1~4 U,直至空腹血糖达标。如 3 个月后空腹血糖控制理想但 HbA1c 仍不达标,应考虑调整胰岛素治疗方案。

尽管肥胖症伴糖尿病通过控制饮食、运动、药物治疗可改善血糖和其他代谢指标,但这些措施对长期减重及维持血糖良好控制的效果并不理想。临床证据显示,手术治疗可明显改善肥胖症伴 2 型糖尿病的血糖控制,而且非糖尿病肥胖症患者在接受手术治疗后发生糖尿病的风险也显著下降。

6. 糖尿病慢性并发症

(1)糖尿病肾病 早期糖尿病肾病的特征是尿中白蛋白排泄轻度增加(微量白蛋白尿),逐步进展至大量白蛋白尿和血清肌酐上升,最终发生肾衰竭,需要透析或肾移植。肾功能的逐渐减退与发生心血管疾病的危险性增高显著相关。因此,微量白蛋白尿与严重的肾病变一样,都应视为心血管疾病和肾衰竭的危险因素。在糖尿病肾病的早期阶段通过严格控制血糖和血压,可防止或延缓糖尿病肾病的发展。

(2)糖尿病视网膜病变 在 2 型糖尿病成年患者中,有 20%~40%出现视网膜病变,8%有严重视力丧失。

(3) 糖尿病神经病变　糖尿病诊断10年内常有明显的临床糖尿病神经病变的发生,其发生风险与糖尿病的病程、血糖控制差相关。在吸烟、年龄超过40岁以及血糖控制差的糖尿病患者中,神经病变的患病率更高。

思考题

1. 实施以社区为导向的慢性病管理有什么优点?
2. 慢性病社区管理流程包括哪些方面?
3. 高血压的危险因素有哪些?
4. 简述高血压的简化危险分层。
5. 常用于降压的药物分哪几类?各有什么特点?
6. 简述糖尿病的诊断标准。
7. 高危人群包括哪几类?
8. 常用口服降糖药物主要有哪几类?
9. 简述糖尿病慢性并发症。

(王勤荣　马国庆)

第十一章　社区急症处理

学习提要:

本章主要介绍了社区急症处理方面的内容,包括社区急症的常见类型、诊断思路和救治原则、防范措施;现场急救的特点、任务与规范,心搏骤停者进行心肺复苏术的方法与注意事项,严重过敏反应急救、异物处理、清创方法等其他现场急救处理注意事项;转诊适应证内容以及病人运送注意事项。通过本章学习,要求掌握社区急症的处理原则,掌握社区常见急症的预防措施,熟悉社区急症的常见类型和诊断思路,熟悉社区急症防范的基本要求;熟悉现场急救的特点、任务与规范,掌握对心搏骤停者进行心肺复苏术的方法与注意事项,熟悉对于严重过敏反应急救、异物处理、清创方法,熟悉转诊适应证内容以及病人运送注意事项。

人们在日常工作、生活中难免会发生各种各样的意外或事故,其中大多数属于轻度或中度损伤,容易用简单的急救技术予以治疗或处理后转送医院。社区急症可谓是千变万化,对全科医生来说,其判断急症的能力比处理急症的能力更为重要,因而作为全科医生必须很好地掌握社区急症的基础知识和基本技能,掌握心、肺、脑复苏及其他重要的院前急救方法,以便在自然灾害及伤、病事件发生时,及时对急症做出准确的判断和适当的处理,同时要很好地利用社区工作点距离近的优势,争取在第一时间进行现场急救,提高救治的成功率及伤、病者的存活率,并正确把握转诊的指征和时机,使病人获得及时和有效的急救。全科医生既是院前急救的实施者,又是人们健康的促进者。全科医生应通过社区健康教育的专题讲座、公益广告等方法,向社区居民普及安全防范措施及急救知识,以提高其自救互救能力。

第一节　概　　述

急诊医疗服务体系(emergency medical service system,EMSS)是把急救医疗措施迅速地送到事故现场的危重病人身边,经初步急救处理,再把病人安全地转运到医院内做进一步救治的服务体系。EMSS 由院前急救、院内急诊科、ICU 急诊 3 个部分组成,三者既有明确的分工,又有密切的相互联系,形成一个有机整体。

一、社区急症的常见类型

(一) 创伤

因各种机械因素、物理因素、化学因素及生物因素造成人体皮肤黏膜及组织器官的损伤,引起局部或全身的功能障碍均属创伤范畴。创伤病因繁多,病情复杂,其病人多见于自然灾害、战争、交通肇事、工矿事故和意外伤害等。因此,创伤是一个重要的医学和社会问题。

创伤分开放性创伤和闭合性创伤两大类。① 开放性创伤:包括擦伤、切割伤、刺伤、裂伤、撕扯伤及烧伤等;② 闭合性创伤:包括挫伤、扭伤、挤压伤、震荡伤、冲击伤等。

(二) 急性疾病

1. 高热　是社区急诊中最常见的就诊原因之一。临床上体温(以口温为例)超过 39℃ 以上称为高热,41℃ 以上称为超高热。发热的机制迄今尚未完全阐明,概言之,系有致热原直接作用于体温调节中枢,或体温中枢功能失调,或各种原因引起的产热过多或散热过少,而使体温超出正常范围。

高热可由多种因素引起,但大多数为细菌、病毒、支原体、真菌等引起的急性感染,如上呼吸道感染、肺炎、急性肠胃炎、阑尾炎、胆囊炎、肾盂肾炎、婴幼儿及儿童的传染性疾病。

此外,还有风湿热、风湿病、红斑狼疮、中暑、热射病等非感染性发热在社区急诊中也能见到。

2. 急性腹痛　亦是社区医师经常遇到的症状之一。急性腹痛病因众多,涉及内、外、妇等多科领域。社区急症中引起腹痛的常见病因为急性胃肠炎、急性胰腺炎、急性胆囊炎、急性阑尾炎、肾和输尿管结石及异位妊娠等。

3. 上消化道出血　社区常能遇见因呕血和(或)黑便就诊的上消化道出血(upper gastrointestinal haemorrhage)病人。凡出血部位在十二指肠 Treitz 韧带以上的消化道,均属于上消化道出血。胃空肠吻合术后的空肠病变引起的出血亦属于此范围之内。出血量在 500 ml 以上者,称为大量出血。

上消化道出血的病因较为复杂,临床上以消化性溃疡、食管胃底静脉曲张破裂和急性胃黏膜病变最为常见。剧烈呕吐、情绪不安、酗酒、饮食失调、疲劳过度、受寒、感染及使用糖皮质激素、水杨酸类药物或非类固醇类抗炎药等常为其诱发因素。

4. 晕厥　是由多种因素造成脑部缺血、缺氧而引起的一过性意识丧失,它既不同于意识始终清楚的眩晕(vertigo),又不同于历时较长的意识丧失——昏迷(coma)。大多数晕厥发作前有前驱症状,表现为恶心、胸闷、头晕、面色苍白、出冷汗,此过程仅为几秒至 1~2 min,此时如病人立刻平卧片刻即能缓解。然而,一旦前驱症状出现,病人来不及采取措施,晕厥即刻发作,难以防范。晕厥是社区常见的急诊之一,晕厥常见的原因有反射性晕厥、心源性晕厥、脑源性晕厥。其中反射性晕厥又可分为单纯性晕厥、直立性低血压性晕厥和排尿性晕厥、颈动脉窦性晕厥和咳嗽性晕厥。

5. 中暑　人们在高温季节、高温环境、烈日曝晒下工作或活动后易引起体温调节功能失调、水电解质失衡及神经功能损害。按病情轻重可分为先兆中暑、轻症中暑和重症中暑。重症中暑根据发病机制和临床表现的不同,又可以分为热射病、热痉挛和热衰竭等。

(三) 意外伤害

1. 烧伤　按致伤原因可分为热伤、电烧伤、化学和放射烧伤 4 类。热伤最常见,占各种烧伤原因的 85%~90%。热伤源包括热水、铁水等热的液体,水蒸气等炽热的气体,烫的稀饭和热的固体等。各种原因引起的火焰,如汽油、乙醇等易燃物引燃致伤的,俗称水火烫伤。烧伤主要累及皮肤与皮下组织，烧伤的组织极易坏死，大面积烧伤使液体蛋白质和电解质大量丢失，可致血压下降、休克乃至衰竭死亡。烧伤者的创面亦可被细菌感染，导致脓毒性休克，危及生命。化学烧伤可引起组织坏死并在烧伤后 12 h 慢慢扩展，如饮入强酸等化学品可造成胃及食管穿孔。火灾中吸入烟及热空气可烧伤肺部。

2. 溺水　据报道，全世界每年约有 14 万人死于溺水（drowning）。其中 50% 为 5 岁以下儿童，青少年亦为高发人群。溺水为意外事故中三大主要死因之一。人沉没于水中，呼吸道包括肺泡被水或污泥杂草阻塞，或因呛水引起喉、气管反射性痉挛，声门关闭而窒息和缺氧。溺入淡水者，低渗淡水经肺泡、肺毛细血管进入血液循环，引起血液稀释，血容量增加和溶血，血钾增高，血钠及氯化物、血浆蛋白等被稀释而降低；溺入海水者，高渗海水进入肺内，使大量体液渗入肺间质及肺泡，引起急性肺水肿，有效循环血量减少，血液浓缩，血压下降，血钠和氯化物等浓度增加，血钾浓度一般变化不大。不论吸入淡水或海水均可因肺泡表面活性物质的破坏而出现肺不张、肺水肿、低血氧、呼吸和（或）代谢性酸中毒。此外，还可出现心力衰竭、脑水肿。

3. 急性中毒　某些化学物如强酸、强碱、硫化氢、有机磷杀虫剂、安眠药等大量毒物短时间内经皮肤、黏膜、呼吸道、消化道或注射等途径进入人体，致使机体受损的全身性疾病称为急性中毒（acute poisoning）。中毒有职业性中毒及因用药过量、自杀或谋杀、儿童误食有毒物质的生活中毒等。急性中毒的病情凶险，病人有呕吐、嗜睡、昏迷、发绀、呼吸困难，必须及早治疗。

4. 异物吸入　各类异物意外进入气管和支气管往往与在工作中或进食时的不良习惯有关，加之一个突发因素即可发病，此种情况尤以儿童较为突出。儿童常喜欢把圆形、光滑的小玩具含在口内玩耍，也爱吃尚不能用牙齿来咀嚼的果仁类食品。由于儿童生长发育尚不健全，如牙齿未出齐，咀嚼功能不完善，咽喉反射保护功能不健全等，再加上突发因素如哭、笑、跌跤、吵闹等，异物容易落入呼吸道。成人有时也有不良习惯，如工作中喜欢把钉及针含在口中，突然开口说话或大笑，而忘记口内有东西，使异物进入气管。

5. 毒性咬伤和蜇伤　人体被毒蛇、毒虫和黄蜂等动物咬伤或蜇伤后，这些动物口腔或带刺的器官会射出有毒液体，引起中毒。轻者伤口周围疼痛、肿胀和变色，重者可导致内出血和心脏、呼吸系统以及肾衰竭，造成死亡。

二、社区急症的诊断思路

全科医生作为基层医生最重要的作用就是对产生症状的病因做出诊断，并同时排除严重的疾病。病史至关重要，可以对大部分的问题做出诊断。物理检查应该根据诊断假设和病史有选择地进行。细致的检查对捕捉早期和模糊的体征十分重要。具体的诊断思路如下：

1. 简要、重点询问病史，向伤者及事故目击者询问受伤的时间，受力的方式，撞击部位。

2. 了解症状的性质（特点、加重和缓解的因素）和病程特点（急性、反复发作或慢性）。

3. 判断病人的症状是否危及生命或紧急情况，如有否重度呼吸困难、有否昏迷等。

4. 列出一系列可能导致该种类型症状的鉴别诊断（通常 2～5 个），以及病人的个人信息如年龄、性别、过去史和其他背景资料。

5. 根据对所列举的鉴别诊断的特定的症状和体征的了解，收集病史，进行适当的检查，以找出能确认可能性最大的诊断。

6. 当诊断不清、需要排除潜在的严重疾病时，才需进一步检查。应牢记所有的检查手段都会有假阳性结果，而这在全科医疗中很常见，因为严重疾病的患病率一般较低。

7. 每次接诊后应提出可行的诊断，用于指导对病人下一步的治疗。有时不一定能做出精确的病理学或病因学的诊断，但全科医生应能确定除外的情况，如病人的胸痛不一定是由心绞痛等器质性疾病所引起的。

8. 随着时间推移和数次就诊后获得更多的信息，可以对诊断进行修改以产生新的鉴别诊断。

三、社区急症的救治原则

全科医生工作场所主要在社区卫生服务中心或社区诊所，对所在区域的地理位置、居民家庭情况较为熟悉。若能在灾害事故或发病现场对伤病员进行紧急、简要、合理的处理，建立有效的呼吸与循环以稳定病情，尽快地将伤病员安全地运送到医院，就能有效地控制死亡及伤残率。社区急症的处理原则如下：

1. 当地发生火灾、地震等自然灾害时，全科医生应协同专业救护人员进行现场急救。

2. 对轻度外伤者，全科医生判断伤情自行处理后，让病人返家随访。随访期间伤情变化，立即转诊。

3. 对严重创伤者，经现场初步急救后及时转诊。

4. 对意外受伤者，除了现场处理后转诊外，还需通报当地公安部门。

5. 对有自杀倾向的抑郁症者，除请心理医生治疗外，还要叮嘱家属严密看护，安抚好病人，避免意外事件发生。对已发生自杀行为者，除对病人进行就地抢救外，应及时报告急救中心和公安部门。

6. 一般的急危重症或慢性病急性发作者，全科医生可先做一些对症处理及简单的检查。如症状不缓解或病情反复者，立即转诊。

四、社区急症的防范措施

（一）社区急症防范的基本要求

1. 人员到位

（1）社区卫生服务中心和服务站必须配备有执业资格的全科医生。

（2）全科医生必须定期去专科医院的急诊科或急救中心接受急救方面的训练，掌握常见的急救方法。

（3）全科医生必须经常进行心肺脑复苏的模拟训练、骨折及创伤的包扎、运送等基本操作技术的练习。

（4）全科医生必须经常阅读急救医学和社区急救的医学书籍、杂志，不断提高急救水平。

（5）为保证急症病人得到及时、有效的救治，在社区应昼夜有经过急救技术培训的全科医生，以保证有急诊病人时随叫随到。

2. 设备到位

（1）社区卫生服务中心和服务站应配备供急救用的氧气瓶、简易面罩式呼吸器、心电图机、洗胃机、血压计、急救包、急救药品、止血带和消毒敷料等。

（2）在电话机旁醒目之处，张贴急救中心、各专科医院急诊室的电话号码。

（3）制定急救规程及医师职责，便于值班医师查阅。

（4）备有抢救记录单，填写一式两份。一份提供给转诊医院的急诊室，另一份留存，也可作为后续治疗的参考。

（二）社区常见急症的预防

急症的三级预防包括预防发生、院前急救和医院治疗、社区康复。此项工作大部分落实在社区，因此，降低危重病的危险因素，增加保护因素，控制意外伤害，已成为全科医生的重要任务之一。

1. 烧、烫伤的预防

（1）淋浴时应先放冷水后放热水，勿把幼儿单独留在浴缸内，以免开启水龙头而烫伤。

（2）切勿在做饭中途离家外出或睡觉，以免点燃附近可燃物品造成火灾。

（3）切勿在床上及沙发上吸烟，以免烟蒂燃着床铺或沙发，引致火灾。

（4）建筑物的安全通道应保持畅通，勿堆放杂物。

（5）如遇火灾应用湿毛巾捂住口鼻，禁乘电梯，从楼梯逃生。

（6）夏季外出应戴草帽遮阳。野外操作人员应穿长袖上衣、长裤，避免晒伤。

2. 溺水的预防

（1）在社区内广泛宣传游泳常识，配合中小学校做好初学游泳人员的安全教育。

（2）下水的个人应熟知水域情况和救护设施，并尽量在有他人在场的情况下下水。下水前要做准备活动，以防下水后发生肌肉抽搐。一旦腓肠肌痉挛，应及时呼救，同时将身体抱成一团，浮出水面，深吸一口气，将脸浸入水中，将痉挛下肢的踇趾用力往前上方拉，使踇趾翘起来，持续用力直至剧痛消失。反复吸气和按摩痉挛疼痛部位，慢慢向岸边游去。

（3）教育孩子不要在河边、池塘边玩耍，尤其学龄前儿童。

（4）不会游泳者一旦落水，保持冷静，设法呼救，等待他救机会。具体方法为：采取仰面体位，头顶向后，尽量使口鼻露出水面，切不可将手上举或挣扎，否则更易下沉。

（5）发现有人溺水时，若救护者不会水性，可迅速投下绳索、竹竿等让溺水者抓住，再拖上岸；谙熟水性者应从挣扎的溺水者背后游近，用一只手从背后托住其头颈，另一只手抓住其手臂游向岸边。救护时防止被溺水者紧紧抱住，如已被抱住，应放手自沉，使溺水者松开，再进行救护。

（6）入夏时有关机构应检查游泳池，江、河、湖、海边浴场的深浅水情况，竖立标牌。对急救人员进行技术培训。

（7）针对水上作业人员的作业特点，进行安全教育，严格遵守操作规程。

3. 意外中毒的预防

（1）加强中毒预防的宣传教育，向社区居民宣传防止各种生活源性意外中毒的防范知识。

（2）正确贮存家庭中潜在毒物，如家用洗涤剂、化学品、药物等，防止儿童误食。

（3）保持厨房空气流通，夜间睡眠时厨房内可开一扇窗。

（4）通风不良的空调车内汽车尾气产生的一氧化碳亦可使人中毒，应定时打开车窗，以使空气流通。

(5) 冬季淋浴时小心使用燃气热水器,宜选择对流平衡式。尤其老人体弱者应当在家中有人时洗澡。

(6) 室内用煤炉取暖,要设置外排废气的烟道。

4. 一般外伤、多发性创伤的预防

(1) 严格遵守交通规则,乘机动车应使用安全带,骑摩托车者应戴头盔,切勿疲劳及酒后驾车。

(2) 注意交通安全,行人穿越马路要走横道线。

(3) 高空作业要遵守安全生产规程,勿违规操作机器。

(4) 有视、听功能障碍及75岁以上的高龄老人,外出应有人陪同。

(5) 卫生间、厨房地面及浴盆应防滑,浴盆应设有扶手。

(6) 不让儿童独自在阳台上玩耍,在危险处应设防护栏。

5. 电击伤的预防

(1) 普及安全用电知识,家庭或单位的电器用品应由专业人员正确安装,定期维护,应有可靠的接地及有短路保护装置线路。

(2) 雷电时,不要在露天场地或荒郊野外站立或工作,不要在大树下或金属顶棚下停留,应寻找室内避雨。

(3) 幼儿应有专人看管,不要让儿童接触电线、插座。接上电源的电器尽可能放在儿童不能触及之处。

第二节 现场急救

一、概述

随着社会的进步和经济的发展,人们活动空间的扩大和生活节奏的加快,人口老龄化进程的加快,交通运输的高速化、多样化和现代化等,使各种急症和意外事故的发生率明显提高。因此,要加强现场急救意识,为急、危、重症病人能在最短的时间得到有效的院前现场急救,以赢得伤病病人得到生存的关键几分钟时间,从而使伤亡减少到最低限度。

(一) 现场急救的任务

1. 全科医生平时对呼救病人的现场急救　这是经常性的任务。呼救病人一般分两类:一是生命在短时间内有危险的,称为危重病人或急救病人,如窒息、休克、急性脑血管意外、心肌梗死等,此类病人占呼救病人的10%~15%,对此类病人必须进行现场抢救,以挽救病人生命或维持其生命体征。二是病情紧急,但在短时间内无生命危险的病人,如急腹症、骨折、哮喘发作等,此类病人占呼救病人的85%~90%,对此类病人进行现场处理的目的是为了稳定病情,减轻病痛,以便于安全运送,避免并发症发生等。

2. 灾害、战争或事故时全科医生对遇难者的现场急救　在特大灾害、战争或严重事故发生时,现场急救人员还应与其他救灾的专业人员密切配合,结合现场实际情况认真执行有关抢救方案，负责伤病员的现场救护和分类，同时区别不同情况，做到合理分流、运送。

（二）现场急救的特点

现场急救具有社会性强、随机性强、时间紧急、流动性大、急救环境条件差、病种多样复杂、对症治疗为主、体力强度大的特点。其主要内容是在灾害或事故发生时，给予急、危、重伤病人及时、简便、有效的现场救治和途中救护，以争取时间把病人安全地送到医院进行进一步救治。在现场要快速检查，及时采取有效急救措施。主要包括：① 简单的询问，必要的检查；② 维持呼吸系统功能；③ 维持循环系统功能；④ 各种外伤的止血、包扎和固定；⑤ 各种急、危、重症的解痉、镇痛、平喘、止吐等对症处理；⑥ 根据不同的病情应用安全、稳妥的方法将病人搬上救护车或病床。

（三）现场急救的规范

现场急救医疗处理的正确与否，直接关系到病人的生存率和致残率。现场急救医疗规范的制定与执行有助于提高院前急救医疗的整体水平；同时，在我国公民法制观念普遍增强的今天，规范急救医疗服务，也可减少不必要的医疗纠纷。院前急救医疗规范应具备实用性、科学性和先进性。院前急救机构必须根据急诊医学和科学的发展情况定期修改医疗规范，保证规范所应具备的特征。

现场急救的目标是挽救和维持急、危、重症病人的生命，减轻疼痛，预防继发损伤和便于安全转运。只有达到此目标，才能为院内进一步治疗创造更好的条件，利于伤病病人急救。因现场急救时间紧迫，环境较差，缺乏所需的医疗设备等，在现场很难做出明确诊断，故现场急救以对症治疗为主。要求急救医生在尽可能短的时间内完成初步诊断，立即治疗，以挽救病人生命或减轻病人的痛苦。

二、现场急救的基本方法

（一）心肺复苏

电击伤、溺水、严重创伤、脑血管意外、各种心脏病（如冠心病、心肌病及急性心肌炎等）是引起心搏骤停的常见原因。

心搏呼吸骤停是全科医生遇到的最紧急最危险的情况，心肺复苏术（cardio-pulmonary resuscitation，CRP）就是对此所采用的最初急救措施。

1958 年，美国 Peter Safar 发明了口对口呼吸法，经实验证实此法简单易行，可产生较大的潮气量，被确定为呼吸复苏的首选方法。1960 年，Kouwenhoven 等发表了第一篇有关胸外心脏按压的论文，被称为心肺复苏的里程碑。口对口呼吸法和胸外心脏按压法的结合，配以 1956 年 Zoll 提出的体外电击除颤法，构成了现代复苏的三大要素。

CPR 通常用 A、B、C 方案，2010 年后，CPR 的顺序由以往的 A-B-C 改变为 C-A-B，以进一步强调持续有效的胸外心脏按压的重要性：

1. 建立人工循环（C circulation） 胸外心脏按压是在胸骨的下 1/2 实施连续、规则的按压。按压时，血液由心脏流向肺动脉及主动脉，按压放松时，静脉血又能回流至心脏，使心室充盈,如此反复,可改善重要脏器及组织的缺氧。方法为病人仰卧于硬板床或平地上,抢救者位于病人左侧,在其胸骨中、下部位按压胸部,下压深度至少 5 cm,按压频率至少 100 次/min。按压一次,放松一次,按压与放松的时间均等,但在放松时按压人员的手掌不可离开病人的胸骨部位。如全科医生无助手在场,可一人单独施以胸外心脏按压及人工呼吸,此时胸外心脏按压数与人工呼吸数的比例为 30:2。其本意是增加按压次数,减少过度通气且减少因人工呼吸造成的按压中断。婴幼儿和儿童 CPR 中,两名救助者采用的比值是 15:2。注意胸外心脏按压用力不能过猛,以防发生肋骨骨折。

1 个 CPR 循环包括 30 次胸外心脏按压和 2 次人工呼吸,如胸外心脏按压以 100 次/min 计,那么 5 个循环的 CPR 大约需要 2 min,有资料表明,在 CPR 开始后 1 min 就可以观察到施救者明显疲劳和按压幅度减弱,如果有 2 名或更多的救助者,应每 2 min(或在 5 个比例为30:2 的按压与人工呼吸周期后)更换按压者,每次更换尽量在 5 s 内完成,如果有 2 名救助者位于患者两边,其中 1 名应做好准备,每 2 min 交替“按压操作者”。

2. 保持呼吸道通畅(A assessment airway)　一旦确定心搏骤停,应小心置患者于仰卧位,不要放置在软床上,最好在胸背部放置硬木板或平卧在地上。全科医生应用手指清理患者气道内的异物或分泌物,无明显气道阻塞时,则不必用手指清除异物;取出义齿;采用仰头抬颏手法开发气道。如果怀疑患者颈椎损伤,开放气道应该使用没有头后仰动作的托颌手法。随后观察患者胸部有无起伏,贴近患者口鼻,听和感觉呼吸道有无气体呼出,若无反应,应立即进行口对口或口对鼻人工呼吸 2 次,每次超过 1 s,如果潮气量足够,则能够看见患者胸部起伏。需注意的是全科医师如果不能在 10 s 内确认患者呼吸是否正常,同样先进行 2 次人工呼吸。而非专业救助人士如果不愿意或不会进行人工呼吸,那么即刻开始进行胸外心脏按压,不必耽搁。

3. 人工呼吸(B breathing)　判定患者如有呼吸,可保持呼吸道通畅,并置其于昏迷体位;若无呼吸,应保持患者于仰卧位,并及时进行人工呼吸。

人工呼吸的具体操作方法为:开放患者气道(仰头抬颏,使口腔、咽喉处于同一轴线),一手捏紧患者鼻孔,正常吸气(不是深吸气,防止救助者头晕)后,用自己的双唇包绕封住患者的口外部,形成口对口密封状,向患者口内吹气,然后离开患者口唇,松开捏紧的鼻孔,使患者胸廓及肺回缩而被动呼气。此方法主要以人工被动方法使空气到达患者的肺泡,以重建呼吸,减轻机体及组织的缺氧。

人工呼吸的具体要求为:① 每次人工呼吸的时间在 1 s 以上。② 每次人工呼吸的潮气量足够(成人 CPR 中,潮气量为 500~600 ml,即 5~7 ml/kg),能够观察到胸廓起伏。③ 避免迅速而强力的人工呼吸(降低胃膨胀及其并发症的风险)。④ 如果已有人工气道(如气管插管),并且有两人进行 CPR,通气频率为 8~10 次/min;对于尚有自身循环(如可触及脉搏)的成人患者,频率为 10~12 次/min,或每 5~6 s 1 次,不强求呼吸与胸外心脏按压同步。⑤ 人工呼吸时,胸外心脏按压不应间断。

人工呼吸中最常见的困难是开放气道,如果患者的胸廓在第一次人工呼吸时未发生起伏,则需确认仰头抬颏手法后再进行第二次呼吸。出于安全考虑,一些医务人员和非专业救助者不愿意进行口对口呼吸,而更愿意通过口对通气助护装置进行人工呼吸,然而,防护装置可能并不会减少传染的风险,有些甚至可能增加气流阻力,而延误人工呼吸。全科医生在进行人工呼吸时应每 2 min 重复检查患者脉搏,时间不超过 10 s。

（二）严重过敏反应的急救

1. 病人取平卧位，注意保暖。

2. 吸氧。

3. 0.1%肾上腺素 0.3 ml，皮下注射。重症者给予 0.5 ml 加入 10 ml 生理盐水中，缓慢静脉推注。

4. 地塞米松 5~10 mg，静脉推注。

5. 琥珀酰氢化可的松 200 mg 加入 5%~10%葡萄糖 100 ml 静脉滴注。

（三）异物的处理

1. 结膜异物的处理　用生理盐水冲洗上、下眼睑，或用蘸生理盐水的湿棉签拭去异物，滴抗生素眼药水。

2. 鼻腔异物的处理　① 堵住健侧鼻孔用力呼气，可将较小的异物喷出；② 用钳子夹取如纸卷、纱条等质地柔软的异物；③ 如没有把握取出较硬的异物，应立即转院。

（四）清创

如社区条件许可，开放性软组织损伤或开放性骨折应尽早清创，以免伤口再次污染，增加继发急性骨髓炎或脓毒血症的机会。清创应包括整个肢体的清洗，用大量生理盐水冲洗伤口，皮肤灭菌，清除异物。其简单步骤如下：用消毒纱布盖好伤口，以乙醚或汽油清洗周围皮肤的污垢，然后戴上无菌手套，用消毒肥皂水刷洗伤口周围，并用生理盐水冲洗，如此重复 2~3 次。注意刷洗时不要让肥皂水流入伤口内，每次重复刷洗应更换手套。刷洗完毕后以消毒纱布、无菌布盖好伤口，及时转运。挫裂伤和刺伤除进行彻底的清创术外，并经皮肤过敏试验后给予破伤风抗毒血清（TAT）1 500 U 肌内注射。如现场无法进行清创，可用无菌敷料或干净的布单包扎外露的骨端，但不可复位及缝合伤口，以免被污染的骨端再污染深部组织。对开放性软组织的损伤，可用消毒纱布或干净敷料加压包扎，不可用未经消毒的水冲洗或敷药物。

烧伤和烫伤的病人，立即用大量冷水冲洗患处，这样既可迅速降温，减轻烧伤程度，又可清洁创面，缓解疼痛。冷水冲洗一般需持续半小时以上至中断冲洗后不再感到疼痛为止。不能在创面涂红汞、甲紫等有颜色的药物，以免影响对烧伤深度的观察与判断。也不要将牙膏、油膏等油性物质涂于烧伤创面，否则会增加创面污染的机会。如有水疱，不要将疱皮撕去，可用消毒的纱布或干净的毛巾、被单包裹，保护创面，然后送医院进一步处理。

三、实施现场急救的注意事项

（一）心肺复苏的注意事项

发现心搏骤停病人应就地进行心肺复苏，同时呼叫急救，待救护车到后，转送就近医院继续急救。如心肺复苏后，脑复苏或并发症处理有困难，可急送入接收医院的 ICU 病房进行三期复苏（PLS）。在护送病人的途中，应继续用药，防止再次心搏骤停，车速宜慢，专车专人护送，密切观察病人的呼吸、脉搏、血压、瞳孔和神志等生命体征的变化。

（二）心肺复苏有效指标和终止抢救的指征

1. 心肺复苏有效的指标　心肺复苏操作是否正确，主要靠平时严格训练，掌握正确的方法。而在急救中判断复苏是否有效，可根据以下5个方面综合考虑：

（1）颈动脉搏动　按压有效时，每一次按压可以摸到一次搏动。如停止按压，搏动消失，此时应继续进行胸外心脏按压；如停止按压后颈动脉仍然搏动，说明病人心搏已恢复［按压有效时可测到血压在8/5.33 kPa（60/40 mmHg）左右］。

（2）面色（口唇）　复苏有效，可见面色由发绀转为红润；如病人面色变为灰白，则说明复苏无效。

（3）神志　复苏有效时，可见病人有眼球活动，甚至手脚开始活动。

（4）出现自主呼吸　自主呼吸出现，并不意味可以停止人工呼吸，如果自主呼吸微弱，仍应坚持口对口呼吸。

（5）瞳孔　复苏有效时，可见瞳孔由大变小，并有对光反射；如瞳孔由小变大、固定，则说明复苏无效。

2. 终止心肺复苏的指征

（1）脑死亡。表现为：① 深度昏迷，对疼痛刺激无任何反应，无自主活动；② 自主呼吸停止；③ 瞳孔固定；④ 脑干反射消失，包括头眼反射（娃娃眼），眼前庭反射消失（卡洛里试验），瞳孔对光反射消失，角膜和吞咽反射消失，瞬目和呕吐动作消失；⑤ 脑电波消失平坦。

（2）进行心肺复苏持续30 min以上（常温），仍无心搏及脉搏，可终止复苏。现场抢救人员停止心肺复苏的条件为：① 呼吸和循环已有效恢复；② 医师开始急救，或有其他人员接替急救；③ 医师已判断病人死亡；④ 现场十分危险，严重威胁抢救人员的安全。

（三）其他现场处理注意事项

如发现火灾、交通事故、化学毒剂泄漏、工伤、中毒等事故发生，全科医生应立即向当地的应急救援系统报告，包括消防（119）、公安（110）、交警（122）和医疗救护（120）系统。同时保护好现场，阻止闲杂人员进入，以免影响寻找意外事故发生的原因。

如临床上怀疑有中毒的可能性时，应向病人本人、家属、周围同事或邻居了解病人的生活情况，近期情绪有无变化，服用过药物的种类，身边或家中有无药瓶、药袋，并估计服药的时间及剂量。由于中毒的性质有自杀性、事故性、环境污染中毒和犯罪性中毒，因此，全科医生应在现场收集中毒者的呕吐物、洗胃液、可能盛放毒物的容器、剩余毒物、可疑食物、染毒的空气等，送交药物检测中心作进一步的毒物分析，有助于明确中毒的途径、毒物的种类及中毒的性质。

第三节　转诊与运送

一、转诊适应证

因现场急救的条件有限，全科医生在现场对伤病员进行初步处理及建立有效的呼吸与循环后，应将部分病人转送到就近的医疗单位或专科医院，使病人获得进一步的治疗及检查。具体包括：

1. 休克、意识障碍、呼吸困难、心脑血管病、大出血、重度烧伤和烫伤者。

2. 因溺水、重度电击伤及其他原因引起心搏骤停者，在现场经心肺复苏，生命体征平稳后，宜及时转诊。

3. 多发性创伤及骨折者。

4. 各种中毒者，经处理后症状好转，但仍需转院明确毒物的性质；中、重度一氧化碳中毒者，应送往专科医院进行高压氧治疗。

5. 地震、火灾、车祸等事故，应按伤情分批转运病人。

6. 被毒蛇、毒虫咬伤者，现场进行伤口处理后，应紧急转送至综合性医院进一步治疗。

7. 眼、气管、支气管异物者，若处理困难需立即转入专科医院治疗。

8. 原因不明的晕厥、癫痫、咯血、呕血等经全科医生治疗后，症状缓解或消失，仍应转诊以明确诊断。

9. 高热疑为重症感染、烈性传染病者，在给予降温的同时，应积极组织转院。

10. 腹痛原因不明、症状未缓解者；随访过程中腹痛程度发生变化，病情有反复者。

二、病人运送注意事项

迅速、安全地运送病员是成功的院前急救的重要环节，在运送中应注意：

1. 途中既要快速，又要平稳安全，避免颠簸。一般伤者的头部应与车辆行驶的方向相反，以保持脑部血供。

2. 伤病员的体位和担架应很好固定，以免紧急刹车时加重病情。

3. 伤病员在车内的体位要根据病情放置，如平卧位、坐位等。

4. 腹腔内脏脱出者应保持仰卧位，屈曲下肢，腹部保温。

5. 骨盆损伤者应仰卧于硬板担架上，双膝略弯曲，其下加垫。

6. 疑有脊柱骨折的伤员，应由 4 人同侧托住伤员的头、肩背、腰臀部及下肢，平卧于硬板上。

7. 疑有颈椎骨折及脱位，搬运病人时应由一人扶持、固定头颈部，保持颈椎和胸椎线一致，切勿过屈、过伸或旋转。伤者应躺在硬板担架上，颈部两侧各放置一沙袋，使颈椎在运送过程中处于较固定的状态。

8. 昏迷、呕吐病人应取头低位且偏向一侧，防止呕吐物吸入呼吸道引起窒息。

9. 鼻腔异物者，应保持低头姿势，以免异物掉入气管中。

对于危重病人，全科医生最好护送病人到医院。并应详细记录现场及途中抢救经过，心搏骤停时间，心肺复苏过程，用药的时间、品种、剂量和出入水量等。途中注意观察血压、脉搏、呼吸等重要生命体征，并继续给予吸氧补液等支持治疗，并向接诊医生递交抢救记录，作详细的介绍。随车还应备足途中所需氧气、抢救药品及器械。

转运病人前，全科医生应向家属说明转诊的目的及途中可能发生的情况，还应与转诊医院急诊室电话联系，使病人到达后即能得到诊断和治疗。

思考题

1. 如何对心搏骤停者进行心肺复苏？
2. 如何预防社区常见急症？
3. 简述社区急症的处理原则。

（马高祥　王勤荣）

第十二章 社区康复

学习提要：

社区康复是以社区为基地开展的康复工作，它是通过统筹利用康复资源，发挥康复对象及其家庭成员的主动性，在城乡社区和家庭，为残疾人、老年人、慢性病病人和其他需要康复的人，就地提供方便、经济、有效、可行的全面康复服务的一种康复服务方式。本章主要介绍了社区康复方面的内容，包括康复、康复医学、社区康复的概念，社区康复的特点、基本原则、工作体系和方法，社区康复的服务对象、内容和常用的康复技术。通过本章学习，要求掌握社区康复的特点、内容；熟悉社区康复的基本原则、工作体系、方法和常用康复技术；了解社区康复的发展历史、社区康复形式。

随着社会经济的发展，世界残疾人口呈现持续增长，针对这一态势，为使病、伤、残者的身心得到最大限度的恢复和发展，提高生活质量并重返社会，世界各国都在努力推进社区康复事业的发展，社区康复模式已经突破传统的医学康复模式，成为残疾人康复事业的主要发展趋势。

第一节 概 述

一、康复

康复（rehabilitation）是指综合协调地应用各种措施，最大限度地恢复和发展病、伤、残者的身体、心理、社会、职业、娱乐、教育和周围环境相适应等各方面的潜能，使他们能独立生活，重返社会。

康复的各种措施包括医学的、工程的、教育的、社会的和职业的一切手段，分别称为医疗康复、康复工程、教育康复、职业康复，从而构成全面康复。

康复不仅训练病、伤、残者提高功能，适应环境，还需要环境的改善和社会的积极参与，以利于他们重返社会。康复以提高病、伤、残者局部和整体功能为主线，提高生存质量和最终融入社会为目标。

二、康复医学

康复医学（rehabilitation medicine）是具有独立的理论基础、功能测评方法、治疗技能和规范的医学应用学科，旨在加速人体伤病后的恢复进程，预防和（或）减轻其后遗功能障碍程度。

康复医学是医学的一个重要分支，它研究有关功能障碍的预防、评定和处理等问题，与预防医学、临床医学共同构成医学的主体，成为现代医学的基本内容。预防医学是以健康为导向，着重于采取各种防护措施，增进健康，预防疾病；临床医学是以疾病为导向，治疗手段以药物和手术为主，强调去除病因、挽救生命，逆转病理和病理生理过程；而康复医学是以功能为导向，强调通过改善、代偿、替代等途径提高病、伤、残者的功能，提高生活质量，回归社会。

康复医学的研究对象主要是由于损伤以及急、慢性疾病和老龄带来的功能障碍，以及先天性发育障碍者。功能障碍是指身体、心理不能发挥正常功能，包括现存的、潜在的、可逆的、不可逆的、完全的、不完全的，涉及临床各专科，所以康复应该积极渗透到疾病的早期治疗，以预防继发性功能障碍或残疾的发生。

三、社区康复的基本概念

（一）社区康复的定义

社区康复（community-based rehabilitation，CBR）是以社区为基地开展的康复工作，自 20 世纪 70 年代末开始倡导，是相对传统康复途径的一种新的康复服务方式，即统筹利用康复资源，充分发挥康复对象及其家庭成员的主动性，在城乡社区和家庭，为残疾人、老年人、慢性病病人和其他需要康复的人，就地提供方便、经济、有效、可行的全面康复服务，对世界各国包括发展中国家均适用。

社区康复的概念是动态的，随着不同国家、地域、政治、经济等的发展而演变，世界卫生组织等国际组织曾多次对社区康复定义进行修订，以适应残疾人的康复需求和全球社区康复的发展现状。

1981 年，世界卫生组织康复专家委员会对社区康复所下的定义是："在社区的层次上采取的康复措施，这些措施是利用和依靠社区的人力资源而进行的，包括依靠有残损、残疾、残障的人员本身以及他们的家庭和社会。"

1994 年，世界卫生组织、联合国教科文组织、国际劳工组织联合发表的关于残疾人社区康复的联合意见书对社区康复作了新的定义："社区康复是社区发展计划中的一项康复策略，其目的是使所有残疾人享有康复服务，实现机会均等、充分参与的目标。社区康复的实施要依靠残疾人、残疾人亲友、残疾人所在的社区以及卫生、教育、劳动就业、社会保障等相关部门的共同努力。"

我国自 20 世纪 80 年代末开始进行社区康复试点，至今已二十余年，人们对社区康复的理解也不断实际化。根据国际上对社区康复所下定义，结合我国国情和社区康复实践，目前我国对社区康复所下定义为："社区康复是社区建设的重要组成部分，是指在政府领导下，相关部门密切配合，社会力量广泛支持，残疾人及其亲友积极参与，采取社会化方式，使广大残疾人得到全面康复服务，以实现机会均等，充分参与社会生活的目标。"

（二）与社区康复相关的几个概念

1. 社会康复（social rehabilitation） 是指从社会的角度推进医疗康复、教育康复、职业康复等工作，动员社会各界、各种力量，为残疾人的生活、学习、工作和社会活动创造良好的社会环境，使他们能够平等参与社会生活并充分发挥自己的潜能，自强自立，享有与健全人同样的权利和尊严，并为社会履行职责，做出贡献。社区康复与社会康复的概念不同，它是康复的一种途径，包括各方面的康复内容，是与医院康复相并行的一种康复途径（还有其他途径），这些途径都是在现代康复医学理论指导下进行的，每一途径的工作都包括医疗、教育、职业、社会四大方面，即全面康复的原则。社会康复作为全面康复工作的组成部分，是从社会的角度推进全面康复。现代康复医学的全面康复原则，要靠多种实践途径去实现，社区康复这一实践途径是当今世界大力推广的新型途径，是康复事业发展的趋势。

2. 社区医疗（community medical care） 是应医疗服务社区化的发展而产生的。其主要特点是医疗卫生机构向社区居民提供以家庭为单位的医疗、保健等服务。随着现代康复医学在我国的发展，康复服务也被纳入家庭病床服务中，由医疗机构建立病人的健康档案，并深入到家庭中提供服务，它在康复服务途径中属于医疗康复的延伸服务。

3. 社区服务 是在改革开放中发展起来的新兴社会服务业。社区服务是在政府倡导下，为满足社会成员的多种需求，以街道、乡镇和居委会的社区组织为依托，具有社会福利性的居民服务业，它由社区福利服务、便民利民服务和职工社会保险管理服务等组成，是社会保障体系和社会化服务体系中的一个重要行业。社区服务具有福利性、群众性、服务性、区域性四大特点。民政部门是社区服务的行政主管部门，近年来在大力开展社区服务的基础上，将社区康复服务纳入社区服务规划中，充分利用社区服务设施，对残疾人、老年人和慢性病病人开展医疗、保健、康复服务，对残疾人进行职业培训和就业安置，还开办了婚姻介绍所、残疾人活动中心、伤残儿童幼儿园、精神病工疗站等，创造条件使残疾人获得参与社会生活的机会。社区服务为社区康复的发展奠定了基础，将社区康复纳入社区服务工作中，是我国社区康复管理和实施的模式之一。

（三）社区康复的特点

同以医院（门诊部、康复中心）为基地开展的康复工作相比较，社区康复有以下特点：

1. 充分利用社区资源 社区康复不是在医院和康复中心进行，而是在社区范围内进行。社区康复是社区经济和社区发展事业的一个组成部分，因此，由社区负责计划、组织和领导，全社区参与和给予支持，主要依靠社区资源（人力、物力、财力）开展社区残疾人的康复服务。

2. 社区参与 社区康复既是一项社区的卫生保健工作，又是一项社区的民政福利的社会服务工作，要求社区的卫生、民政、社会服务等部门共同参与，密切配合，形成协力。

3. 全面康复 在开展社区康复时，一方面要充分发挥社区的潜力，在社区力所能及的范围内，尽量为残疾人进行身心的功能训练，帮助其上学和就业，促进残疾人回归社会、融入社会。同时，也要充分地利用专业的康复中心、康复医院、康复机构和省、市、县的残疾人康复服务指导中心（部、站）的帮助，尽量使社区的残疾人得到全面康复。

4. 使用适宜的康复技术 大城市、大医院、大中心复杂和高级的康复技术，要求有专门的昂贵的器材和熟练的专业人员操作指导，不适宜在社区使用。只有应用简便、易得而又有效的康复技术，才适宜在家庭和社区中开展。除此以外，还应充分利用中药、针灸、推拿、太极拳等传统方法促进功能恢复。

5. 医患共同参与 在医院康复中，起主导作用的是医务人员（虽然也重视发挥残疾人的积极性），而在社区康复中，残疾人和他们的家属、残疾人组织代表参与决策、计划和实施，起到十分重要的作用。只有充分发挥他们的作用，社区康复才能有针对性地做到“按需康复”，为残疾人办实事，解决他们的实际困难。也只有这样，才能充分调动残疾人康复的积极性，使计划能很好地完成。

（四）社区康复的基本原则

社区康复服务在国际上已开展三十余年，呈现出多种模式发展趋势。不论采取何种模式，都应遵循社区康复服务的基本原则，其最终目标应是使所有的康复对象享受康复服务，使残疾人与健全人机会均等，充分参与社会生活。

1. 社会化工作原则　所谓社会化的工作原则是相对于封闭、孤立、一家包揽的工作方式而提出的。具体是指在政府的统一领导下，相关职能部门各司其职，密切合作，挖掘和利用社会资源，发动和组织社会力量，共同推进工作的原则。

2. 基于社区工作原则　以社区为本，就是社区康复服务的生存与发展必须从社区实际出发，必须立足于社区内部的力量，使社区康复服务做到社区组织、社区参与、社区支持、社区受益。

3. 低成本、广覆盖原则　是指以较少的人力、物力、财力的投入，使大多数服务对象能够享受服务，即获得较大的服务覆盖面。具体地说，在社区康复服务中，以较少的投入，保障康复对象的基本康复需求，使大多数康复对象享有可及的康复服务。

4. 因地制宜原则　社区康复服务既适合于发达国家，也适合于发展中国家，其目的是使大多数的康复对象享有全方位的康复服务。由于发达国家和发展中国家在经济发展水平、文化习俗、康复技术及资源、康复对象的康复需求等方面有很大的差异，因此，只有根据实际情况，因地制宜地采取适合本地区的社区康复服务模式，才能解决当地的康复问题。

5. 技术实用原则　要想使大多数康复对象享有康复服务，必须使大多数康复人员、康复对象本人及其亲友掌握康复技术，这就要求社区康复技术必须易懂、易学、易会，因此康复技术应注意在以下几个方面进行转化：① 现代复杂康复技术向简单、实用化方向转化。② 机构康复技术向基层社区、家庭方向转化。③ 城市康复技术向广大农村方向转化。④ 外来的康复技术向适用于本地的传统康复技术转化。

6. 康复对象主动参与原则　社区康复服务与传统的机构式康复服务的区别之一是康复对象角色的改变，使康复对象由被动参与、接受服务的角色，成为主动积极参与的一方，参与康复计划的制订、目标的确定、训练的开展以及回归社会等全部康复活动。

（五）社区康复的工作体系

社区康复依靠社会化的工作体系组织实施，需要政府主导、部门配合、社会参与的工作机制。这一体系由组织管理网络、技术指导网络和服务网络组成。

1. 组织管理网络　社区康复的组织管理网络是由国家、省市（县）、乡（镇）三级结构组成的，各级管理机构各有相应的职责。民政、卫生、教育、残联等部门，将残疾人康复训练与服务工作纳入社区服务、社区卫生服务、初级卫生保健、特殊教育和残疾人事业发展计划并组织实施。各地政府将残疾人康复训练与服务工作纳入当地社区建设规划，明确各部门职责，实行目标管理。地方各级残疾人康复工作办公室将康复训练与服务工作纳入成员单位的职责范围，加强沟通，密切合作，制订工作计划，分解任务指标，动员社会力量，共同完成方案规定的各项任务，并进行统计检查。具体职责为：

（1）卫生部门　将残疾人社区康复工作纳入社区卫生服务和初级卫生保健工作等基本公共卫生服务计划；加强基层卫生机构的康复服务设施和服务能力建设，为残疾人直接提供医疗康复服务；落实城乡医保政策，培训人员，提高社区卫生服务机构人员的康复知识和技能水平；普及康复知识，开展健康教育；指导社区内的康复服务及残疾人开展自我康复训练；做好残疾预防工作。

（2）民政部门　将残疾人社区康复工作纳入社区服务工作计划；提供残疾人社区康复服务场所；制定、落实优惠政策，对贫困残疾人进行救助。

（3）教育部门　指导教育机构对残疾儿童进行康复训练，发挥特殊教育机构作用，开展融合式教育，对社区进行技术指导。

（4）残联　组织制订并协调实施社区康复工作计划，建立技术指导组，督导检查，统计汇总，推广经验，管理经费；组织康复需求调查；建立残疾人社区康复服务档案；组织相关人员进行培训，建立社区康复协调员工作队伍；提供直接服务或转介服务；指导残联康复机构建设；普及康复知识，提高残疾人自我康复意识。

（5）残疾人康复工作办公室　各级残疾人康复工作办公室负责社区康复工作的组织协调和日常管理。

2. 技术指导网络　依托全国残疾人社区康复专家技术指导组，制定和完善有关技术标准，编写培训大纲和教材，培训技术骨干和师资力量，深入地方指导，推广实用技术，参加检查评估验收。省（自治区、直辖市）、市（地、州）建立健全残疾人社区康复专家技术指导组，依托当地的专业机构分别成立肢体残疾、精神残疾、视力残疾、听力残疾、智力残疾康复技术指导中心，按照“十二五”残疾人辅助器具工作的要求建立辅助器具供应服务机构，面向基层社区培训人员，传授训练方法，普及康复知识，提供康复服务和指导，进行督导检查等。有条件的县（市、区）充分利用资源，建立相应的康复技术指导中心或专家技术指导组，培训基层康复人员，指导开展康复服务。

3. 社会服务网络　以社区为基础、家庭为依托，充分发挥社区卫生服务中心（站）、社区康复站（室）、乡镇卫生院（村卫生室）、学校、幼儿园、社区服务中心、辅助器具服务社、福利企事业单位等现有机构、设施、人员的作用，资源共享，形成社区康复服务网络，为残疾人提供就近就便、及时有效的康复服务。在现有社区卫生服务机构内建立康复科、室，在各类社区服务设施内开办工疗、娱疗、农疗、日间照料等康复站、点，开展相关工作。建立残疾人社区康复协调员队伍。各街道（乡镇）设置专人分管残疾人康复工作，各社区配备社区康复协调员。社区康复协调员可以由政府提供公益岗位，也可由社区居委会干部、基层卫生工作人员、社区志愿者、残疾人及其家属兼任。通过培训上岗，负责组织残疾人的康复需求摸底调查，建立康复服务档案，向残疾人提供康复服务信息和转介服务，协调组织社区内有关机构、人员，为残疾人提供康复服务和相应的支持。

（六）社区康复的方法

1. 宣传　在社区中开展社区康复知识宣传。一方面增强社区领导对社区康复意义的认识，促进他们对本地区社区康复的政策制定、组织管理方面的行动；另一方面激发社区居民，特别是残疾人及其家庭成员的参与意识。

2. 社区调查　普查社区内残疾人的基本情况（包括残疾种类、原因、人数及分布等），以便为社区康复的实施提供客观依据。

3. 残疾预防　利用社区中初级保健网络、计划生育等部门，多方面地进行残疾预防宣传，以减少本地区残疾的发生及残疾程度。

4. 康复训练　以社区为基地，以家庭为基础，开展各种康复治疗及功能训练，为残疾人及其他康复对象提供医疗康复服务。

5. 协调工作　协调社区内医疗、教育、工厂等部门，充分发挥各部门的特长，根据不同类型残疾人的不同康复需求，向残疾人提供教育康复、医疗康复、职业康复、社会康复，以达到全面康复的目标。

（七）社区康复的工作步骤

1. 成立区（县级市）、街（乡、镇）、居委会（村）各级社区康复领导小组。

2. 建立和健全社区康复网络，包括社区康复管理网络、社区医疗康复网络、社区社会保健网络等。

3. 在本社区内选择 1~2 家医院或社区卫生服务中心（乡镇卫生院）作为社区康复技术资源中心，为街道、居委会或志愿者服务队提供技术指导、培训人才及接受转诊的社区康复对象。

4. 培训社区康复工作者，包括管理人员、基层康复员（居委会专干、志愿者服务队、街道干部、残疾者家属），发动残疾者本人及家庭成员的积极参与。

5. 建立社区康复制度，履行社区康复工作职责。

6. 开展社区概况调查及残疾人普查。

7. 在社区服务中心和家庭中开展残疾预防、医疗教育或进行康复训练指导工作。

8. 根据残疾人不同的需求，采取多种方式，对他们进行教育、职业培训、就业指导、文娱体育、人际关系、心理等多方面的康复。

9. 定期总结与评估社区康复工作。

10. 宣传与推广先进经验，逐步扩大社区康复工作范围。

第二节　康复服务在社区中的开展

一、社区康复对象

在我国社区康复对象主要是残疾人、慢性病病人和老年人。

（一）残疾人

残疾是指由于各种躯体、身心、精神疾病或损伤以及先天性异常所致的人体解剖结构、生理功能的异常和（或）丧失，造成机体长期、持续或永久性的功能障碍状态，并且这种功能障碍不同程度地影响身体活动、日常生活、工作、学习和社会交往活动能力。

残疾人是指具有不同程度躯体、身心、精神疾病和损伤或先天性异常的人群的总称。其机体结构、器官功能、心理与精神功能障碍或丧失，失去部分或全部以正常方式从事正常活动的能力，如脊髓灰质炎（小儿麻痹症）病人、痴呆儿、聋哑人等。绝大多数残疾人都具有康复潜力，可以通过康复训练恢复、补偿功能，提高生活自理能力和社会适应能力。

（二）慢性病病人

慢性病不仅长期影响人们的身体健康和生活质量，也是主要的致残原因，社区中常见的慢性病主要包括心脑血管疾病、慢性阻塞性肺疾病、恶性肿瘤、糖尿病等。慢性病病人的康复意义在于在社区开展慢性病康复工作，既可以减轻这些病人的痛苦，恢复健康生活，提高生活质量，又可以减轻家庭和社会的负担，提高社会劳动力水平，促进社会经济文明发展。

（三）老年人

我国的老年人是指60周岁以上的人群。开展老年人康复可以减缓躯体和脏器衰老的进程，控制慢性病的发展，改善日常生活活动能力，提高生活自理程度，减少残疾的发生，减轻老年人对家庭的负担和对社会的压力，充实其精神生活，提高其生活质量。

二、社区康复内容

（一）功能训练

1. 物理训练　指以生物力学和神经发育学为基础，采用主动和被动运动，通过改善、代偿和替代的途径，旨在改善运动组织（肌肉、骨骼、关节、韧带等）的血液循环和代谢，促进神经肌肉功能，提高肌力、耐力、心肺功能和平衡功能，减轻异常压力或施加必要的治疗压力，纠正病人的躯体畸形和功能障碍。

2. 生活自理能力训练　在运动、自理、交流及家务活动中，训练病人用新的活动方式、方法或借助辅助器具的帮助和使用合适的家用设施等，来完成日常生活活动。并指导病人在家务活动中如何省力，如何减少能量消耗，如何改装家用设备以适应病人的功能水平。

3. 作业劳动训练　根据病人的功能障碍和康复目标，采用有针对性的日常生活活动、娱乐活动、职业劳动和认知活动，对病人进行反复训练，以缓解症状、改善躯体和心理功能，提高生活质量，最大限度地恢复其正常的家庭和社会生活。

4. 语言能力训练　对因听觉障碍所造成的言语障碍，构音器官的异常，脑血管意外或颅脑外伤所致的失语症、口吃等进行治疗，以尽可能恢复其听、说、理解能力。吞咽治疗近年越来越得到重视，但是尚未形成独立的专科，目前暂时归类在言语治疗的范畴。

5. 文体活动训练　体育和文娱活动不但可增强肌力和耐力，改善平衡和运动协调能力，还可增强病人的信心，使其得到娱乐，从而改善病人的心理状态。在社区中应利用当地资源开展有利于病、伤、残者功能恢复的文体活动，促进身心健康，提高生活质量。

6. 使用辅助器具的训练　通过应用现代工程学的原理和方法为残疾人设计、制作假肢、矫形器、自助具等辅助器具和进行无障碍环境的改造等，都有助于恢复、代偿或重建病、伤、残者的功能，为重返社会创造条件。在社区中要因地制宜、就地取材制作简易器具，开展辅助器具使用的训练。

7. 其他　在我国还要发挥传统医学的优势，将中药、针灸、推拿、气功、武术等治疗手段合理地应用于康复治疗中。另外，康复护理在社区康复中越来越发挥重要作用，以家庭为主要康复环境的康复护理越来越得到重视。

（二）全面康复

1. 医疗康复(medical rehabilitation) 是应用临床医学的方法为康复服务的技术手段,旨在改善功能或为其后的功能康复创造条件,如为白内障病人进行晶状体手术摘除。医疗康复在全面康复的医学体系中占重要地位,是全面康复的基础和出发点,是实现康复目标的根本保证。

2. 教育康复(education rehabilitation) 从内容上分为两种情况:① 对肢体功能障碍等残疾人进行的普通教育,包括“九年义务教育”及中高等教育;② 对盲、聋哑、智力障碍等类型的残疾人进行的特殊教育,如盲校、聋哑学校和智障儿童学校等。

3. 职业康复(vocational rehabilitation) 是使残疾人自立于社会的根本途径。职业康复不是简单的工作安置,其中心内容应是协助残疾人妥善选择能够充分发挥其潜在能力的最适职业,并帮助他们切实适应和充分胜任这一工作,取得独立的经济能力并贡献于社会。

4. 社会康复(social rehabilitation) 是康复工作中的一个重要方面,它涉及面广,内容丰富,并与地域文化、社会制度和经济发展水平有密切关系。维护残疾人的权利、尊严,帮助他们解决各种困难,改善生活、福利条件,接纳他们参加到全面的社会生活当中来,这是社会康复的中心工作。总的来说,为实现残疾人社会康复而采取的措施一般包括以下几个方面:① 建设无精神、心理障碍的社会环境(残疾人不受歧视,社会上形成关爱残疾人的助残风气)。② 建设无通行障碍的物质环境。③ 改善残疾人的经济环境。④ 改善有关维护残疾人权益的法律环境。⑤ 改善为残疾人服务的各项设施和制度。⑥ 鼓励和促进残疾人参与学习、工作、休闲、文化体育等社会活动。

（三）重返社会

病、伤、残者进行医疗、心理、教育和职业一系列康复之后,摆在他们面前的一个严峻的现实是重返社会问题。病、伤、残者在家庭和社区康复后能否重返社会取决于自身条件的改善、外界障碍的消除、社会文明与进步等多种因素,康复工作者要积极努力为他们重返社会创造有利条件。

三、社区常用康复治疗技术

社区常用的康复技术有物理治疗、作业疗法、言语治疗和中医传统康复疗法等。

（一）物理治疗

物理治疗是社区康复治疗技术的重要组成部分,是指利用电、光、磁、热、冷、水、力及运动等物理因子刺激并通过人体神经、体液、内分泌和免疫等生理调节机制,达到保健、预防、治疗和康复目的的方法。一般物理疗法可分为两大类,一类是以力学因子及运动为主要手段的疗法,称为运动疗法;另一类是以其他物理因子为主要治疗手段的疗法,称为理疗。运动疗法包括关节活动度训练、关节松动技术、牵伸技术、肌力训练、步行训练、呼吸训练、平衡和协调训练、有氧训练、神经发育疗法、运动再学习和医疗体操等。理疗包括电疗法、光疗法、磁疗法、超声波疗法、冷疗法、热疗法、压力疗法和肌电生物反馈疗法等。

（二）作业疗法

作业疗法是应用有目的的、经过选择的作业活动，对躯体和心理功能障碍者以及不同程度地丧失生活自理和劳动能力的病、伤、残者，进行评价、治疗和训练的康复治疗方法。目的是使他们最大限度地恢复或提高独立生活、学习和劳动能力，以使其能作为家庭和社会的一员过着有意义的生活。作业疗法的方法有日常生活活动训练、治疗性游戏、木工作业、编织作业、制陶作业、金工作业和手工艺作业等。

（三）言语治疗

言语治疗是指通过各种手段对有语言和言语障碍的病人进行针对性的治疗，恢复其说、听和语言交际能力。言语障碍包括听力障碍、失语症、构音障碍、发音障碍、唇腭裂、儿童言语发育延缓和孤独症语言障碍等。言语障碍的治疗途径有包括听觉的活用、促进语言的理解、口语表达、恢复或改善构音功能的训练和指导，利用传统医学手法帮助改善与语言产生有关的运动功能受限的手法介入，装配具有补偿功能的辅助具和用手势、交流板、言语交流器的替代方式等。治疗可以采用“一对一”训练、自主训练、小组训练和家庭训练等方式。

（四）中医传统康复疗法

中国传统康复疗法包括：① 针灸疗法：包括针刺法和灸法。“针刺”是指利用各种针具刺激穴位治疗疾病的方法。“灸”是指用艾绒在穴位上灼烧或热熏治疗疾病的方法。针灸具有疏通经络、调和阴阳、扶正祛邪的作用。② 推拿疗法：是指用手或肢体的其他部位，或借助一定的器具，在人体体表做规范化的动作，达到防治疾病的一种方法。按手法的形态可将推拿手法分为摆动类、摩擦类、挤压类、振动类、叩击类和运动关节类六大类，每类又有数种手法组成。③ 气功疗法：是指通过各种内向的自我心身锻炼，有目的调神、调身、调气，协调人体生物场的“能量流”，平衡阴阳，调和气血，达到防病治病、增强体质、延缓衰老的锻炼方法。④ 传统运动疗法：是强调精神修养和意念活动的锻炼，如太极拳、五禽戏、八段锦和易筋经等。⑤ 中医其他传统疗法：包括饮食疗法、中药熏洗疗法和刮痧疗法等。

四、社区康复形式

如同我国基础性卫生保健、社区服务、计划生育等工作一样，社区康复也是通过自下而上的网络提供服务的。社区康复是以基层社区为基础，面向大多数康复对象提供有效可行的服务。然而社区康复并不是孤立在社区内部的一项工作，它是国家康复计划的一部分，同时也是国家医疗卫生计划和国家社会保障计划的一部分。因此，社区康复是国家策略、政府行为，正如联合国三大组织 1994 年发表的关于残疾人社区康复的联合意见书中所强调的：“社区康复是国家行动的一部分。”

我国的社区是按照行政区域单位来确定的，这就决定了政府在社区康复服务中的主导地位。政府加强领导，统筹安排社区康复工作，才能使有关部门更好地协调、配合，加大这项工作的组织管理力度。另一方面，政府也是为残疾人社区康复实际工作提供支持的基本保障。因此，在各级政府的领导和有关部门的配合下，建立分工协作、有机配合的社会化康复服务体系，才能保障社区康复服务的顺利进行。社区康复服务网络应建成为以残疾人家庭为基础、社区康复站为骨干、康复服务指导机构为依靠的康复训练服务网络。在社区康复服务网络中，社区康复服务工作主要通过以下几种形式进行：

（一）基层康复站服务

地方政府应将社区康复训练服务网络建设纳入议程，残疾人工作协调机构会同社区工作领导机构组织有关部门和单位，综合协调、统筹安排、合理布局，充分利用现有资源和基层力量，依托医疗预防保健网、社区服务网、城乡基层组织、大型厂矿企业及残疾人组织、福利企事业单位，因地制宜、因陋就简地建立各类社区康复站。

1. 村卫生室、乡（镇）卫生院、县医院、地段保健站、精神病院等基层医疗卫生机构应提供康复服务。

2. 城市街道、农村乡（镇）可设立康复站，或依托社区服务中心和社区医疗中心为残疾人提供训练服务。

3. 福利企业、特教机构等福利事业单位，或残疾人比较多的单位，要创造条件开辟康复站，或利用康乐健身设施，为残疾人提供训练服务。

（二）上门康复服务

上门康复服务是指以康复资源中心为基础，组织具有一定水平的康复技术人员（一般是专业的康复治疗师），离开康复机构到病、伤、残者家庭或社区进行康复技术指导和实际技术操作培训，解决一些康复中的疑难问题，为他们提供上门的康复服务，是社区康复的一种有效形式。

（三）家庭康复服务

病、伤、残者在家庭康复指导人员及亲友的帮助下进行家庭训练，可以扩大训练面，节省经费，而且见效快。

家庭康复指导人员由基层医务人员、残疾人康复工作者及病、伤、残者亲友和志愿者担任。其职责是针对病、伤、残者的康复需求制订训练计划，为他们及其亲友提供训练知识、训练方法及转介服务，指导他们在家庭中开展康复训练，负责填写康复训练档案和进行康复评估。病、伤、残者的亲友要及时反映他们在训练过程中遇到的困难和提出的要求，在家庭康复指导员的帮助下，制作简易、实用的训练器具，与家庭康复指导人员共同实施病、伤、残者的康复训练计划。病、伤、残者要树立自我康复的意识，要发挥主观能动性，按照家庭康复指导人员和亲友的指导，参照康复训练教材，利用简易的康复器具进行自我训练。

思 考 题

1. 什么是社区康复？社区康复有哪些特点？
2. 社区康复的对象主要包括哪些？
3. 社区康复的内容主要包括哪些？

（冯小君）

第十三章　社区护理

学习提要：

本章内容主要介绍社区护理、社区护士的概念，社区护理的发展历史及社区护理的工作范围和内容。通过本章学习，掌握社区护理概念：社区护理是结合公共卫生学和护理学的理论与技能，以社区人群为对象，以促进和维护人群健康为中心，提供医疗、预防、保健、康复、健康教育和计划生育等连续的、动态的和综合的护理专业服务；掌握社区护理特点：以预防保健为主，强调群体健康，服务内容广泛，服务范围的分散性和服务的长期性，工作的自主性和独立性，护理服务的可及性，团队合作的协调性等；掌握社区护理的工作内容：传染病预防控制，健康教育保健服务，社区心理卫生保健，社区环境卫生等。熟悉社区护士的任职条件、工作职责。了解国外、国内的社区护理发展历史。

社区护理学是在护理学、医学、社会学、公共卫生学、预防医学、康复医学等相关学科理论基础上发展的新兴学科。社区护理是社区卫生服务的一个重要组成部分，是以健康为中心，由社区护士为整个社区人群提供综合的、连续的和动态的健康服务。

第一节　概　述

一、社区护理概念

社区护理是结合公共卫生学和护理学的理论与技能，以社区人群为对象，以促进和维护人群健康为中心，提供医疗、预防、保健、康复、健康教育和计划生育等连续的、动态的和综合的护理专业服务。

社区护理的基本概念包含三方面的内容，即促进健康、保护健康、预防疾病和残障。促进健康即是鼓励社区居民养成良好的生活习惯，注意合理的饮食营养和锻炼，组织有益的文体活动（如打拳、跳舞、太极剑、健美操等），开展各种卫生宣传教育（包括优生优育、烹调技巧交流、卫生保健知识竞赛等），促进社区居民的健康；保护健康则是保护社区人群免受环境中的有害因素的侵袭，如防止空气污染、水源污染、食物污染、噪声污染、居室装修污染，禁止在公共场合吸烟，打击伪劣食品，开展饮食饮水卫生、环境卫生、个人卫生等方面的宣传教育活动；预防疾病及残障主要是通过各项护理干预措施，防止疾病或伤害的发生、发展，减少并发症和后遗症的出现，促进伤病和残障的康复等，如对传染病管理，社区常见病、慢性病知识的宣传教育和预防。

二、社区护理特点

社区护理的总目标是达到WHO提出的“人人享有卫生保健”，社区护理工作的服务对象和工作方式与临床护理不同，具体的特点有：

（一）以预防保健为主

社区护理的服务宗旨是以预防疾病，维持和促进人的健康为中心，提高社区人群的健康水平。因此，社区护理的目标是“预防为主、促进健康”。其通过一级预防途径，如卫生防疫、传染病管制、意外事故防范、健康教育、膳食指导等，达到促进健康、维持健康的目的。相对医院护理工作而言，社区护理服务更侧重于积极主动的预防，通过运用公共卫生及护理的专业理论、技术和方法，促进社区健康，减少社区人群的发病率。

（二）强调群体健康

社区护理的服务对象是社区的整体人群，包括健康人群、亚健康人群、高危人群、重点保健人群和伤病残障人群以及各个年龄段的个人、家庭、群体。社区护理工作是要收集和分析各类人群的健康状况和需求，运用护理程序的工作方法，解决社区中存在的健康问题，而不只是单纯照顾一个人或一个家庭。

（三）服务内容广泛

社区护理实践属于全科医学性质，不局限于一个年龄组或某一种疾病，而是针对整个社区人群实施连续的、动态的健康服务。社区护理服务除预防疾病、促进健康等基本内容外，还要从卫生管理、社会支持、家庭和个人保护、咨询等方面，对社区人群、家庭、个人进行综合性服务，并以预防为主来引导整个社区护理服务，使三级预防得以全面实施。

（四）服务范围的分散性和服务的长期性

社区护理的服务对象居住相对比较分散，使得社区护士的工作范围更广。同时，社区中的慢性病病人、残疾人、老年人等特定服务对象对护理的需求具有长期性的特点，其随意性和可塑性也很强，因此社区护士要采用各种工作方式方法，主动地为社区的人群服务，照顾人的一生，直至善终，不因服务对象的某一阶段或某一个健康问题得到解决而中断。

（五）工作的自主性和独立性

社区护理工作范围广，而且要求运用公共卫生护理的知识、流行病学的方法收集分析资料，预测和发现人群中容易出现健康问题的高危人群并做出相应的处理。社区护士还需独自深入家庭及社区进行个人或家庭访视，处理解决面临的健康问题，提供各种护理服务。故要求社区护士具备较敏捷的分析判断和处理问题的能力，较强的自主能力和独立工作的能力。

（六）护理服务的可及性

社区护理所提供服务的基本要求应是所有社区人群可以随时而方便地得到医疗护理、保健服务和各种咨询，做到地理上、时间上、心理上和经济上的实惠，这就要求护理服务具有就近性、方便性、主动性，以满足社区人群的健康需求。

（七）团队合作的协调性

社区护理是团队式工作，必须充分发挥团队精神，才能实现社区的健康目标。社区护士不但要和其他医疗保健人员密切配合，还要与社区的行政、福利、教育、厂矿、机关等各种机构的人员密切合作。要利用社区各种组织力量和资源，增加服务的吸引力，增强市场的竞争力，不断提高服务的社会效益和经济效益。

三、社区护士

（一）社区护士的定义和任职条件

在2002年卫生部《社区护理管理的指导意见（试行）》中，明确规定了社区护士的定义和任职条件。

1. 社区护士　是指在社区卫生服务机构及其他有关医疗机构从事社区护理工作的护理专业技术人员。

2. 社区护士的任职条件

（1）具有国家护士执业资格并经注册。

（2）通过地（市）以上卫生行政部门规定的社区护士岗位培训。

（3）独立从事家庭访视护理工作的护士，应具有在医疗机构从事临床护理工作5年以上的工作经历。

（二）社区护士的角色

由于社区护理工作内容和范围广泛，因而社区护士的角色涉及多个方面：

1. 护理服务者　是社区护士最基本的角色。社区护士不仅要擅长用护理程序对患者进行整体护理，而且还要具备公共卫生学知识和技能，运用总体测量和分析的研究方法，对人群作基线调查，分析人群健康水平、环境因素、健康相关的服务、经济模式、社会政策等，及时发现疾病的危险因素并进行积极的预防。护理服务从照顾个体扩展到照顾群体，从治疗扩展到预防。

2. 教育者与咨询者　即向社区居民提供各种教育指导服务。这就需要社区护士不仅要懂得防病治病的医学专业知识，还需掌握有关心理学、教育学的相关理论和技能，在评估社区健康需求，明确社区诊断的基础上，充分利用社区资源，开展多种形式的健康教育。帮助和唤醒社区人群的健康意识，促使人们积极主动地寻求医疗保健，纠正不良的行为和生活习惯，建立健康的行为方式。

3. 健康代言人　社区护士是社区人群的健康代言人，为其争取所需的健康服务。因此，社区护士应熟悉国际、国内的有关卫生政策和法律法规，及时发现社区内存在的和潜在性的威胁健康的问题，并予以妥善解决。如果社区护士不能解决，应及时上报有关部门，与之协商解决。

4. 协调者与合作者　即协调社区内各类人群的关系。社区居民的卫生服务由社区内不同服务部门和卫生机构协作提供，社区护士在工作中经常需要与医生、康复师、营养师及行政管理部门、民警、环保、居委会等工作人员合作，以解决社区健康问题。社区护士需有较好的人际沟通和协调工作的技巧。如负责人员、物资和各种活动的安排，组织管理社区不同人群参加健康学习，并对其内容和质量进行监控和管理，社区个案管理，社区健康档案的建立和管理，慢性病的社区管理等。

5. 组织管理者　社区护士承担组织者与管理者角色。

6. 观察者与研究者　在提供社区护理服务中，社区护士应具备敏锐的观察力，及时发现居民个体、家庭或社区存在的健康问题，如儿童的生长发育问题、药物的不良反应、家庭暴力、社区环境污染等，并针对所发现的健康问题进行研究探讨，开展流行病学调查，探索护理干预的措施和效果。

（三）社区护士的工作职责

社区护士角色多种多样，对社区人群履行护理服务、咨询、教育、代言、组织、管理、协调、合作、观察、研究等职责。目前我国社区护士的具体职责如下：

1. 了解国家各级政府制订的有关卫生法律、法规、政策和规范性文件等，提高政策理论水平，这是搞好社区护理工作的基础。

2. 协助全科医生进行社区诊断，能统计本社区常见病、多发病、慢性病的发生率和病死率，对环境、社会问题进行分析、判断，提出改进意见或建议。

3. 通过身体评估，以望、触、叩、听及各种诊断仪器等方式来了解服务对象身心等方面的情况，正确判断其健康问题，确定是否需要医生的治疗或转诊服务。

4. 推行健康教育，这是社区卫生服务的主要任务，以预防为主，促进健康，提高社区人群对健康的认识，这也是社区护士工作的重要内容。社区护士不仅要掌握健康教育的知识与技巧，并善于见缝插针，利用一切机会向社区人群、家庭或个人进行健康教育。

5. 为特殊人群做好预防保健工作。社区中的特殊人群是指在健康上的娇弱人群，即妇女、儿童、老年人、患慢性病病人及残障者。社区护士要针对这些人群的不同需求，有计划地帮助和教会他们如何维持健康，并对家属及照顾者进行教育指导，以便更好地发挥他们在照料中的作用。

6. 做好入户调查与家庭护理，建立好个人、家庭、社区的健康档案，并进行分类管理。

7. 协助公共安全与传染病管理。

8. 执行医嘱，完成各种治疗及护理。

9. 协助改进环境卫生、集体卫生。

10. 妥善管理好各种档案资料。

第二节　社区护理发展简史

社区护理起源于英国，它的发生、发展与社会的政治、经济、文化进步及人民群众的卫生需求的提高密切相关。了解社区护理的起源和发展，才能认识其定义和本质，才能把握社区护理的发展规律和发展趋势,更好地为社区居民服务。

一、国外社区护理发展史

社区护理的发展虽不断适应变化着的社会需要,但始终保持促进社区健康的起始目标。其发展大致可分为4个阶段:早期家庭照顾阶段、地段护理阶段、公共卫生护理阶段和社区护理阶段。

1. 早期家庭照顾阶段(1859年以前) 本阶段主要是通过宗教团体、慈善机构和各种非专业人员在有病穷人家中进行护理。据《新约·罗马人书》书中记载,1399年,基督教会中的菲碧奥拉修女,曾建造了第一个慈善医院收容病人,并劝请贵族妇女访问医院。文艺复兴时期,圣文森·保罗(St·Vinvent De Paul)出于宗教信仰,组织信徒为贫苦病人服务,在巴黎创立了"慈善姐妹社",他们挨门挨户对病人探视照顾,减轻其痛苦。这是历史上社区访视护士的开始。

2. 地段护理阶段(1859—1900年) 本阶段主要由专业人员或保健护士为穷人无偿地进行家庭照顾、治疗护理以及对病人进行健康生活方式的指导。1859年,英国利物浦的企业家威廉·勒斯朋(William Rathbone)的妻子患慢性病在家,需要长期护理,得到地段护士罗宾逊夫人的精心护理。罗宾逊夫人良好的专业护理使勒斯朋深感家庭护理的必要,于是,他与罗宾逊夫人合作,于1859年在利物浦成立了第一个地段访视护理机构。后来在南丁格尔女士的支持和帮助下,又在利物浦皇家医院开设了访视护士学校,专门培训地段保健护士,开始了地段护理教育。1874年,伦敦成立了英国访视护士协会,并在各地设立分会;1885年,美国纽约成立地段访视社,随后,波士顿、费城、水牛城也相继成立了地段访视组织,后统一命名为"访视护士协会"(Visiting Nurses Association)。

3. 公共卫生护理阶段(1900—1970年) 20世纪初,美国护士丽莲·沃德(Lillian Wald)将南丁格尔以往使用的卫生护理前加上"公共"二字,表明是为社区所有居民提供服务,由此拉开了公共卫生护理的序幕。公共卫生护理的服务对象从贫病者扩大至有需求的居民,服务内容也从疾病照顾扩大至环境监测、学校卫生、疾病预防和妇幼保健。1912年,在丽莲·沃德的努力下,成立了公共卫生护理学会,并制定了学会服务原则和标准。从此,公共卫生护理进入了快速发展阶段,1950年后,其服务范围从个人、家庭走入社区,护士角色也在不断扩展。

4. 社区护理阶段(1970—至今) 1970年,美国将公共卫生护理与护理相结合整合在一起,并由美国护士露丝·依思曼首次提出了社区护理一词。1978年,社区护理得到了世界卫生组织的肯定和补充,要求其成为社区居民可接近的、可接受的基层卫生服务。至此,社区护理在世界各国蓬勃展开。社区护理专业人才培养体系也日趋完善,一般大学的护理系或护理学院均设立社区护理专业,学历层次包括本科、硕士以及博士研究生。社区护理人员的专业方向呈现多元化趋势。

二、我国社区护理发展史

我国公共卫生护理教育随着预防医学的发展而开始,1925年,在北京协和医学院设立了以王秀瑛为主任的公共卫生护理系。以后随着公共卫生事业的发展,从事公共卫生护理的护士也大量增加。而我国社区护理工作于20世纪80年代才开始尝试,1996年5月,中华护理学会在北京举办了“全国首届社区护理骨干学术会议”，会议倡导发展和完善我国的社区护理，重点是社区中的老年人护理、母婴护理、慢性病和家庭护理等。1997 年，关于进一步加强护理管理工作的通知强调大力发展社区护理，满足社会需要。1998 年，国家卫生部在山东省济南市召开了专题研讨与现场会，开始将社区卫生服务纳入政府行为。2000 年 7 月，卫生部科教司印发了关于社区护士岗位培训大纲的通知，全国各地的社区护士岗位培训工作正式开展。目前我国的社区护士实行双轨式培养：一是从学校培养社区护士；二是转型培训，即执业护士经过 3~6 个月的社区护理专门训练，考核合格后成为社区护士。

根据中国的国情并结合国外社区护理的经验，中国社区护理经过近几年的发展已初具雏形，一些大城市初步建立了以社区人群健康为中心、社区为范围、家庭为单位，融预防、医疗、保健、康复和健康教育为一体的综合性的社区卫生服务模式。但由于在中国护理专业还不能独立运作，还要依附于医疗或与其他社区卫生组织合作，目前的组织形式主要有：

1. 社区卫生服务站型　指由卫生行政部门直接领导，由一级医院派出一定数量的医务人员深入社区建立社区卫生服务站，每个站一般由 3~7 人组成，承担 3~5 个居委会的医疗、预防、保健、康复等项任务，一般每 2 000 人配 1 名全科医生和 0.5 名社区护士，如北京、天津、上海、深圳、济南等地的一些社区，以街道一级医疗机构，派出医护人员到居民区建立卫生服务站，采用全科医疗的理论及服务模式，深受群众欢迎。

2. 团队组合型　是指在一、二级医院内成立预防保健所，承担所辖全区居委会的社区卫生服务工作，一般由 20 人左右组成，下设家庭病床组、儿保组、妇保组等，但不在居委会设点。此种类型强调了人员按层次需求组成，力求达到人员互补及专业互补，这种模式的确立，在社区卫生服务网络的建立上，可避免低水平的重复投入，能有效地控制卫生资源的浪费。

3. 社会参与型　由城区街道办事处牵头，基层医院派员指导，由居委会人员、离退休医护人员、短期业务培训人员及社区志愿者组成的初级卫生保健站，目的主要是开展和落实初级卫生保健工作，面向社会提供保健服务。

第三节　社区护理的管理与工作内容

一、社区护理的管理

社区护士是以社区内不同生命周期的所有人群为服务对象，开展“预防、保健、健康教育、计划生育和常见病、多发病、诊断明确的慢性病的治疗和康复”工作中的护理服务，护理服务的质量需要规范化的社区护理管理。社区护理管理即是根据社区环境中护理工作的特点，对诸如人员、技术、制度、程序、设备、信息和经费等进行科学的计划、组织、控制和反馈调整，从而提高护理工作的效率、效果和质量。

（一）社区护理的管理及人员配备

根据 2002 年“卫生部关于印发《社区护理管理的指导意见（试行）》的通知”指出：社区卫生服务中心，应根据规模、服务范围和工作量设总护士长或护士长（超过 3 个护理单元的设总护士长），负责中心内部及社区的护理管理工作。护士数量根据开展业务的工作量合理配备。

社区卫生服务站(点),应设护士长(或组长)负责护理管理工作。护士数量根据开展业务的工作量合理配备。由医疗机构派出设置的社区卫生服务站点,护理工作受所属医疗机构护理部门管理、监督和考核。承担社区卫生服务的其他医疗机构,应根据社区护理工作的需要,配备护理人员并设置护理管理人员。

(二)社区护理管理制度

1. 社区护理常规工作制度　是针对社区护理人员在为社区人群服务时应当履行的基本工作责任、工作程序和工作方法等做出的规定,它是确保常规护理工作完成,维护护理工作正常程序的保障。常规工作制度有:传染病预防控制制度、传染病访视制度、社区慢性病病人护理管理制度、健康教育工作制度、预防接种工作制度、家庭访视护理制度、社区抢救工作制度和康复护理制度等。

2. 社区护理安全管理制度　为保障社区医疗护理安全,有效防止差错、事故和医源性感染的发生,针对社区护士工作独立性强、工作环境复杂的特点,安全管理制度有:消毒隔离制度、值班和交接班制度、医嘱制度、查对制度、差错与事故防范和登记报告制度、药品管理制度、抢救制度、传染病管理和报告制度、治疗室管理制度等。

3. 社区护理信息资源管理制度　包括流行病疫情报告制度、社区居民健康档案管理制度、社区护理资料管理制度、家庭护理病历管理制度和护理文件管理制度等。

(三)社区护理质量管理

社区护理质量是护理人员为社区人群提供护理技术及护理服务的熟练程度和护理效果,以及满足服务对象的程度。其形成要素包括:护理单元和护理人员的配置合理程度,社区护理专业知识、技能熟练程度,护理质量标准的健全程度,社区护理设施、物资、器材保证程度,护士职业道德、人文素养水平。各要素之间相互联系,只有通过有机结合,统筹安排,才能保证高质量的护理。

社区护理质量管理要求要有健全的社区护理管理体系并能有效地履行,要制定完善的、科学的、先进的社区护理质量标准并严格控制[2002 年"卫生部关于印发《社区护理管理的指导意见(试行)》的通知"中社区护理工作的考核与监督指标有:居民对护理服务满意率;居民对护理服务投诉率;社区护理差错、事故发生率;社区护理服务覆盖率;空巢老年慢性病病人访视、护理率;家庭护理病历建档率,护理计划与病人实际符合率;社区护士培训率],要对质量结果进行及时的评价和反馈。

二、社区护理的工作内容

社区护理的工作性质、方式及服务对象虽然与临床护理不同,但在社区卫生服务中,护理工作的模式仍按护理程序(评估、诊断、计划、实施、评价)来进行。社区护理的工作范围比较广泛、灵活。

(一)传染病预防控制

传染病的发生需要有传染源、传染途径及易感人群 3 个条件。传染病传播速度快,会导致很多人在较短的时间内患病或受到死亡的威胁，危害性非常严重。但一般的传染病是可以预防的，预防所花费的人力、物力及财力比治疗所花费的要少，因此，传染病的预防和控制具有十分重要的意义。作为社区护士，必须熟悉各种传染病的类型和传播方式，熟悉和了解国际、国内传染病的最新疫情、传染病的预防和控制方法以及当地的传染病防治机构、可利用的资源等信息。一旦发现疫情，要迅速报告卫生部门，并协助采集各种标本，立即按照有关隔离原则将病人或病源进行隔离，严格控制疫情的扩散蔓延。

对于特殊传染病如性病、艾滋病的预防和控制，社区护士应大力开展性传播疾病知识的教育，特别是对青少年进行性心理教育、道德教育、人生观和世界观的教育，给予正确引导，使大家充分认识性传播疾病的传播途径及严重危害性，以降低此类疾病的发生。

（二）健康教育

促进健康的生活是社区卫生工作的重要内容之一，而各种形式的健康教育则是促进健康生活的必要手段。以促进和维护居民健康为目标，积极地向社区人群提供有计划、有组织、有评价的健康教育活动，强化人们的健康意识，养成健康的生活方式及行为，消除或减轻影响健康的因素，达到预防疾病，促进健康，提高生活质量的目的是社区护理的重要任务。

（三）保健服务

为社区不同人群提供基础性卫生保健服务，亦是社区护理主要任务之一。社区的特殊人群则是社区卫生保健的重点服务对象，必须坚持综合防治原则，积极开展妇幼卫生保健、中老年保健等工作，如做好新生儿、婴幼儿管理，学龄前儿童保健管理，产前产后管理，妇女经期、围绝经期的卫生保健，中老年的保健指导，疾病预防等。

（四）社区心理卫生保健

社区心理健康是指社区健康保健人员运用心理学的理论及原理，指导社区内不同人群，使他们通过自身的努力，实现心理健康。社区护士在心理卫生保健方面的主要工作包括对个人、家庭成员及特定人群的心理评估，确认心理健康问题，并通过健康教育、心理咨询、精神鼓励和支持等手段，帮助社区居民掌握减轻压力的方法，增加社会适应能力，保持心理卫生健康。此外，社区护士也要对社区中的精神病病人及其家属实施健康指导、咨询等精神保健服务。

（五）社区环境卫生

世界卫生组织指出，环境卫生是指在人的生活环境内控制一切影响或妨碍人们健康的因素，包括空气、水、土壤、光线、噪声、放射物质、垃圾等。社区护士进行健康评估时应考虑上述因素，并致力于推动社区环境卫生工作，培养公众的环境保护意识，以达到人们爱护环境，积极治理、控制环境中有危害健康的因素，保护和促进社区人群的健康。

（六）常见病防治与护理管理

社区护士在社区常见病、慢性病、多发病的防治中扮演着相当重要的角色。不仅要对他们进行预防和促进健康服务，同时还要给予治疗和护理，并且提供咨询、转诊、护送出入院、家庭和社区中心的康复训练服务,以减少疾病的复发,减少住院次数,减轻社区人群的经济负担,不断提高其生活质量。

(七)社区特殊人群照顾

社区中的老年人、妇女、儿童、残疾人属于特殊人群。他们由于年龄、生理功能的特点及生长发育新陈代谢的特殊性,容易出现一些健康问题,是社区卫生服务的重点服务对象。社区护士应根据不同情况给予健康照顾,达到预防疾病、增进健康、维持健康、促进康复的目的。

(八)学校卫生保健

学校卫生是以青少年、儿童为主要服务对象的一项团体卫生工作。其卫生保健主要是预防疾病,尤其是做好传染病的预防,如创造良好的卫生环境,培养学生良好的健康习惯,配合老师开展好健康教育,对学生进行身心照护,让学生学会自我照顾的方法,参加有益的健康活动,很好地适应学校及社会,达到最佳的健康状态。

(九)建立社区健康档案

社区护士很重要的一项工作就是为辖区内的居民建立各种相关的资料档案(个人、家庭、社区),并保持资料记录的准确性和完整性。同时,还可与服务对象签订各种健康合同书,以利提供持续性的护理服务。

(十)院前急救及转诊

进入医院之前的现场急救护理直接关系病人生命安危,急、危、重症病人和紧急外伤者,往往发生在家庭或公共场所。因此,社区护士应熟练掌握急救知识和技术,并在社区内普及急救知识,以提高社区现场急救能力及救护质量,并将在社区无法进行适当护理或管理的急、危、重症病人及时转入适当的医疗机构,使其得到更好的救治。

(十一)临终关怀

对失去治愈希望的晚期癌症及其临终病人,社区护士有责任从生理、心理、精神、感情及社会方面尽量满足病人的需要,减轻病人痛苦,提高临终阶段生命质量,并对病人家属提供心理支持与关怀(详见第十四章)。

思考题

1. 何谓社区护理?社区护理有哪些特点?
2. 社区护士任职的基本条件是什么?
3. 社区护理的工作内容主要包括哪些?

(冯小君)

第十四章 临终关怀

学习提要：

临终关怀是对临终病人及家属提供生理、心理、社会的全方位的支持和照顾，以治疗为辅，生活护理和临床护理为主，不以延长临终者生存时间为重。目的是提高临终病人在生命最后阶段的生活质量，缓解临终病人的病痛，维护其生命的尊严，使病人舒适安宁地度过人生最后旅程，同时使家属的身心健康得到维护和增强。本章主要介绍临终关怀的相关概念、临终前照顾和死亡后护理等方面内容。通过本章学习，要求掌握临终、临终关怀和死亡教育概念，掌握死亡教育的内容；掌握临终病人及病人家属的生理、心理特点和护理，熟悉临终关怀的组织形式，基本原则、伦理原则；了解临终关怀的历史、现状，了解死亡后尸体料理和丧亲者的护理。

随着人类社会的进步和医学的发展，人们对生活质量的重视以及对“优生”和“优死”认识的深入，临终关怀越来越得到社会的重视。在人的生命处于临终状态时，为临终病人及其家属提供全面的照顾，提高临终病人的生活质量，使病人的生命得到尊重，病人家属的身心得到照护，这是医护工作者应尽的责任。

第一节 概 述

临终又称濒死，是指由于疾病末期或意外事故造成人体的主要器官的生理功能趋于衰竭，生命活动走向完结，死亡不可避免地将要发生，是生命活动的最后阶段。

关于临终的时间范围目前世界上尚无统一的界定标准。在美国，临终界定为病人已无治疗意义，预计存活期在 6 个月以内，即通常诊断生命只有 6 个月或不足 6 个月的病人。在英国，将预后在 1 年内的病人定义为临终病人。日本把预计只能存活 2～6 个月的病人称为临终病人。有不少国家以垂危病人住院治疗至死亡，平均 17.5 天为标准。我国把存活时间为2～3 个月的病人称为临终病人。

临终关怀（hospice care）是一种特殊的卫生保健服务，是指对临终病人及家属提供生理、心理、社会的全方位的支持和照顾，以治疗为辅，生活护理和临床护理为主，不以延长临终者生存时间为重，而以提高病人临终阶段的生活质量为宗旨，使临终病人缓解极端病痛，维护其生命的尊严，家属的身心健康得到维护和增强，使病人舒适安宁地度过人生最后旅程。临终关怀是以临终病人的生理和心理特征及其相关的医学、护理、心理、社会、伦理等问题为研究对象，将医护的专业化及科学化知识互相结合的一门新兴的交叉学科，体现了生物-心理-社会医学模式的特点。

临终关怀是由多学科、多方面的人员组成的临终关怀团队，为当前医疗条件下尚无治愈希望的临终病人及其家属提供全面的舒缓治疗。

一、临终关怀的历史和现状

现代的临终关怀运动始于1967年英国桑德斯(D. C. Saunders)博士创办的圣克里斯多福临终关怀院,被誉为“点燃了世界临终关怀运动的灯塔”,其研究范围包括组织形式(hospice,病危医护病院)、治疗(palliative treatment,姑息疗法)和护理(terminal care,临终护理)3个方面。之后,世界上许多国家和地区开展了临终关怀服务实践和理论研究,英国于1987年将“临终关怀学”定为一个独立的医学专业。20世纪70年代后期临终关怀传入美国,20世纪80年代后期被引入中国。

“临终关怀”一词的正式应用,始于1988年天津医学院临终关怀研究中心的建立。此前,许多学者对hospice和hospice care的翻译往往不能很好地表达其内涵和外延。hospice曾被译为“济病院”或“死亡医院”。hospice care则被译为“安息护理”或“终末护理”等。我国香港地区的学者称之为“善终服务”,台湾地区则称之为“安宁照顾”。天津医学院临终关怀研究中心的建立,标志着我国已跻身于世界临终关怀研究与实践的行列。随后上海、北京、安徽、陕西、宁夏、四川、浙江、广东等省份也相继建立了临终关怀医院、病区或护理院。在香港从事临终关怀的护士被称为“握手护士”“握手姑娘”而备受尊重。

我国政府重视临终关怀事业,对此进行了积极的引导和规范,2011年发布的《中国护理事业发展“十二五”规划纲要》中将临终关怀列为“十二五”规划重要目标,2012年上海市发布了《关于做好2012年市政府实事舒缓疗护(临终关怀)项目的通知》,对居家晚期癌症病人提供药费补助,建设标准化舒缓医疗病房。广东、山东等省已把临终关怀纳入“十二五”卫生发展规划。另外,临终关怀观念与我国的传统道德观念有着高度的一致性,临终关怀服务一出现就普遍受到了社会、病人及其亲属的欢迎和支持,临终关怀在我国尽管起步较晚,却取得了长足的发展。

二、临终关怀的组织形式

目前,我国临终关怀的组织形式主要有:

1. 临终关怀专门机构　具有医疗、护理设备,一定的娱乐设施,家庭化的危重病房设置,提供适合临终关怀的陪伴制度,配备一定专业人员,提供临终病人服务,如上海南汇护理院、北京松堂关怀医院。

2. 临终关怀病房　利用医院内现有的物质资源,提供临终病人医疗、护理、生活照料,避免临终病人及其家属产生被遗弃的不良感觉。

3. 居家照料　临终病人住在自己家中,由家属提供基本的日常照护,医护人员根据临终病人的病情,每日或每周数次探视,提供临终照料。居家照料对病人来说,能在生命的最后一刻感受到家人的关心和体贴,减轻其生理上和心理上的痛苦;对家属来说,满足了照顾病人的需要,同时经济负担较低。

三、临终关怀的基本原则

1. 照护为主　临终病人的基本要求是无痛苦地、平静地离开人世。因此,以适度治疗、全面护理为主的原则，采用对症护理、控制症状、解除痛苦、全面生活和心理护理的方法，尽量减少病人的痛苦，提高其生命终末阶段的生活质量，维护其尊严。

2. 整体护理　人是生理、心理、社会的综合体，医务人员应为病人提供全面的整体护理，包括 24 h 的全天候服务，尽可能满足病人各方面的要求。同时做好家属的心理护理，帮助其处理后事等全身心、全方位的护理。

3. 伦理关怀　护理学家 Colleen Scanlon 提出临终护理中的伦理准则包括：① 评价病人对临终关怀的自我决策能力；② 维护病人的选择自由，预防和解释病人临终的痛苦；③ 评价治疗对病人所带来的正负两方面的后果；④ 支持病人决定是否继续接受治疗与护理（包括心肺复苏、人工营养、液体治疗等）。

四、临终关怀的伦理原则

临终关怀是社区护理的主要组成部分，因此与其他医疗服务活动一样，必须遵守医学伦理学的基本原则。这些原则主要包括：

1. 有利原则　对于临终病人来讲，这一原则要求护理工作者以提高病人生命质量为宗旨，采用可能的方法解除或减轻疼痛，解除或缓解症状，不得增加病人的心理负担，不能实施对病人弊大于利的医护措施。

2. 尊重原则　就是尊重病人和家属的自主权、知情同意权、保密权和隐私权。

(1) 自主权　当病人意识清醒时，有自己做出选择、判断的权利，但对临终病人来说，所有的处理方案还应与病人家属协商，征得家属的同意，特别是病人意识不清醒时更应如此。

(2) 知情同意权　知情同意的 4 个基本要素是信息告知、信息理解、同意的能力、自由表示的同意，临终病人有权要求也有权拒绝治疗和护理。

(3) 保密权和隐私权　病人有保留隐私的权利，医务人员不得泄漏有关病人的机密信息。

3. 公正原则　即公平、合理、合适地对待每一个人。

4. 互助原则　指医务工作者间、医患间应相互合作，相互帮助。

当以上原则互相冲突时应注意平衡利弊，避重就轻，尊重病人自己的选择。

五、临终关怀中的死亡教育

（一）死亡教育的概念

死亡教育是实施临终关怀的首要条件，是临终照护的重要工作内容。死亡教育是讨论生与死的一个教学历程，是对与死亡有关的医学、心理学、精神、经济、法律、伦理学等知识进行教育，帮助人们树立正确的生死观、生命价值观、生命伦理观，使受教育者更加珍惜生命、欣赏生命、减少盲目的轻生和不必要的死亡。实施临终关怀过程中，通过死亡教育使临终者对死亡有正确认识和思想准备，减轻对即将降临的死亡的恐惧，在生命的最后时刻接纳死亡，获得生命的升华，安宁地辞别人世，其亲属能平稳地度过居丧时期。

（二）死亡教育的作用

1. 缓解临终病人对死亡的恐惧　临终病人大多对死亡具有沉重的焦虑和恐惧等心理压

力,通过死亡教育能缓解病人的心理压力和精神上的痛苦,减轻和消除其失落感或自我丧失的恐怖感,认识生命质量与生命价值,建立适宜的心理适应机制,安然地接受死亡的现实,走完人生旅途。

2. 缓和亲属对失去亲人的悲伤　当亲人去世时,活着的人经受着比死者更为强烈的离别痛苦,而过度悲伤又是癌症、脑卒中、心脏病、精神障碍等疾病的诱因。若不能顺利度过这一过程,其身心健康和生存寿命将受到极大影响。死亡教育可以帮助死者亲属接受死亡现实,尽快适应亲人去世后的生活,缩短悲伤过程,尽快度过居丧期,保持身心健康。

3. 提高临终关怀照护者的工作能力　临终关怀照护者接受死亡教育,进一步端正了自身对死亡的认识,可以更好地把握、理解临终病人及其亲属面对死亡不同阶段的身心特点,提高对其实施身心整体照护的能力,帮助临终者安然、舒适、尊严地死去,帮助丧亲者度过悲伤阶段。

4. 提高病人的心理承受能力　了解自身状况并决定治疗方法是病人的权利。对病人进行了死亡教育后再告知诊断和病人病情恶化信息,病人的心理承受能力将会提高,可以减轻或克服因告知诊断或病情后导致的死亡恐怖、意志丧失或绝望,调动身体的潜能,积极配合治疗,与疾病抗争。

5. 有利于病人珍惜生命　采取自杀方式死亡,既是对自身生命价值的藐视,也是对应负社会责任的放弃,伤害了亲属与朋友。开展死亡教育,可以使病人了解生命价值,"优死"概念及方式,自杀定义、现状、动机及对自杀现象伦理上的评判,可以使有轻生意念的人在正面的死亡知识的学习中,审视、澄清、克服轻生意念,培养自助、自救的能力,有效地防止、减少自杀。

(三) 死亡教育的内容

死亡教育是多学科互相渗透整合的领域,所涵盖的内容包括一切涉及濒死与死亡知识领域的问题,其内容相当广泛,包括从哲学、伦理学、心理学、社会学、教育学、人类学、医学、护理学、生物学、经济学、法律、文学艺术等角度所探讨的有关死亡的问题。一般来说,死亡教育的基本内容可分为三大类:① 对死亡本质的教育;② 人类对死亡和濒死的态度的教育;③ 对死亡与濒死调适处理的教育。

第二节　临终前照顾

一、临终前病人的心理特点及护理

当一个个体接近死亡时,其心理反应是复杂的。美国心理学家库柏勒·罗斯(Kubler Ross)认为,临终病人的心理活动有 5 个发展阶段,即否认期、愤怒期、协议期、抑郁期和接受期。根据不同阶段的心理变化给予相应的心理护理是临终病人护理的重点。

(一) 否认期

当病人间接或直接听到自己可能会死亡时,他(她)第一个反应就是否认:"不可能","他们一定是搞错了",否认病情恶化的事实,希望出现奇迹。这一阶段常较短暂,也有的病人到临终前一刻仍乐观地谈论未来的计划及病愈后的设想。

对此期病人，既不要揭穿病人的心理防卫，也不要对病人撒谎。与病人交谈时，要认真倾听，表示热心、支持和理解，经常出现在病人的身边，让他（她）感到没有被抛弃，而时刻受到人们的关怀。同时也要防备少数病人心理失衡，以扭曲方式对抗此期的负重感。

（二）愤怒期

当病人经过短暂的否认而确定无望时，一种愤怒、妒忌、怨恨的情绪油然而起，“为什么是我？这太不公平了”于是常把不满情绪发泄在接近他（她）的医护人员及亲属身上。

对临终病人的这种“愤怒”，应该看成是正常的适应性反应，是一种求生无望的表现。作为医护人员要谅解、宽容、安抚、疏导病人，让其倾诉内心的忧虑和恐惧，这样对病人是有益的，切不可以“愤怒”回击“愤怒”。

（三）协议期

承认死亡的来临，为了延长生命，病人会提出种种“协议性”的要求，希望能缓解症状。有些病人认为许愿或做善事能扭转死亡的命运，有些病人则对所做过的错事表示悔恨，有些病人乞求专家治疗等。

护士应看到这种情绪对病人是有益的，他（她）能很好地合作，应抓住时机，主动关心，尽量减轻病人的不适症状，尽可能地满足病人的需要，即使难以实现，也要做出积极努力的姿态。

（四）抑郁期

尽管采取多方努力，但病情日益恶化，病人已充分认识到自己接近死亡，心情极度伤感、抑郁寡欢。

此时病人可能很关心死后家人的生活，同时急于交代后事。对这期病人，允许其哀伤、痛苦和诉说他（她）的哀情，并耐心倾听。让家属、亲友陪伴身边，鼓励与支持病人增加和疾病作斗争的信心和勇气。

（五）接受期

经历上述4个阶段后，疾病仍在恶化，病人身体状况每况愈下，不得不接受死亡即将来临的现实。病人表现出惊人的坦然，不再抱怨命运。身心极度疲劳衰弱，常处于嗜睡状态，表情淡漠却很平静。

医护人员应尊重病人的信仰，不过多打扰，不要勉强与其交谈，但要保持适度的陪伴和支持，让病人在平和、安逸的心境中走完人生之旅。

临终病人心理活动的5个发展阶段，并非前后相随，而是时而重合、时而提前或推后。因此，应掌握病人千变万化的心理活动，从而进行有效的照顾。

二、临终病人的生理特点及护理

（一）生理特点

1. 生命体征　临终病人常有呼吸、循环衰竭的表现，可表现为体温下降、皮肤苍白、湿冷；

脉搏细速而不规则,逐渐变弱直至消失;呼吸浅快或费力,张口呼吸、潮式呼吸或间停呼吸,因无力咳嗽,常能闻及痰鸣音;血压下降甚至测不出。

2. 感知觉与意识　表现为视觉逐渐减退,由视觉模糊发展到只有光感,最后视力消失。眼睑干燥,分泌物增多。听觉常是人体最后消失的一个感觉。意识改变可表现为嗜睡、意识模糊、昏睡或昏迷等。

3. 面容　临终病人常出现特殊的濒死面容,又称希氏面容,即面色铅灰、目光呆滞、眼眶凹陷、瞳孔固定、对光反射迟钝、口唇微张、下颌下垂。

4. 饮食与排泄　通常病人可出现食欲缺乏、恶心、腹胀、口渴,严重者出现脱水。因肌张力降低,大小便可失禁。

5. 疼痛　表现为烦躁不安,血压及心率改变,呼吸频率变快或减慢,瞳孔放大,不寻常的姿势,疼痛面容(五官扭曲、眉头紧锁、眼睛睁大或紧闭、双眼无神、咬牙)。

(二) 护理

1. 一般护理

(1) 提供舒适的环境　临终病人最后阶段的环境可以根据病人的意愿、居住条件、医疗费用的经济承受能力、病人临终症状的轻重程度选择。病居环境应该整洁、安静,阳光充足、空气新鲜,温度与湿度合适,色调和谐,可放置一些绿色植物与鲜花。控制居室的音量在50~60 dB,温度以20~22℃为宜,湿度在50%~60%之间。可依病人喜好在其房间墙上或床头摆放一些素雅的装饰画、陈列艺术品、家庭照片、玩具动物等,尽量增加家庭温馨气氛。病人尽可能不住单人房间,床的放置不宜离家人太远以便照顾。床垫最好使用木板床,床上可加软垫以避免局部受压。床的两侧放置有靠背的木椅,以便手扶靠背椅帮助移动体位,也能替代床档。

(2) 保证营养　缺乏食欲和味觉改变是临终病人最常见的问题,将导致营养不良、消瘦、全身衰竭。护理人员应根据病人的饮食习惯、家庭经济条件及病情要求,设计适合病人的食谱。按照少量多餐,富含营养,易于消化吸收的饮食原则,调剂饮食花样品种,鼓励病人进食,如果需要控制恶心,则进餐前用止吐药、助消化药,必要时给予口腔护理。进食困难时,以人工方法给予足够热量的均衡营养物及水分。

(3) 排泄护理　便秘或腹泻、尿潴留或尿失禁常给临终病人带来很大的痛苦。为提高病人的生活质量,医务人员应与家属密切协作做好大小便的护理,如便秘时给予定期灌肠或缓泻通便药物。尿潴留可留置导尿管。大、小便失禁应及时清洗臀部与会阴部,保持床褥清洁干燥、平整,以防压疮发生。

(4) 保证皮肤、口腔清洁　临终病人常因体质过弱翻身困难或因为躯体局部疼痛而长期采取某一卧位,这样机体局部因长期受压致血液循环障碍易导致压疮发生,医务人员应与病人家属一起讨论制订为病人翻身、擦浴、按摩受压处等皮肤护理计划,认真做好皮肤护理工作。

保持口腔清洁与舒适,每日用生理盐水漱口两次,减少口腔并发症的发生。病人口腔如果发生特殊改变,护士则需采用不同的护理方法进行处理。例如,出血时使用3%过氧化氢液,真菌感染可使用2%碳酸氢钠液,溃疡可使用西瓜霜、锡类散外涂等。口腔护理可增加病人的食欲,减少口腔溃疡的发生,增加舒适感。

(5) 保证睡眠　医务人员应根据病人的习惯和愿望指导家属为其做好睡眠环境及卧具的

安排等各项睡前准备工作。指导病人睡前采取正确卧位,喝少量热牛奶、热水擦身等方法以促进入睡。必要时可给适量的镇静剂或安眠药。

(6) 减轻感、知觉改变的影响　提供舒适的环境,适当的照明,避免临终病人视觉模糊产生害怕、恐惧心理,增加安全感。听力常为最后消失的感觉,护理中应避免在病人周围窃窃私语和哭泣,以免增加病人的焦虑。可采用触摸病人的非语言交流方式,配合温和的语调、清晰的语言交谈,使临终病人感到即使在生命的最后时刻,也并不孤独。

(7) 病情观察　在为病人提供生活护理的同时,医务人员还应密切观察病情,及时准确记录各种出入液量、生命体征的变化,备齐各种抢救用品。

2. 疼痛的治疗和护理　疼痛是多数临终病人的症状,有效地控制疼痛症状,直接关系到临终病人的生活质量,同时对其家属也有重要影响。在临终疼痛控制的过程中,应以提高临终病人的生活质量为宗旨,采取综合治疗控制疼痛的方法,遵循疼痛药物治疗的基本要求,避免不必要的检查和无价值的治疗等。

(1) 药物镇痛　对癌性疼痛采用 WHO 阶梯镇痛法,即从少侵入性、低危险性逐步到高侵入性、高危险性的用药步骤。对 1 级疼痛即轻度疼痛,可使用阿司匹林、匹米诺定(去痛定)等非麻醉性镇痛药;对 2 级疼痛即中度疼痛,使用布桂嗪(强痛定)等弱麻醉性镇痛药;对 3 级疼痛即重度疼痛,可给予吗啡、哌替啶等强麻醉性镇痛药。此类临终病人已不存在康复的可能性,不需要考虑止痛剂应用后的成瘾性等问题。应采取医学的、心理的方法,尽最大能力去帮助病人解决肉体上的痛苦,提高其临终生活的品质。

(2) 非药物镇痛　在使用药物镇痛的同时,为病人提供各种非药物镇痛方法,如放松疗法、音乐疗法、分散注意力、热敷、冷敷、按摩、针刺疗法、心理护理等方法,以减轻疼痛。

3. 对症护理　临终病人会出现各种不适症状,如恶心、呕吐、睡眠障碍、呼吸困难、大小便失禁、压疮等症状,也会出现因各种不适症状所致的免疫功能低下、营养失调、口腔炎等。应积极为病人提供各种对症护理,满足病人的各种需求,使其舒适、安详地度过人生的最后时光。

三、临终病人家属的特点及护理

(一) 心理特点及护理

家中一旦有临终病人对整个家庭是一种危机,必将影响家庭的正常功能。面对家庭成员的即将离去,每名家庭成员都很悲痛,有时因无法告知病人病情真相,与病人产生沟通障碍而感到压抑、哀伤;因照看病人可导致身心疲惫,治疗费用的耗损而产生不同程度的经济压力。病人家属通常会表现为焦虑、紧张、无能为力、孤独感,甚至有内疚、自责等表现。在临终护理时应注意给予病人家属一定的支持,因为家属对病人的心理状态、性格行为、生活习惯最了解,他们良好的情绪会给病人带来莫大的安慰,家属是临终病人护理小组不可缺少的重要成员;另外,病人家属也是正承受着巨大痛苦及需要他人关心者。对此,医务人员要运用社会学、心理学、健康教育学知识,做好临终病人家属的心理疏导和支持,给予关心和咨询;要倾听家属的感情表达和述说,能够设身处地予以理解并给予帮助,要用健康向上的精神境界感染病人家属,引导他们振作精神,早日摆脱不良心理的困扰,更好地生活;尊重家属的"知情权",适时告知治疗方案并请家属参与到病人护理中,共同制订护理计划,倾听他们的意见和建议;支持并指导家属为病人做力所能及的护理工作,令其心灵慰藉,令病人享受天伦之乐;安排适当的时间和地点,让病人和亲属吐露心声、交流感情等。

(二)生理特点及护理

临终病人家属由于长期照看护理病人,除了心理上的变化外,还具有生理上的各种表现,如头痛、失眠、血压升高、胃纳减退、便秘等表现。护理人员应指导病人亲属保持健康、保存精力的方法,如合理休息、平衡饮食等。

第三节 死亡后护理

死亡是一个由量变到质变的转折点,是人的本质特征的永久消失,是机体完整性的破坏和新陈代谢的停止,是生命活动的终点。社区临终关怀工作不仅有生前的照护,还应包括善后工作和对死者亲属的情感支持及心理护理。死亡后护理包括死亡者的尸体护理和丧亲者的护理。

一、尸体护理

尸体护理是对临终病人实施整体护理的最后步骤,也是临终关怀的重要内容之一。做好尸体护理不仅是对死者人格的尊重,而且是对死者家属心灵上的安慰,体现了人道主义精神和崇高的职业道德。

尸体护理应在医生确诊病人死亡,出具死亡证明书后开始。

1. 准备好必需的用物,如死者衣裤、尸单、尸体识别卡、棉花、绷带、剪刀、隔离衣、手套等。

2. 协助家属做好尸体护理,向死者行鞠躬告别礼,依照病人生前的嘱托和家人的要求安排尸体去向。在进行尸体清理时,要尊重死者及家属的宗教信仰和风俗习惯,严肃认真按规定操作程序清理好尸体,保持尸体五官端正,肢体舒展,清洁无味,以慰亲属。怀着对死者的尊重和爱护的态度进行尸体清理工作,动作要轻柔,不要过多地摆弄尸体。

3. 为了保持遗体的清洁及适宜的姿势、容颜,以维持良好的遗体外观,可以依照下列方式护理:① 戴手套拔除一切管线与引流袋;② 清洁遗体及整理遗容;③ 将遗体放好,宛如熟睡状。若有伤口,可请医生缝合或用纱布覆盖;若有分泌物流出,可用纱布或棉球堵塞;若眼睛未闭合,可轻轻按上眼睑或以胶纸盖住眼睑,5~8 h 后撕除;若嘴未闭合,除了将义齿回置外,尚可用纱布闭合。

4. 分别将尸卡系在死者手腕、尸单和太平间的停尸屉上,以便识别。

5. 终末消毒处理。

6. 两人共同清点遗物交给家属,或列出清单,共同签名后交社区卫生服务中心(站)负责人保管。

二、丧亲者的护理

丧亲者即死者家属,主要指失去父母、配偶、子女者(直系亲属)。失去亲人是一个重大的生活事件,将直接影响他们的身心健康。因此,做好丧亲者的护理工作十分重要。

（一）丧亲者的心理反应

根据安格乐理论，丧亲者的心理反应可分4个阶段：

1. 震惊与不相信　这是一种防卫机制，将死亡事件暂时拒之门外，让自己有充分的时间加以调整。此期在急性死亡事件中最明显。

2. 觉察　意识到亲人确实死亡，痛苦、空虚、气愤情绪伴随而来，哭泣常是此期的特征。

3. 恢复期　家属带着悲痛的情绪着手处理死者的后事，准备丧礼。

4. 释怀　随着时间的流逝，家属能从悲哀中得以解脱，重新对新生活产生兴趣，将逝者永远怀念。

（二）影响丧亲者调适的因素

1. 对死者的依赖程度　家人对死者在经济上、生活上、情感上依赖性越强，面对病人死亡后的调适越困难。常见于配偶关系。

2. 病程的长短　急性死亡病例，由于家人对突发事件毫无思想准备，易产生自责、内疚心理；慢性死亡病例，家人已有预期性心理准备，则较能调适。

3. 死者的年龄与家人的年龄　死者的年龄越轻，家人越易产生惋惜和不舍，增加内疚和罪恶感。在中国社会中，“白发人送黑发人”历来是最令人悲哀的。家属的年龄反映人格的成熟，影响到解决处理后事的能力。

4. 其他支持系统　家属存在其他支持系统（亲朋好友、各种社会活动、宗教信仰、宠物等），且能提供支持满足其需要，则较易调整哀伤期。

5. 失去亲人后的生活改变　失去亲人后生活改变越大越难调适，如中年丧夫、老年丧子。

（三）丧亲者的护理

1. 尸体护理　应体现对死者的尊重，对生者的抚慰。

2. 鼓励家属宣泄情感　死亡是病人痛苦的结束，而丧亲者则是悲哀的高峰，必将影响其身心健康和生存质量，护理人员应认真倾听其诉说，作全面评估，针对不同心理反应阶段制定护理措施。

3. 精神支持　提供相关知识，安慰家属面对现实，使其意识到安排好未来的工作和生活是对亲人最好的悼念。

4. 提供生活指导　如经济问题、家庭组合、社会支持系统等，使丧亲者感受人世间的情谊。

5. 丧亲者随访　目前国外的临终关怀机构通过信件、电话、访视对死者家属进行追踪随访。

思考题

1. 何谓临终关怀？
2. 临终关怀的基本原则有哪些？
3. 临终病人一般有哪些心理反应？应怎样给予关怀护理？
4. 在实施临终关怀工作中，应怎样对临终病人及其家属展开死亡教育？

（冯小君　周卫凤）

第三篇

全科医疗管理

第十五章　居民健康档案

内容提要：

本章主要讨论了居民健康档案方面的内容，包括居民健康档案的概念、形式、特征，建立居民健康档案的目的，居民健康档案的种类、内容，居民健康档案的管理。通过本章的学习，要求掌握居民健康档案的概念、形式、特征，熟悉居民健康档案的功能，熟悉建立居民健康档案的目的与意义，掌握居民健康档案的种类及其内容，熟悉居民健康档案的更新管理与所存在的问题。

全科医学的服务理念和服务模式与以往的以疾病为中心的专科医疗有较大的不同，全科医疗提供的是“六位一体”整合性服务，“持续负责式照顾”也是全科医疗最重要的特征。健康档案（health records）则是实现全科医疗持续性照顾不可缺少的工具。由于全科医生提供服务的综合性，因此，健康档案记录的方式和内容与传统的住院病历、门诊病历也有很大的区别。

目前，世界上许多国家和地区都建立了居民健康档案网络系统，它不仅是社区卫生服务中心的全科医生诊断疾病、健康管理的基本工具，也是三级医院的医生诊治疾病的重要信息资源。健康档案网络系统建立后，居民在社区卫生服务中心或在国内的任何其他医院就诊，其健康信息和就诊信息都能及时储存与保留，使健康档案得到及时更新。

第一节　概　　述

社区居民健康档案与以疾病为中心的病史记录有着显著的区别。生物医学模式下的健康档案一般只包括门诊病历、住院病历和保健卡，着眼于描述疾病的自然史、病人主诉、体征及实验室检查结果，以解决疾病的生物学诊断和治疗为目的。而以问题为中心的社区居民健康档案则记录着与个体及其家庭健康有关的资料，包括生物、心理、社会因素对健康的影响以及预防、保健、治疗和康复等服务的全过程。

一、定义

健康档案是居民疾病防治、健康保护、健康促进等过程的规范、科学记录，它是以居民个人健康为核心，贯穿整个生命过程，涵盖各种健康相关因素、实现多渠道信息动态收集，满足居民自我保健和健康管理、健康决策需要的信息记录。

二、形式

目前，我国的社区居民健康档案主要有3种形式，即纸质健康档案、电子版病案以及电子健康档案。随着我国经济的发展以及计算机在医疗卫生机构的普及与应用，电子健康档案将取代纸质和电子版病案，成为今后健康档案的主要载体。

1. 纸质健康档案　是社区居民健康档案的初级形式。由于一些地区的经济较为落后，政府对社区卫生服务的投入不足，以及社区全科医生对计算机知识的缺乏，这些地区的社区居民健康档案还是采用纸质印刷的健康档案。这种纸质健康档案不仅填写速度慢，而且不利于保存，查找不便，更不利于统计分析。

2. 电子版病案　“电子版病案”一词翻成英文是 electronic medical record archives 或 electronic medical archives。目前国内出现的“电子版病案”并不是电子病历。所谓电子版病案是指将传统的通过纸介质保存的病案，通过扫描仪转换成图像信息，再通过光盘或磁盘保存的病历。一套电子版病案管理系统包括制作、储存、应用和管理 4 个部分。制作部分通常使用各种类型的扫描仪；储存部分高级的有光盘库、磁盘阵列、磁带机，低级的由若干光驱或盘塔组成；管理部分主要是计算机；应用部分可以是简单的浏览，也可以包含查询、检索、统计功能。电子版病案与电子健康档案的最大的区别是信息不与外界沟通，健康信息不能被充分利用与共享。

3. 电子健康档案（electronic health records，EHR；computer based patient records，CPRI）在中文文献中，则有电子病历、电子病案、电子健康档案、电子保健记录、计算机病历、计算机化病案等不同名称。这些名称出现在不同时期不同国家的各种不同文献中，但其共同点是都希望表达一件比较近似的事情，就是电子健康档案。电子健康档案是以网络计算机为主要载体、以问题为导向、以健康为核心的信息记录，它是未来社区卫生服务中心和二三级医院健康档案的唯一形式。电子健康档案将医生工作站、各种辅助检查科室、药房、挂号收费处、预防保健科、管理部门等连成网络，实现无纸化信息传递；电子健康档案还可以通过互联网，实现社区卫生服务中心与医院之间的双向转诊以及检查预约；还可以在异地查阅健康资料，实现资源共享。

三、电子健康档案的特点和作用

1. 电子健康档案的特点

（1）以人为本　健康档案是以人的健康为中心，以全体居民为对象，以满足居民自身需要和健康管理为重点，由社区卫生服务中心负责建立，由全科医生专责管理的健康信息系统。

（2）全程持续　健康档案记录贯穿人的生命全程，内容不仅涉及疾病的诊断治疗过程，而且关注机体、心理、社会因素对健康的影响，具有内容的全程性、持续性和完整性。其信息主要来源于居民生命过程中，与各类卫生服务机构发生接触所产生的所有卫生服务活动（或干预措施）的客观记录。

（3）重点突出　健康档案记录内容是从日常卫生服务记录中适当抽取的、与居民个人和健康管理、健康决策密切相关的重要信息，详细的卫生服务过程记录仍保留在卫生服务机构中，需要时可通过一定机制进行调阅查询。

（4）问题导向　全科医疗以健康促进为目标，服务的对象包括病人、亚健康人群和健康人群。在疾病发生的早期往往是以问题或症状出现的，而对问题的早期干预、处理不仅是进一步确定问题性质的最好方法，也是预防疾病的最佳时期。此外，健康档案的建立和更新与卫生服务机构的日常工作紧密融合，通过提升业务应用系统可实现在卫生服务过程中健康相关信息的数字化采集、整合和动态更新。

(5) 标准统一　健康档案的记录内容和数据结构、代码等都严格遵循统一的国家规范与标准。健康档案的标准化是实现不同来源的信息整合、无障碍流动和共享利用、消除信息孤岛的必要保障。

(6) 分类指导　在遵循统一的业务规范和信息标准、满足国家基本工作要求的基础上，健康档案在内容的广度和深度上具有灵活性和可扩展性，支持不同地区卫生服务工作的差异化发展。

2. 电子健康档案的作用　电子健康档案以居民个人健康为核心，贯穿整个生命过程，涵盖各种健康相关因素，实现多渠道信息动态收集，是满足居民自我保健、健康管理和健康决策需要的信息资源。

(1) 满足自我保健的需要　居民可以通过身份安全认证、授权查阅自己的健康档案，系统、完整地了解自己不同生命阶段的健康状况和利用卫生服务的情况，接受医疗卫生机构的健康咨询和指导，提高自我预防保健意识和主动识别健康危险因素的能力。

(2) 完善全面管理　持续积累、动态更新的健康档案有助于卫生服务提供者系统地掌握服务对象的健康状况，及时发现重要疾病或健康问题，筛选高危人群并实施有针对性的防治措施，从而达到预防为主和健康促进目的。基于知情选择的健康档案共享将使居民跨机构、跨地域的就医行为以及医疗保险转移逐步成为现实。

(3) 为政府决策提供健康和疾病信息　完整的健康档案能及时、有效地提供基于个案的各类卫生统计信息，帮助政府和卫生管理者客观地评价居民健康水平、医疗费用负担以及卫生服务工作的质量和效果，为区域卫生规划、卫生政策制定以及突发公共卫生事件的应急指挥提供科学决策依据。

四、传统纸质病历与电子健康档案的区别

传统纸质病历是医疗机构对门诊、住院患者（或保健对象）临床诊疗、指导干预的卫生服务工作记录。健康档案与传统纸质病历既有区别，更有联系。传统纸质病历是健康档案的主要信息来源和重要组成部分，健康档案是对传统纸质病历信息需求的发展与完善，纸质病历只记录“病”内容，缺乏“非病”的记录。

传统纸质病历与电子健康档案的区别见表 15-1。

表 15-1　传统门诊病历与全科医疗健康档案的区别

区别点	传统的门诊病历	全科医疗健康档案
拥有者	病人自己	所在社区卫生服务中心
管理者	病人自己	专责全科医生
记录连续性	由于医院大多数使用自己印刷的病历，因此在不同的医院就诊，使用不同的病历	每次就诊都记录在同一计算机网络健康档案中
记录载体	纸质病历本为主	电子计算机及网络系统为主
记录内容	个人	个人、家庭、社区
主导思路	以疾病为导向	以问题为导向
利用情况	不利用	作为健康维护和管理的依据
信息资源共享情况	无法共享，资源浪费	资源共享
管理情况	易丢失，不易保存，无法管理	易保存，易查询，易管理

第二节　建立居民健康档案的目的

一、掌握居民的基本情况和健康状况

传统的以疾病为中心的专科病历是间断的、不系统的，也是无专人管理的。传统的门诊病历由病人自己保管，且不同的医院使用的门诊病历不通用；传统的住院病历只保留在病人所接受治疗的医院，其他医生更是无法利用。居民健康档案完全不同于传统的专科病历，它对居民、家庭成员的健康状况、影响健康的危险因素以及与健康相关因素进行详细、全程、持续性描述与记录，同时还对居民所居住的社区进行相关的评价与诊断。因此，社区居民健康档案可以全面了解病人的健康状况及其家庭问题，为正确临床决策和健康管理提供可靠的依据。

二、实施科学的健康管理和全程的健康监测

传统的病历记录均是以各器官系统为单元、以疾病为中心的记录，而全科医疗服务是连续性的，是以生物-心理-社会医学模式进行临床思维，尤其是以问题为中心的收集资料与记录方式，在疾病还未分化以前就对其症状或问题进行详细的描述和跟踪，有利于及时了解疾病发生的原因，阻止疾病的发展。

三、为社区诊断和解决社区居民主要健康问题提供依据

社区居民健康档案不仅包括个人、家庭健康档案，还包括社区健康档案。通过对社区的诊断，发现社区存在的主要健康问题以及影响因素，可更有效地控制社区内疾病的流行，提高全体居民的健康水平。

四、为全科医学教学和科研提供信息资料

对于全科医生来说，居民健康档案是良好的参考资料，以问题为中心的健康记录，重视背景资料的作用，反映了心理社会方面的问题具有连续性和逻辑性，有利于培养学生的临床思维和处理病人的能力，所以，规范、完整、系统的健康档案是教育与科研的一项重要资料。

五、为社区卫生服务质量和技术的评价提供依据

社区居民健康档案记录了医疗卫生机构的医生为居民、家庭所提供的预防、治疗、保健、健康教育等卫生服务的详细过程。这些完整的、科学的健康档案，在一定程度上反映全科医生的工作质量和技术水平，故也是评价全科医生服务质量和医疗技术水平的重要工具。

六、为司法工作提供依据

社区居民健康档案记录的内容和形式可克服以往门诊病历过于简单、不规范、医疗及法律

效力差等缺点，成为基层全科医疗服务领域内重要的医疗法律文书，有时还可以作为处理医疗纠纷的法律依据。

第三节 居民健康档案的种类和内容

居民健康档案包括居民个人健康档案、家庭健康档案和社区健康档案。个人健康档案及家庭健康档案采用以问题为导向的记录方式，社区健康档案则需要通过社区调查将社区卫生服务状况、卫生资源以及居民健康状况进行统计分析后才得以建立。

一、个人健康档案

全科医疗中的个人健康问题记录多采用以问题为导向的病历记录（problem oriented medical record，POMR）方式，它所记录的是居民的健康问题，而不仅仅是疾病，与传统的以疾病为导向的病历记录（disease oriented medical record，DOMR）相比，POMR 记录的内容更加全面。个人健康档案主要是由以问题为中心的个人健康问题记录和以预防为导向的周期性健康检查记录两个部分组成，主要包括个人基本信息、健康体检、重点人群健康管理记录和其他医疗卫生服务记录等内容。

（一）以问题为导向的记录

1. 个人基本信息

（1）人口学资料　包括年龄、性别、民族、教育程度、职业、婚姻状况、社会经济状况、医疗费支付形式、身份证号码等。

（2）健康行为资料　包括吸烟、饮酒、习惯、运动、就医行为、健康信念模式、社会适应能力等。

（3）家庭生活史　包括家族史、家族遗传病史、家庭成员的主要疾病、目前健康状况、家庭主要生活事件等。

（4）个性心理　包括个性心理特征，如气质、能力、性格；个性心理倾向性及心理评估等。

（5）既往健康状况　包括住院史、手术史、疾病诊治记录等。

（6）生物学基础资料　包括身高、体重、血压等。

（7）预防保健资料　包括周期性健康检查记录、自我保健观念、免疫接种、慢性病管理等。

个人基本信息表内容详见表 15-2。

2. 健康问题目录　是健康档案的主要内容，设立问题目录的目的，是为了便于使全科医生在短时间内对病历进行回顾。问题目录分为主要问题目录（master problem list）和暂时性问题目录（temporary or self-limited problem list）。一般放在健康档案的开始部分，是健康问题的索引；健康问题按诊断日期的顺序编号排序。主要健康问题是指长期、经常困扰自己健康的问题，暂时性问题是指急性、一次性或短期的问题。如果时间不允许，可只列出主要健康问题目录，而把暂时性问题记录放在 SOAP 日常医疗记录中，并要求医生定期进行小结和随时填写表 15-3，表 15-4。

表 15-2 个人基本信息表

姓名： 编号□□□-□□□□□

<table>
<tr><td>性　别</td><td colspan="4">0 未知的性别　1 男　2 女　3 未说明的性别　□</td><td>出生日期</td><td>□□□□ □□ □□</td></tr>
<tr><td>身份证号</td><td colspan="2"></td><td colspan="2">工作单位</td><td colspan="2"></td></tr>
<tr><td>本人电话</td><td></td><td>联系人姓名</td><td colspan="2"></td><td>联系人电话</td><td></td></tr>
<tr><td>常住类型</td><td colspan="2">1 户籍　2 非户籍　□</td><td>民　族</td><td colspan="3">1 汉族　2 少数民族______　□</td></tr>
<tr><td>血型</td><td colspan="6">1 A 型　2 B 型　3 O 型　4 AB 型　5 不详 / RH 阴性：1 否　2 是　3 不详　□/□</td></tr>
<tr><td>文化程度</td><td colspan="6">1 文盲及半文盲　2 小学　3 初中　4 高中/技校/中专　5 大学专科及以上　6 不详　□</td></tr>
<tr><td>职业</td><td colspan="6">1 国家机关、党群组织、企业、事业单位负责人　2 专业技术人员　3 办事人员和有关人员　4 商业、服务业人员　5 农、林、牧、渔、水利业生产人员　6 生产、运输设备操作人员及有关人员　7 军人　8 不便分类的其他从业人员　□</td></tr>
<tr><td>婚姻状况</td><td colspan="6">1 未婚　2 已婚　3 丧偶　4 离婚　5 未说明的婚姻状况　□</td></tr>
<tr><td>医疗费用支付方式</td><td colspan="6">1 城镇职工基本医疗保险　2 城镇居民基本医疗保险　3 新型农村合作医疗　4 贫困救助　5 商业医疗保险　6 全公费　7 全自费　8 其他______________　□/□/□</td></tr>
<tr><td>药物过敏史</td><td colspan="6">1 无　有：2 青霉素　3 磺胺　4 链霉素　5 其他____________　□/□/□/□</td></tr>
<tr><td>暴露史</td><td colspan="6">1 无　有：2 化学品　3 毒物　4 射线　□/□/□</td></tr>
<tr><td rowspan="4">既往史</td><td>疾病</td><td colspan="5">1 无　2 高血压　3 糖尿病　4 冠心病　5 慢性阻塞性肺疾病　6 恶性肿瘤____________　7 脑卒中　8 重性精神疾病　9 结核病　10 肝炎　11 其他法定传染病　12 职业病__________　13 其他________
□ 确诊时间　年　月/ □ 确诊时间　年　月/ □ 确诊时间　年　月
□ 确诊时间　年　月/ □ 确诊时间　年　月/ □ 确诊时间　年　月</td></tr>
<tr><td>手术</td><td colspan="5">1 无　2 有：名称 1 ____________时间____/ 名称 2 ________时间________　□</td></tr>
<tr><td>外伤</td><td colspan="5">1 无　2 有：名称 1 ____________时间____/ 名称 2 ________时间________　□</td></tr>
<tr><td>输血</td><td colspan="5">1 无　2 有：原因 1 ____________时间____/ 原因 2 ________时间________　□</td></tr>
<tr><td rowspan="3">家族史</td><td>父　亲</td><td colspan="2">□/□/□/□/□/□____</td><td>母　亲</td><td colspan="2">□/□/□/□/□/□____</td></tr>
<tr><td>兄弟姐妹</td><td colspan="2">□/□/□/□/□/□____</td><td>子　女</td><td colspan="2">□/□/□/□/□/□____</td></tr>
<tr><td colspan="6">1 无　2 高血压　3 糖尿病　4 冠心病　5 慢性阻塞性肺疾病　6 恶性肿瘤　7 脑卒中　8 重性精神疾病　9 结核病　10 肝炎　11 先天畸形　12 其他</td></tr>
<tr><td>遗传病史</td><td colspan="6">1 无　2 有：疾病名称________________　□</td></tr>
<tr><td>残疾情况</td><td colspan="6">1 无残疾　2 视力残疾　3 听力残疾　4 言语残疾　5 肢体残疾　6 智力残疾　7 精神残疾　8 其他残疾________________　□/□/□/□/□/□</td></tr>
</table>

续表

生活环境	厨房排风设施	1 无 2 油烟机 3 换气扇 4 烟囱	□
	燃料类型	1 液化气 2 煤 3 天然气 4 沼气 5 柴火 6 其他	□
	饮水	1 自来水 2 经净化过滤的水 3 井水 4 河湖水 5 塘水 6 其他	□
	厕所	1 卫生厕所 2 一格或二格粪池式 3 马桶 4 露天粪坑 5 简易棚厕	□
	禽畜栏	1 单设 2 室内 3 室外	□

注:资源来源:卫生部《国家基本公共卫生服务规范(2011 年版)

填表说明

1. 本表用于居民首次建立健康档案时填写。如果居民的个人信息有所变动,可在原条目处修改,并注明修改时间。

2. 性别:按照国标分为未知的性别、男、女及未说明的性别。

3. 出生日期:根据居民身份证的出生日期,按照年(4 位)、月(2 位)、日(2 位)顺序填写,如 19490101。

4. 工作单位:应填写目前所在工作单位的全称。离退休者填写最后工作单位的全称。下岗待业或无工作经历者须具体注明。

5. 联系人姓名:填写与建档对象关系紧密的亲友姓名。

6. 民族:少数民族应填写全称,如彝族、回族等。

7. 血型:在前一个"□"内填写与 ABO 血型对应编号的数字,在后一个"□"内填写是否为"RH 阴性"对应编号的数字。

8. 文化程度:指截至建档时间,本人接受国内外教育所取得的最高学历或现有水平所相当的学历。

9. 药物过敏史:表中药物过敏主要列出青霉素、磺胺或者链霉素过敏,如有其他药物过敏,请在其他栏中写明名称,可以多选。

10. 既往史:包括疾病史、手术史、外伤史和输血史。

(1) 疾病 填写现在和过去曾经患过的某种疾病,包括建档时还未治愈的慢性病或某些反复发作的疾病,并写明确诊时间,如有恶性肿瘤,请写明具体的部位或疾病名称,如有职业病,请填写具体名称。对于经医疗单位明确诊断的疾病都应以一级及以上医院的正式诊断为依据,有病史卡的以卡上的疾病名称为准,没有病史卡的应有证据证明是经过医院明确诊断的。可以多选。

(2) 手术 填写曾经接受过的手术治疗。如有,应填写具体手术名称和手术时间。

(3) 外伤 填写曾经发生的后果比较严重的外伤经历。如有,应填写具体外伤名称和发生时间。

(4) 输血 填写曾经接受过的输血情况。如有,应填写具体输血原因和发生时间。

11. 家族史:指直系亲属(父亲、母亲、兄弟姐妹、子女)中是否患过所列出的具有遗传性或遗传倾向的疾病或症状。有则选择具体疾病名称对应编号的数字,没有列出的请在"____"上写明。可以多选。

12. 生活环境:农村地区在建立居民健康档案时需根据实际情况选择填写此项。

表 15-3 主要问题目录

编号	发生日期	记录日期	问题名称	处理及日期	问题转归	备注
1	2012/08/02	2012/08/02	2 型糖尿病	口服降糖药		
2	2013/03/12	2013/03/12	高血压	饮食疗法、运动		
3						
4						

表 15-4 暂时性问题目录

编号	问题名称	发生日期	就诊日期	处理与结果	转归	备注
1	急性上呼吸道感染	2011/02/03	2011/02/04	康泰克	3 天后痊愈	
2	急性胃肠炎	2012/05/01	2012/05/02	口服小檗碱	1 天症状消失	
3	踝关节扭伤	2013/07/09	2013/07/09	热敷	2 天后缓解	
4						

3. 病情流程表(flow sheet)　是某一主要问题在某一段时间内进展情况的摘要,它概括地反映与该问题有关的一些重要指标的动态观察过程及跟踪随访记录,包括症状、体征、实验室检查、用药、转归、转会诊结果、饮食治疗等,也可根据医师的意愿进行个别内容设计。病情流程表是用管理住院病人的理念和方法管理慢性病和某些特殊疾病,通过动态观察和采集信息,及时发现日常治疗中出现的问题,调整治疗方案(表 15-5)。

表 15-5　病情流程图

问题 1	高血压(合并 2 型糖尿病)			
时间与日期	血压(mmHg)	心率(次/min)	用药及建议	备注
2012/02/15　8:00	180/120	98	HCT 25 mg　tid	
2012/03/25　8:00	170/110	94	HCT 25 mg　bid	
2012/08/20　8:00	150/100	90	HCT 25 mg　bid	
……				
……				
2013/02/15　8:0	135/85	80	HCT 25 mg　qd	
……				

4. 问题描述(problem statements)及进展记录(progress note)　是解释的核心部分,是病人每次就诊情况的详细记录。问题描述及进展记录采用 SOAP 形式。

S(subjective data)代表病人主观资料:主观资料是由病人或其就医时的陪伴者提供的主诉、症状、病人的主观感觉、疾病史、家族史和社会生活史等。

O(objective data)代表客观资料:客观资料是医生在诊疗过程中所观察到的病人的资料,包括体检所见、实验室检查结果、心理行为测量结果以及医生观察到的病人的态度、行为。

A(assessment)代表对健康问题评估:评估是问题描述中的最重要的部分。完整的评估应包括诊断、鉴别诊断、问题的轻重程度及预后等,它不同于以往的以疾病为中心的诊断模式,问题可以是生理问题、心理问题、社会问题或未明确原因的症状和(或)主诉。

P(plan)代表对问题的处理计划:处理计划是针对问题而提出的,体现以病人为中心、预防为导向以及生物-心理-社会医学模式的全方位考虑,而不仅限于治疗或开具药物,还应包括预防、保健、康复和健康教育等内容,计划内容一般包括诊断计划、治疗计划、对病人的各项健康指导等(表 15-6)。

表 15-6　POMR 健康问题记录方式(SOAP)

日期	问题 1	糖尿病
2013/03/05	S	糖尿病 12 年,近 2 年两小腿麻木,时有针刺样跳痛。双手发麻,全身乏力
	O	身高 170 cm,体重 83 kg,BP 120/80 mmHg,P 78/次/min。 四肢对称性"手套或袜套"样感觉障碍,双膝健反射减弱,心电图正常;无其他异常发现

续表

<table>
<tr><th>日期</th><th>问题 1</th><th>糖尿病</th></tr>
<tr><td></td><td>A</td><td>根据糖尿病病史,缓慢进展的周围神经病变,病位对称性,下肢重于上肢,分布如手套、袜套状等特点,故诊断为:糖尿病末梢神经病变。</td></tr>
<tr><td></td><td>P</td><td>1. 诊疗计划
① 血糖及肾功能检查
② 肌电图检查
③ 眼底检查
2. 治疗计划
① 控制糖尿病
② 缓解疼痛:服用止痛药
③ 补充维生素:B_{12},B_1,B_6
④ 饮食调整和运动计划:避免三高饮食,限制总热量摄入;每天坚持锻炼身体 30min 以上
3. 健康教育计划
① 健康信念教育
② 控制饮食的重要性教育
③ 食谱的制订</td></tr>
<tr><td></td><td>问题 2</td><td></td></tr>
<tr><td></td><td>S</td><td></td></tr>
<tr><td></td><td>O</td><td></td></tr>
<tr><td></td><td>A</td><td></td></tr>
<tr><td></td><td>P</td><td></td></tr>
</table>

5. 转会诊记录　双向转诊是全科医生的重要任务,也是对病人全面负责的体现。在双向转诊过程中,全科医生不仅要帮助病人选择转诊的医院和医生,还要与所转诊医院的医生一道制订治疗计划和康复方案,以保证转诊过程中的诊疗质量及便于以后的继续治疗和健康管理与照顾(表 15-7)。

表 15-7　转会诊记录表

转诊日期	转诊原因	转至医院	健康问题	处理	备注
2013/09/18	骨折	××医学院附属医院	股骨粉碎性骨折	手术	
……	……	……	……	……	

6. 化验及辅助检查　对居民在社区卫生服务中就诊或体格检查,所有化验检查结果都应记录在健康档案中。对于通过双向转诊到其他医院就诊的病人,全科医生应及时与相关的医生联系,通过 E-mail 或网络传递与发送,由全科医生填写在病人档案中,以保证健康档案的完整性。

7. 医疗服务　包括门诊诊疗信息、住院诊疗信息、住院病案首页信息、成人健康体检信息等。

（二）以预防保健为导向的记录

以预防保健为导向的记录是健康档案的重要内容，也是以预防为导向的全科医疗的重要体现。

1. 周期性健康检查记录　周期性健康检查（periodic health examination）是医生运用格式化的健康筛选表格，针对病人的年龄、性别、职业等危险因素为个体设计并进行的健康检查。周期性健康检查是以无症状的个体为对象，以早期发现病患及危险因素进而加以防治为目的。它与传统的定期体格检查的最大区别在于周期性健康检查是有针对的、个性化体检，检查的周期依据居民的健康状况不同而各异（表 15-8）。

表 15-8　周期性健康检查计划表

姓名____　　　年龄 45 性别 女

项目＼年龄	45	46	47	48	49	50	51	52	53	54	55	56
血压	∞	∞	∞	∞	∞	∞	∞	∞	∞	∞	∞	∞
心率	∞	∞	∞	∞	∞	∞	∞	∞	∞	∞	∞	∞
血脂、胆固醇		○			○			○		○		○
血糖		○			○			○		○		○
乳房检查	○	○	○	○	○	○	○	○	○	○	○	○
宫颈涂片		○		○		○		○		○		○
雌激素水平测定	○						○					
大便潜血试验	○	○	○	○	○	○	○	○	○	○	○	○
乙状结肠镜检查		○			○			○			○	
乳腺 X 射线检查		○			○			○		○		○
直肠检查		○			○			○			○	
骨质疏松	○						○					○

注：○表示检查一次，∞ 表示检查两次。

2. 妇女和儿童保健　儿童保健包括出生医学证明信息、新生儿疾病筛查信息、儿童健康体检信息、体弱儿童管理信息等。妇女保健包括婚前保健服务信息、妇女病普查信息、计划生育技术服务信息、孕产期保健服务与高危管理信息、产前筛查与诊断信息、出生缺陷监测信息等。

3. 疾病预防　预防接种信息、传染病报告信息、结核病防治信息、艾滋病防治信息、寄生虫病信息、职业病信息、伤害中毒信息、行为危险因素监测信息、死亡医学证明信息等。

4. 疾病管理　高血压、糖尿病、肿瘤、重症精神疾病等病例管理信息，老年人健康管理信息等。

二、家庭健康档案

家庭健康档案包括家庭的基本资料、家系图、家庭评估资料、家庭主要问题目录、问题描述和家庭各成员的个人健康档案（其形式与内容同个人健康档案）。

1. 家庭基本情况　包括家庭住址、居住环境、家用设施、家庭经济、家庭生活周期、厨房及卫生设备等（表 15-9）。

表 15-9　家庭基本情况

<table>
<tr><td>家庭住址</td><td colspan="11">离公路________m　离医疗站________m　离派出所________m</td></tr>
<tr><td rowspan="4">居住环境</td><td rowspan="2">住房结构</td><td colspan="4">楼房__层 新房□　旧房□</td><td colspan="2">采　光</td><td colspan="4">好□　一般□　差□</td></tr>
<tr><td colspan="4">平房：______间</td><td colspan="2">通　风</td><td colspan="4">好□　一般□　差□</td></tr>
<tr><td>总面积</td><td colspan="4">__________m^2</td><td colspan="2">保　暖</td><td colspan="4">好□　一般□　差□</td></tr>
<tr><td>人均面积</td><td colspan="4">__________m^2</td><td colspan="2">空气湿度</td><td colspan="4">干燥□　一般□　潮湿□</td></tr>
<tr><td rowspan="4">厨房及其卫生设施</td><td>厨房</td><td colspan="4">独用□　混用□</td><td colspan="2">排　烟</td><td colspan="4">好□　一般□　差□</td></tr>
<tr><td>生熟食品</td><td colspan="4">分开□　不分□</td><td colspan="2">卫　生</td><td colspan="4">好□　一般□　差□</td></tr>
<tr><td>饮用水源</td><td colspan="4">自来水□　井水□
河水□　其他□</td><td colspan="2">水　质</td><td colspan="4">安全□　一般□
污染□　严重污染□</td></tr>
<tr><td>燃　料</td><td colspan="4">管道气□　瓶装液化气□
煤炭□　火柴及其他□</td><td colspan="2">厕　所</td><td colspan="4">户外公厕□　户内坑式□
户内坐式□　其他□</td></tr>
<tr><td>家庭设施</td><td colspan="11">电脑□　电话□　移动电话□　电视□　电冰箱□　空调□　淋浴□</td></tr>
<tr><td rowspan="3">家庭经济（近 5 年）</td><td colspan="2">时间（年）</td><td colspan="2">总收入（元）</td><td colspan="2">人均收入（元）</td><td colspan="5">总支出（元）</td></tr>
<tr><td colspan="2"></td><td colspan="2"></td><td colspan="2"></td><td colspan="5"></td></tr>
<tr><td colspan="2"></td><td colspan="2"></td><td colspan="2"></td><td colspan="5"></td></tr>
<tr><td rowspan="3">家庭生活周期</td><td>阶段</td><td>新婚</td><td>第一子出生</td><td>有学龄前儿童</td><td>有学龄儿童</td><td>有青少年</td><td>子女离家</td><td>空巢期</td><td>退休</td><td>丧偶</td><td></td></tr>
<tr><td>时间</td><td></td><td></td><td></td><td></td><td></td><td></td><td></td><td></td><td></td><td></td></tr>
<tr><td>问题</td><td></td><td></td><td></td><td></td><td></td><td></td><td></td><td></td><td></td><td></td></tr>
</table>

2. 家系图（genealogy chart）　是以符号的形式表示家庭结构、成员间关系、病患历史，家系图是全科医生快速把握家庭成员健康状况和家庭生活周期等资料的最好工具，家系图一般包括三代人。长辈在上，晚辈在下，同辈在中；长者在左，幼者在右。夫妻中，男在左，女在右。家系图的绘制可以从最年轻的一代开始，也可以从中间开始，一般的是从家庭成员中首次就诊的病人这一代开始，向上下延伸。在代表每个人的符号旁边，可再标上成员的出生年月日、重大生活事件发生的时间、遗传病、慢性病等，可使家庭成员的情况更加一目了然（表 15-10）。

表 15-10 家 系 图

第几代	父 系 母 系	备注
第一代	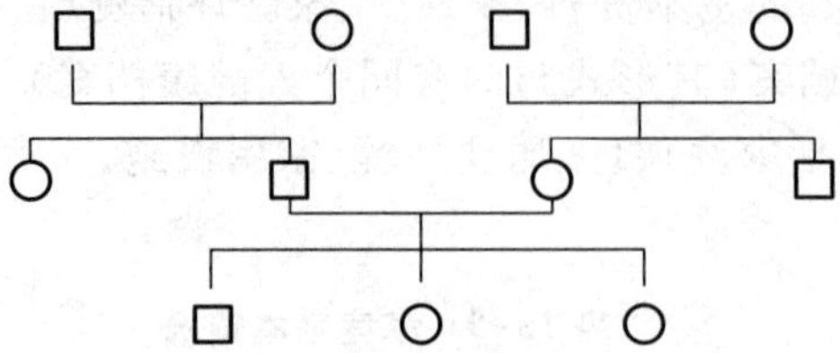	
第二代		
第三代		

3. 家庭功能评价 家庭功能(family function)主要有两方面的作用,即对家庭成员的作用和对社会的作用。家庭功能与病人的家庭照顾关系密切,因此,家庭功能的好坏与家庭成员的身心健康及疾病的预后有很大的关系。家庭功能可以通过 APGAR 问卷测试,即适应度(adaptation)、合作度(partnership)、成长度(growth)、情感度(affection)、亲密度(resolve)评价,由病人对来自其家庭的支持和照顾情况作主观的判断,评价结果分为家庭功能良好、家庭功能中度障碍和家庭功能严重障碍。测试时让病人用铅笔在小方格上打钩,医生将计算出来的分数填进记录表中。

4. 家庭主要健康问题 可分为两大类:一类是健康问题,即家庭成员中发生的某些重大健康问题,如家庭成员生大病、死亡等;另一类是与健康紧密相关的社会与家庭问题,如失业、负债、购彩票中大奖、地位重大变化等。问题可涉及家庭生活和家庭功能的各个方面,问题描述可采用 SOAP 格式(表 15-11)。

表 15-11 家庭主要健康问题目录

一、家庭成员主要健康问题			二、家庭主要健康问题			
姓名档案号			姓名档案号			
序号	发生日期	问题名称	序号	发生日期	问题名称	备注

5. 家庭成员健康资料 详见各自的个体健康档案。

三、社区健康档案

社区健康档案(community health record)是由全科医生提供的以社区为基础的、协调性的医疗保健服务的必备工具,是了解社区状况、确定社区中主要健康问题及制订卫生保健计划的重要文献资料。社区健康档案主要内容包括社区基本资料、社区资源资料、卫生服务状况和社区健康状况等。

1. 社区基本资料 包括社区的自然环境状况,如社区的地理位置、范围、自然气候及环境状况、卫生设施和卫生条件等;社区的人口学特征,如社区的总人数、年龄性别构成(人口金字塔)、出生率、死亡率、人口自然增长率、种族特征、生育观念等;社区的人文和社会环境状况,如社区居民的教育水平、宗教及传统习俗、消费水平及意识、社会团体的发展情况及作用、家庭结构、婚姻状况、家庭功能、公共秩序等；社区的经济和组织状况等。

2. 社区卫生资源　包括社区的卫生服务机构和卫生人力资源状况。社区卫生服务机构是指社区内现存、直接或间接服务于社区居民的专业卫生机构，如社区卫生服务中心，二、三级医院，敬老院，防疫站，妇幼保健所，健康教育机构，残疾人联合会，福利机构等。目前，社区卫生服务中心与这些部门的关系还没理顺，有些职能是重叠的。全科医生应了解这些机构的功能以及与社区卫生服务中心的关系，充分利用这些资源共同为促进居民的健康服务。

3. 社区卫生服务状况　包括一定时期内的门诊量统计、门诊服务量、门诊服务内容、病人的就诊原因分类、常见健康问题的种类及构成、卫生服务利用情况、转会诊病种和转会诊率及适宜程度分析等。

4. 社区的健康状况　包括社区健康问题的分布及严重程度，如社区人群的发病率、患病率及疾病构成、病死率及残疾率；社区居民健康危险因素评估，如饮食习惯、缺乏锻炼、紧张的工作环境、生活压力事件、人际关系紧张、就医行为、获得卫生服务的障碍等；社区疾病谱、疾病年龄性别职业分布、死因谱等。

第四节　社区居民健康档案的管理

社区居民健康档案是全科医生实施全程、持续性、个性化、负责式管理的基本工具。由于我国开展社区卫生服务工作较晚，经过全面规范培训的全科医生较少，社区卫生服务工作的层次还不高，服务的范围多数仅局限于医疗，居民健康档案的建档率不高。有的地区虽花费很大的精力建立了居民健康档案，但利用率较低，健康档案在居民疾病的预防和健康管理中没有发挥很好的作用。因此，加强社区居民健康档案的管理，提高利用率，是当前居民健康档案管理中亟待解决的问题。

一、社区居民健康档案的建立

1. 社区居民健康档案建立的原则　由于我国目前地区发展差异较大，有的社区卫生服务中心没有计算机，有的社区医生对计算机的使用还不太熟悉。因此，在社区居民健康档案建设中应遵循以下原则：

(1) 逐步完善的原则　社区居民健康档案中部分内容需要通过长期的观察、分析、综合，才能做出全面、准确的判断，从而逐步完善。对没有计算机的社区卫生服务中心，可以先建立重点人群健康档案，把重点人群的健康先管理起来。

(2) 多渠道的原则　社区居民健康档案的建立可以通过多种渠道，如在居民来中心就诊时，询问有关家庭及其成员的情况；也可在家庭病床随访的过程中，了解居民家庭的情况；还可以在义诊或咨询服务时，填补某些不全的家庭健康信息，不必只通过“挨门逐户”的方式。

(3) 边建立边使用的原则　目前，在居民健康档案管理中存在的最大问题是，耗费很多时间和精力建立起来的健康档案，因不利用而成为“死档”。如果健康档案没有发挥其作用，医生就没有信心去更新和完善。所以，建立起来的健康档案，全科医生要学会利用，充分发挥健康档案在居民健康管理中的重要作用。

(4) 前瞻性原则　社区居民健康档案记录的重点为过去曾经影响、仍然在影响、将来还会影响个体、家庭健康的问题及影响因素，档案的重要性有时并非都能认识到。将伴随个体、家庭所面临问题的变化而变化。因此，在描述某一问题时，应遵循前瞻性原则，注意收集与问题密切相关的信息资料，并及时更新和保存。

（5）动态性原则　社区居民健康档案中的一些基本项目尚不能包含影响到个体或家庭健康的全部资料，故在应用中应对一些不符合实际或已发生变迁的资料进行及时的更新、补充。

（6）保密性原则　社区居民健康档案可能涉及个人、家庭的隐私问题，社区护士应充分保障当事人的权利和要求，不得以任何形式泄露。

2. 社区居民健康档案建立的途径　建立社区居民健康档案是一项劳动量很大的工作，不仅费时、费钱，更难的是目前全科医生的“首诊制”没有建立，居民的就诊是随意的，而且部分居民很少去社区卫生服务中心就诊，这样居民对社区医生上门入户调查就不感兴趣，甚至不配合。因此，在建立社区居民健康档案中要采取多渠道建立的方法，逐步完善。① 入户调查法：对于街道、居民委员会对社区卫生服务大力支持、全科医生对居民关系很熟的地区，可以在政府部门的协助下，采用逐个入户调查法；② 门诊调查法：在社区居民来中心就诊时，采集部分健康档案的资料；③ 随访调查法：在社区医生进行家访、家庭病床等服务时，了解家庭及成员的有关情况；④ 义诊服务及其他途径。

二、社区居民健康档案的更新

1. 社区居民健康档案及时更新的重要性　居民健康档案是居民健康状况的记录，如果居民健康档案不能随居民健康状况的变化及时记录相关的内容，健康档案资料就不完整。不完整的健康资料就不能保证对居民健康的全程、持续性监测与管理的科学性和针对性，全科医生所提供的服务也难以保证有效性。

2. 社区居民健康档案及时更新的途径　对社区居民健康档案的及时更新，是保证健康档案完整性的前提，而健康档案的完整性又是居民健康管理与监测的基础。目前，我国经济发达地区社区卫生服务发展较为迅速，并进行了社区卫生服务中心规范化建设和标准化评估，这些地区的居民健康档案的建档率较高。社区居民健康档案的建立、管理、利用涉及多方面的因素，因此，及时更新居民健康档案必须要从多方面入手。首先是建立与完善全科医生“首诊制”。目前，我国的社区居民大多没有与全科医生建立“一对一”的服务关系。居民的看病选择二、三级医院较多，选择社区卫生服务中心较少。社区居民不到社区卫生服务中心就诊，居民健康信息就很难保证其完整性。其次，建立计算机网络信息管理系统。利用计算机网络系统进行居民健康档案的采集、输入、存储、管理、分析，其优点是纸质居民健康档案无法比拟的。尤其是掌上电脑的使用，使得全科医生在家访、随访、咨询、门诊等多种场合，把收集的信息都能及时输入计算机网络；与此同时在任何时间、地点，全科医生也可方便查阅居民健康档案中的信息，随时为居民提供健康信息咨询服务。再次，提高全科医生的业务水平和使用计算机的技能。最后，密切与社区居民的关系，树立社区卫生服务中心的形象，充分利用与社区居民交往与接触的机会，了解居民的情况，关心居民的健康。

三、当前社区居民健康档案管理中存在的问题

由于我国全科医学的发展起步较晚，在社区居民健康档案的建立、管理中尚存在不少问

题,主要有:

1. 版本不统一　各地、各部门各自为政,开发的版本的内容、形式、项目不统一,这为今后的联网留下了隐患。国家卫生行政管理部门,应组织专业技术力量,尽快开发与研究一套全国统一的计算机网络版居民健康档案管理系统。

2. 部分社区卫生服务中心没有建立医生计算机工作站　一些地区虽为社区卫生服务中心配置了计算机和居民健康档案软件,也花费很大的人力、物力与财力建立了居民健康档案,但没有医生计算机工作站,即全科医生在看病时无法使用计算机和居民健康档案,使得健康档案不能及时利用和更新,健康资料的完整性也得不到保证,居民健康档案逐渐成为“死档”。

3. 部分二、三级医疗机构未使用计算机网络健康档案系统　居民看病可以在社区卫生服务中心,还可以在二、三级医院。如果二、三级医院不使用计算机网络健康档案,就不可能把就医信息及时存入健康档案,也就难以保证居民健康信息的完整性。

4. 保密与安全问题　居民健康档案不仅是对居民进行健康管理与监测的基础,也是法律的依据,如果安全性得不到保证,其真实性也就难以保证。从发达国家的发展经验来看,计算机网络健康档案是社区卫生服务中心和医院对居民实施健康管理与维护的基本手段,是医疗服务管理提高质量与发展的必然选择。

5. 更新率低　由于受多种因素制约,本应是动态管理的健康档案得不到及时更新,常常成了压在柜底的“固定档”。当前,很多居民有病一般去三级医院就诊,而三级医院的健康档案不仅没与社区卫生服务中心档案联网,而且健康档案的内容也不能对接,这样使居民健康信息得不到及时更新。

6. 使用率低　目前我国社区卫生服务中心的健康档案使用率较低。一些社区卫生服务中心的健康档案只为了应付上级卫生主管部门检查,平时很少使用而成为“死档”。

思考题

1. 为什么要为社区居民建立健康档案?
2. 居民健康档案包括哪些内容?
3. 居民个体健康档案包括哪些主要内容?记录方式有何特点?
4. 居民家庭健康档案包括哪些内容?
5. 在开展社区卫生服务中全科医生应如何建立和充分利用居民健康档案?

(刘　伟　赵志军)

第十六章　社区卫生服务管理

内容提要：

社区卫生服务管理是一门科学，是由社区卫生服务管理理论、方法和技术构成的科学体系，是在社区卫生服务理论研究与实践基础上发展起来的新兴学科，是综合运用管理学理论、方法和技术对社区卫生服务的人、财、物、技术和信息等资源进行合理组织与科学管理。社区卫生服务管理是社区卫生管理者有理、有据、有序、有效地开展社区卫生服务工作的重要工具，是全科医师实施社区卫生服务的重要技能，对确立社区卫生服务发展目标与方向，实现社区卫生资源的合理布局和有效利用，促进社区卫生服务的健康、深入、可持续发展具有重要作用。通过本章的学习，要求掌握社区卫生服务管理的含义、基本管理方法，熟悉社区卫生服务的组织管理、资源管理和质量管理，了解管理学的基本知识。

第一节　概　　述

一、社区卫生服务的定义、工作内容和服务方式

（一）社区卫生服务的定义

社区卫生服务（community health service，CHS）是社区公共服务中一种最基本的、普遍的服务，是以全科医生为主的医疗卫生机构所从事的一种社区定向的卫生服务，是在政府领导、社会参与及上级卫生机构指导下，以基层卫生服务机构为主体、全科医生为骨干，合理使用卫生资源和适宜技术，以人的健康为中心、以家庭为单位、以社区为范围、以需求为导向，以妇女、儿童、老年人、慢性病病人、残疾人、低收入居民为重点，以解决社区主要卫生问题，满足基本医疗卫生服务需求为目的，融医疗、预防、保健、康复、健康教育和计划生育技术服务等为一体的，有效的、经济的、方便的、综合的、连续的基层卫生服务。《中共中央 国务院关于深化医药卫生体制改革的意见》（2009 年 3 月 17 日）指出："完善以社区卫生服务为基础的新型城市医疗卫生服务体系。加快建设以社区卫生服务中心为主体的城市社区卫生服务网络，完善服务功能，以维护社区居民健康为中心，提供疾病预防控制等公共卫生服务、一般常见病及多发病的初级诊疗服务、慢性病管理和康复服务。转变社区卫生服务模式，不断提高服务水平，坚持主动服务、上门服务，逐步承担起居民健康"守门人"的职责。"建立城市医院与社区卫生服务机构之间的分工协作机制，逐步实现社区首诊制、分级医疗服务体系。

（二）社区卫生服务的工作内容和服务方式

社区卫生服务机构是具有公益性质、不以营利为目的，向社区居民提供公共卫生服务和基

本医疗卫生服务的基层医疗机构。因此,社区卫生服务的内容和工作性质大致可划分为两类:公共卫生服务、基层医疗保健服务。其中,基本公共卫生服务主要包括健康教育,传染病、地方病、寄生虫病的预防控制,慢性病预防控制,职业病预防控制,妇女儿童卫生保健,老年卫生保健,社区残疾康复指导与康复训练,计划生育技术指导与服务,辖区突发公共卫生事件应急处置,卫生信息管理,以及其他公共卫生服务等工作任务。

社区卫生服务的基本服务形式、方式依据不同的地理环境、工作地点、服务需要、人口特征等而进行选择,主要包括以病人为中心的个体化服务和以社区人群服务需求为导向的群体性服务,组成社区卫生服务工作团队,提供团队式服务。一般以主动服务、上门服务为主,并需要采取灵活方式、多种形式提供服务。主要服务方式有:门诊服务、出诊(上门)服务、急诊服务、家庭照顾与访视、家庭病床服务、日间住院/日间照顾服务、长期照顾、临终关怀服务、电话网络咨询服务、转诊/会诊服务、医疗器具租赁服务与便民服务、契约制服务、承包制服务和保偿责任制服务。

二、管理的定义及职能

(一)管理的定义

管理是指一定组织中的管理者,在特定的环境下,通过实施计划、组织、领导、控制和创新等职能,对组织拥有的资源进行有效整合,协调他人的活动,使别人同自己一起实现既定目标的活动过程。管理是一切有组织的集体活动所不可缺少的要素行动。管理包含以下基本内涵:

1. 管理的载体是组织。管理必须是两人以上的集体活动,管理不能脱离组织而存在,组织中必定存在管理。

2. 管理的本质是分配、协调活动或过程。协调包括基础(结构)要素之间、个人目标与组织目标之间、各部门及各项工作之间、各管理职能之间的协调以及管理职能自身的协调,并取决于每个人是否清楚了解自己应该如何工作。

3. 管理的对象是包括人力资源在内的一切可以调用的资源,通常包括人力、物力、财力、技术、信息等资源。任何资源的分配、协调最终都是以人为中心的,故管理要以人为本,以人为中心。

4. 管理的职能是信息获取、决策、计划、组织(含人员配备)、领导、控制和创新。

5. 管理的目的是为了更有效地实现组织的既定目标,即追求最佳效率和效果,而该目标仅凭个人力量是无法实现的。

(二)管理的职能

计划、组织、领导、控制和创新这5种职能是一切管理活动中最基本的职能。

1. 计划　这是管理的首要职能,它是对未来事件做出预测,以制定出行动方案。计划工作是为事物未来的发展规定方向和进程,重点要解决好两个基本问题:一是目标的确定问题。如果目标选择不对,计划再周密具体也枉费心机,这是计划的关键。二是进程的时序,即先做什么,后做什么,可以同时做什么,均不能错位,这是计划的准则。

2. 组织　是指完成计划所需的组织结构、规章制度、人财物的配备等。它有两个基本要求。一是按目标要求设置机构、明确岗位、配备人员、规定权限、赋予职责，并建立一个统一的组织系统；二是按实现目标的计划和进程，合理地组织人力、物力和财力，并保证它们在数量和质量上相互匹配，以取得最佳的经济和社会效益。

3. 领导　计划与组织工作做好了，也不一定能保证组织目标的实现，因为组织目标的实现要依靠组织全体成员的努力。配备在组织机构各种岗位上的人员，由于在个人目标、需求、偏好、性格、素质、价值观、工作职责和掌握信息量等方面存在较大差异，在相互合作中必然会产生各种矛盾和冲突。因此，就需要有权威的领导者进行协调、引导，指导人们的行为，通过沟通增强人们的相互理解，统一人们的思想和行动，采取激励办法使每个成员自觉地为实现组织目标共同努力。

4. 控制　是防止组织活动偏离计划目标，促使其按照计划规定的要求展开工作的过程。控制的职能是按照既定的目标、计划和标准，对组织活动各方面的实际情况进行检查和考察，发现差距，分析原因，采取措施，予以纠正，使工作能按原计划进行。根据客观情况的变化，对计划作适当的调整，使其更符合实际。

5. 创新　管理是在动态环境中实施的动态活动过程，仅有维持是不够的，还必须不断调整管理系统活动的内容和目标，以适应环境变化的要求，这就是管理的创新职能。创新职能与上述各项管理职能不同，它本身并没有特殊的表现形式，总是在与其他管理职能的结合中表现自身的存在与价值。

三、社区卫生服务管理的定义

社区卫生服务管理是综合运用管理学理论、方法和技术，对开展社区卫生服务的人力、物力、财力、信息、时间等资源进行科学的管理。社区卫生服务管理的目的是通过组织、计划、协调和控制等职能活动，使社区内的卫生资源得到充分运用，使其发挥最大效率，取得最大效益，实现社区卫生服务更好地满足全体居民健康需求的总体目标。

四、社区卫生服务管理的特点

（一）学科的综合性与交叉性

社区卫生服务管理是一门涉及多学科综合交叉的科学，它包括管理学、全科医学、医院管理学、预防医学、流行病学、社会医学、卫生经济学、医学心理学和相关人文科学等。

（二）管理实践的特殊性与专业性

社区卫生服务中心不仅有一般医疗机构的一些共同特点，还有自身的特殊性，即协调社区各种资源，为居民提供预防、医疗、保健、康复、健康教育、计划生育技术指导“六位一体”的服务。因此，社区卫生服务人员不但要掌握诊治疾病的技术，还要掌握预防、保健的方法，同时还要懂得管理各种资源的方法与理论。

（三）管理内容的广泛性与复杂性

在社区卫生服务的管理中，既有传统医疗服务管理对象如人、财、物的管理，也有社区卫生服务所特有的管理要素如信息、品牌、时间等。

五、社区卫生服务管理的对象

生物医学模式指导下的传统专科医疗服务，是以“疾病”为中心，所以管理的对象主要涵盖人、财、物、技术、信息等方面。生物-心理-社会医学模式指导下的社区卫生服务，管理的对象除了传统的人、财、物、技术、信息以外，还包括时间、经营服务等。

（一）人力

人力资源管理，又称之为人力管理，主要包括人力的开发、配置、招募、使用、培养、考核与评价等。人力资源管理在社区卫生服务管理中起决定作用。社区卫生服务的人力是指从事社区卫生服务活动的工作者，包括卫生管理人员和医、护、技、药等卫生技术人员。由于历史的原因，目前从事社区卫生服务的医护人员的专业素质和服务技能普遍不高，从而影响了社区卫生服务的健康发展。

（二）物力

物力指房屋、医疗卫生设施、设备、材料、仪器、药品、能源和自然资料等，是社区卫生服务发展的物质基础。物资管理就是对社区卫生服务过程中所需各种物资材料，进行计划采购、保管、供应、分配和使用全过程的科学管理，是开展社区卫生服务工作的重要的物资保证和环境条件。社区卫生服务机构的设施装备应与其服务功能相匹配，以满足其提供公共卫生和基本医疗等综合性服务的需要。

（三）财力

财力指开展社区卫生服务所必需的资金，是开展社区卫生服务的基本保证和物质基础。社区卫生服务的资金根据所开展的服务项目不同，其来源渠道也不一样。社区卫生服务财力管理，包括研究社区卫生服务活动的经济规律；制定有利于社区卫生服务发展的经济政策；建立有效的筹资、集资渠道；合理分配和使用卫生经费；形成较为完善的社区卫生服务经费补偿机制；进行社区卫生服务成本核算，强化经营管理，取得良好效果。

（四）信息

信息是指数据、消息、情报、指令、代码以及含有一定内容的信号等。信息贯穿着整个社区卫生服务的管理过程中，是社区卫生服务现代化管理的基础。社区卫生服务信息管理包括信息需求分析、收集、加工、存储、检索、传递、利用和反馈等。应注意开发信息资源，建立管理信息系统等。通过制定完善的信息管理制度，采用现代化信息技术，保证信息周转过程的高效运转，使社区卫生服务信息系统成为紧密联系、高度协调、相互配合的有机整体活动；使信息成为管理的耳目，预测与决策的基础，高效管理的工具。信息管理要强调定量化、高效率和科学性。

（五）时间

全科医疗的特点是全程性、持续性、可及性负责式照顾。要实现这些目标，时间制度的保证是必要的。社区卫生服务中心实行 24 h 值班制,执业时间不少于 8 h,医疗传呼信号的回复,家庭病房服务等都必须有时间的保证。时间是社区卫生服务的时效性的保证。

(六) 经营

社区卫生服务尽管是以公有制为主体,以社会效益为主要目的,但并不表明社区卫生服务不需要经营与管理。社区卫生服务的原则是以需求为导向,不断满足居民日益增长的健康需求。居民有选择医院和医生的自由,社区卫生服务在某种意义上也受市场规律的约束。社区卫生服务如果不去研究居民的健康需求,就无法开展适应与满足居民的健康需求的服务,居民就会对社区卫生服务不满意,社区卫生服务将会失去社区居民的支持,而最终失去市场。

(七) 品牌

品牌是现代社会竞争发展到一定高度的标志。医疗服务行业的发展与竞争也进入一个品牌经营的时代。医院品牌是区别于竞争对手,形成差异化竞争的杀手锏,作为一种无形资产,它将极大地提高医院的外在形象和经营能力。社区卫生服务必须对自己的品牌进行策划与管理,塑造社区卫生服务在居民心目中的形象。

六、社区卫生服务管理的方法

(一) 行政管理

行政管理的方法是依靠行政机构和领导者的权力,通过强制性的行政命令直接对管理对象产生影响。行政管理的方法一般有政策、指令性计划、指示、命令、规定和奖惩等。社区卫生服务是指在政府领导、社区参与、上级卫生机构指导下,以基层卫生机构为主体的基本卫生服务。没有政府行政的领导、参与和支持,社区卫生服务的工作就无法深入。在社区卫生服务的 6 项功能中,除了治疗以外,其他 5 项内容均需要政府的协调与支持。

(二) 经济管理

经济管理的方法是指按照经济规律,通过物质利益原则,使被管理者的行动与其自身的经济利益联系起来,然后加以引导和控制的方法。物质利益原则是按劳分配,兼顾国家、集体、个人三方面利益的原则,其实质就是把经济利益转化为对管理单位、个人的激励,充分发挥物质利益的动力作用。政府在对社区公共卫生服务的效果考核办法上,也是通过经济管理的方法,把服务的目标与社区卫生服务中心医护人员的奖金挂钩,以此对预防保健的效果进行质量控制和考核。

(三) 法律管理

法律管理的方法是指依靠国家法律的强制力,对管理活动中不法行为加以禁止及合法行为加以保护。它一般是在形成法律关系的双方中,一方对另一方权利与义务的制约,这种制约规定了被管理单位或个人行为的下限。我国目前颁布的《中华人民共和国执业医师法》对医生的权利、义务和责任进行了严格的规范和界定。我国居民的自我保护意识逐渐增强,并学会用法律的武器来保护自己。社区卫生服务的医护人员也应学习相关的法律法规,做到依法办事、依法行医。

(四)目标管理

目标管理是一种综合的以工作为中心和以人为中心的系统管理方式。它是在一个组织中由上级管理人员同下级管理人员,以及同员工一起来共同制定组织目标,并把其具体化展开到组织的每个部门、每个层次、每名成员,与组织内部每个单位、部门、层次和成员的责任成果相互密切联系,明确地规定每个单位、部门、层次和成员的贡献和奖励报酬等一套系统化的管理方式,目标管理的中心思想就是让具体化展开的组织目标成为组织中每名成员、每个层次、部门的行为的方向和激励,同时又使其成为评价组织每名成员、每个层次、部门等工作绩效的标准,从而使组织能够有效运作。

第二节 社区卫生服务组织管理

一、社区卫生服务组织的定义

社区卫生服务组织是为了有效地完成社区卫生服务任务,实现提高社区居民健康水平的目标,按照卫生事业发展的要求、规模、设置程序和一定的责任、权力及其职能分工而形成的系统集合。社区卫生服务组织是由社区卫生技术人员和卫生管理人员所组成,是一个系统化的结构。

二、社区卫生服务组织管理的定义

社区卫生服务组织管理是指社区卫生服务组织按照管理的原理、遵循管理的原则设计社区卫生服务组织的管理体制和运行机制,合理运用组织职能和管理功能,在社区卫生服务组织体系框架内开展的各项管理活动。

三、社区卫生服务组织管理的目的

(一)构建卫生服务体系

我国的卫生体系包括卫生服务体系、医疗保障体系和卫生执法监督体系,其中卫生服务包括医疗服务体系、预防保健服务体系和社区卫生服务体系。由此可见,社区卫生服务组织是构成卫生服务体系的重要前提和基础。积极发展社区卫生服务是改革卫生服务体系的重要内容,是构建卫生服务体系的重要组织保证。

(二)建立功能合理的医疗服务体系

社区卫生服务组织主要从事预防、保健、健康教育、计划生育和常见病、多发病、诊断明确的慢性病的治疗和康复等一线的基层服务;综合医院和专科医院主要从事疾病诊治,其中大型医院主要从事急危重症、疑难病症的诊疗,并结合临床开展教育、科研工作。社区卫生服务组织的建立健全,对于形成结构合理、层次分明、定位准确、功能完善的新型医疗服务体系起到了积极的作用。

(三)形成较为完善的社区服务体系

社区是社会活动的基础,社会服务是社区居民生活、学习、生产劳动的根本保证。社区经济、社区文化、社区教育和社区卫生是促进社区发展的四大支柱,是社区精神文明建设的重要标志。社区卫生服务组织的建立有助于形成较为完善的社区服务体系。

(四)有效地开展社区卫生服务

社区卫生服务组织主要依托基层卫生机构,形成社区卫生服务中心、社区卫生服务站为主体,其他医疗卫生服务机构为补充,以上级卫生机构为指导,与上级医疗机构实行双向转诊,条块结合,以块为主,使各项基本卫生服务逐步得到融合的基层卫生服务网络。社区卫生服务组织是开展社区卫生服务活动的组织保证,社区卫生服务覆盖广泛、方便群众,能使广大群众获得基本卫生服务,也有利于满足群众日益增长的多样化卫生服务需求。社区卫生服务构成了国家卫生服务体系链条中的防治结合的关键部位,强调预防为主、防治结合,有利于将预防保健落实到社区、家庭和个人,提高人群健康水平。

(五)实现社区卫生服务的目标

社区卫生服务组织主要由全科医师、护士等有关专业卫生技术人员和管理人员组成,要设计出合理的组织结构,配备相应人员,分工授权并进行协调,以便发挥社区卫生服务组织的功能,有效地开展社区卫生服务,实现组织目标。

四、社区卫生服务组织机构建设管理

(一)社区卫生服务机构的设置范围

社区卫生服务中心原则上按街道办事处或 3 万~10 万居民范围规划设置社区卫生服务中心,根据需要可设置若干社区卫生服务站,以政府举办为主。在人口较多、服务半径较大、社区卫生服务中心难以覆盖的社区,可适当设置社区卫生服务站或增设社区卫生服务中心。人口规模大于 10 万人的街道办事处,应增设社区卫生服务中心。新建社区,可由所在街道办事处范围的社区卫生服务中心就近增设社区卫生服务站。

(二)社区卫生服务中心的设置形式

社区卫生服务中心主要通过对现有一级、部分二级医院和国有企事业单位所属医疗机构等进行转型或改造设立,也可由综合性医院举办。街道办事处范围内的一级医院和街道卫生院,可按照标准,直接改造为社区卫生服务中心。人员较多、规模较大的二级医院,可按标准,选择符合条件的人员,在医院内组建社区卫生服务中心,实行人事、业务、财务的单独管理。社会力量举办的卫生医疗机构,符合资质条件和区域卫生规划的,也可以认定为社区卫生服务中心,提供社区卫生服务。街道办事处范围内没有上述医疗单位的,在做好规划的基础上,政府应当建设社区卫生服务中心,或引进卫生资源举办社区卫生服务中心。社区卫生服务中心为独立法人机构,实行独立核算,社区卫生服务中心对其下设的社区卫生服务站实行一体化管理。

(三) 社区卫生服务站的设置形式

社区卫生服务站可由社区卫生服务中心举办,或由综合性医院、专科医院举办,也可按照平等、竞争、择优的原则,根据国家有关标准,通过招标选择社会力量举办。

第三节 社区卫生服务资源管理

一、人力资源管理

社区卫生服务人力资源是社区卫生服务系统中最活跃的因素,社区卫生服务人力资源的主体是卫生专业人员,也包括社会工作者和其他专业人员。

(一) 社区卫生服务人力资源的特点

1. 专业人员的特殊性 全科医生是社区卫生服务中的骨干与核心。现有的全科医生大多是临床医生转岗培训而来,由于历史的原因,这些医生年龄偏大,知识老化,健康观念陈旧,对于全科医学主动服务,持续性、全程性、综合性负责式的照顾理念难以全面接受,因此要加强在校医学生的全科医学知识教育和毕业后全科医学教育,培养合格的全科医生。

2. 工作人员的多样性 社区卫生服务是一项综合性服务,服务的内容是“六位一体”。因此,社区卫生服务的工作人员也具有多样性。除了全科医生外,还有社区护士、社会工作者、妇幼保健医生、口腔医生、心理医生、康复医生和卫生行政管理人员等。

(二) 社区卫生服务人力资源的配置

根据国外的经验,一名合格称职的全科医生可以负责约 500 个家庭的医疗保健服务,覆盖人口 1 500~2 000 人,而一名全科医生能生存下去至少需要 1 000 服务人口。因此在社区的全科医生不宜过多,过多是人员浪费,也没有生存空间;同时也不能过少,过少不能满足居民的卫生服务需求,甚至可能影响到全科医疗服务质量。

在社区配备全科医生应考虑以下因素:① 服务人口:只有足够的社区人口,全科医生才有存在的必要;② 服务面积:即社区人口的居住分散程度,人口越分散需要的医生越多,这与全科医疗服务的地理可及性有关;③ 社区中的卫生资源:社区中有其他的医疗机构,特别是其他的全科医疗机构,在人员配置时一定要把这些机构的全科医生数量和结构考虑进去。根据我国《城市社区卫生服务机构设置和编制标准指导意见》,原则上社区卫生服务中心按每万名居民配备 2~3 名全科医师,1 名公共卫生医师。每个社区卫生服务中心在医师总编制内配备一定比例的中医类别执业医师。全科医师与护士的比例,目前按 1 : 1 的标准配备。其他人员不超过社区卫生服务中心编制总数的 5%。

社区卫生服务中心的人员配备为:① 至少有 6 名执业范围为全科医学专业的临床类别、

中医类别执业医师,9 名注册护士。② 至少有 1 名副高级以上任职资格的执业医师,至少有 1 名中级以上任职资格的中医类别执业医师,至少有 1 名公共卫生执业医师。③ 每名执业医师至少配备 1 名注册护士,其中至少具有 1 名中级以上任职资格的注册护士。④ 设病床的,每 5 张病床至少增加配备 1 名执业医师、1 名注册护士。⑤ 其他人员按需配备。

社区卫生服务站的人员配备为:① 至少配备 2 名执业范围为全科医学专业的临床类别、中医类别执业医师。② 至少有 1 名中级以上任职资格的执业医师,至少有 1 名能够提供中医药服务的执业医师。③ 每名执业医师至少配备 1 名注册护士。④ 其他人员按需配备。

(三) 社区卫生服务人力资源的招聘、管理和使用

所谓招聘就是指通过各种信息途径寻找和确定工作候选人,以充足的质量和数量来满足社区卫生服务人力资源需求的过程。招聘工作主要有三个方面:① 制订招聘计划;② 准备招聘信息,实施招聘计划;③ 评估招聘效果。选拔是招聘的后续工作,也是招聘的延伸。社区卫生服务人员的招聘要坚持公开、公平、公正、竞争和全面的原则。

社区卫生服务工作涉及多方面的知识和技能。加强基层医务人员的知识更新,特别是临床实践能力的培养,对提高卫生服务的质量有十分重要的意义。为了适应社区卫生服务发展的需要,尽快通过各种培训及培养方式培养出合格的基层卫生人员,一定要落实人事部、卫生部(2013 年卫生部与国家计划生育委员会合并,改称国家卫生计生委)、教育部、财政部、国家中医药管理局《关于加强城市社区卫生人才队伍建设的指导意见》的有关要求,必须保证相应的培训经费和培训时间等的落实。

全科医学培训的类别有:医学院校本科阶段的全科医学知识与课程教育、专科(住院)医师规范化培训、岗位培训、骨干医师培训、管理人员培训、继续医学教育培训等。培训工作要分别适合于本科教育、毕业后教育、成人教育和继续医学教育(继续专业发展)等。不同的教育培训有着不同的要求,举办形式也是根据实际情况采用多种形式进行,脱产、半脱产、业余、网络学习等都可以应用于社区卫生服务的人才培训之中。

制定相应的人事管理规章制度和考核评价标准,是人力资源管理的重要工作。因此,在社区卫生服务中,建立各种岗位职责、制定相关的规章制度和考核评价标准及激励机制,可以提高社区卫生服务工作者的责任感和服务绩效。与此同时,还应建立足够强度的鼓励机制,吸引高素质全科医生到社区长期工作。

二、社区卫生服务机构管理

(一) 设置原则

在我国,全科医生的主要工作场所为社区卫生服务中心(站),全科医疗机构的设置实际上就是社区卫生服务中心(站)的设置。在设置上应遵循以下原则:

1. 以区域卫生规划为指导,引入竞争机制,优化资源配置。要对现有社区卫生资源状况进行分析,机构不足的社区可以考虑设置相应的社区卫生机构,机构过多的要对现有机构进行改造和重组,避免机构重复设置,最大限度地发挥医疗资源的作用。

2. 以社区卫生服务需求为导向。社区居民的卫生服务需求、医疗保健观念和消费意识决

定了全科医疗服务机构的多少和大小，以及对全科医生和社区护士的需求量，同时也是提供全科医疗服务种类和数量的依据。

3. 我国社区的划分主要以行政区域为基础，如农村乡、镇和城市的街道。在农村，乡镇卫生院就可以承担全科医疗服务的任务，但其服务的内容和方式还有待进一步发展和完善。在城市，以社区卫生服务中心为主体的全科医疗机构一般以街道办事处所辖范围设置，覆盖人口3万~4万人，步行15~20 min，服务半径2~4 km。服务范围过大或人口过多的，可下设适量的社区卫生服务站；服务范围过小或人口过少的，可合并设置。

4. 目前根据我国的实际情况，一般由基层医院（卫生院）或其他基层医疗卫生机构经过结构和功能双重改造而成为全科医疗服务机构。申请设置社区卫生服务中心的单位，应持有《医疗机构执业许可证》。

（二）空间设置

社区卫生服务机构的建设规模，要综合考虑服务社区人口数量、地理交通、服务半径、服务内容等因素，结合区域经济发展水平与区域卫生规划的要求，适当考虑未来发展的需要进行确定。社区卫生服务中心的建筑面积不少于1 000 m^2，社区卫生服务站的面积不少于150 m^2，公共卫生服务用房和基本医疗服务用房面积应为1∶12，社区卫生服务站的空间设置根据实际情况，如需设定一定数量的以护理康复为主要功能的病床，每设1床位至少增加30 m^2 建筑面积，但不能超过50张。如需设置季节性传染病门诊，则要增加相应的建设面积。

（三）科室设置

1. 社区卫生服务中心的科室设置

(1) 临床科室　包括全科诊室、中医诊室、康复治疗室、抢救室、预检分诊室（台）。

(2) 预防保健科室　包括预防接种室、儿童保健室、妇女保健与计划生育指导室、健康教育室。

(3) 医技及其他科室　包括检验室、B超室、心电图室、药房、治疗室、处置室、观察室、健康信息管理室、消毒间。

2. 社区卫生服务站的科室设置　至少设有的科室：全科诊室、治疗室、处置室、预防保健室、健康信息管理室。全科诊室是社区卫生服务机构的主要空间，标准的设置是每位全科医师有一间诊室，要求封闭、隔音。目的是保持诊室安静，尊重病人的隐私，使病人有一种安全感，愿意向医生倾吐病情。诊室应按顺序进行排列，而不应划分专科。如全科诊室(1)、全科诊室(2)、全科诊室(3)……

（四）全科医疗设备配置

在社区卫生服务机构开展全科医疗服务不涉及高深的临床技术，因此不需要配置高精尖的医疗设备，实用、方便、经济是全科医疗设备配置的特点。设备配置的基本原则是：① 以提高诊断水平，满足社区居民健康需求为目的；② 能满足日常诊疗工作的需要；③ 操作简单，便于保养、维修；④ 符合成本效益原则，不追求小而全、高精尖的设备。如果附近地区已有可供使用的检查设备，则不必再花资金添置，应提倡设备资源共享。

1. 社区卫生服务中心设备配置

(1) 诊疗设备　诊断床、听诊器、血压计、体温计、观片灯、体重身高计、出诊箱、治疗推车、供氧设备、电动吸引器、简易手术设备、可调式输液椅、手推式抢救车及抢救设备、脉枕、针灸器具、火罐。

(2) 辅助检查设备　心电图机、B超、显微镜、离心机、血球计数仪、尿常规分析仪、生化分析仪、血糖仪、电冰箱、恒温箱、药品柜、中药饮片调剂设备、高压蒸汽消毒器等必要的消毒灭菌设施(X线机)。

(3) 预防保健设备　妇科检查床、妇科常规检查设备、身长(高)和体重测查设备、听(视)力测查工具、电冰箱、疫苗标牌、紫外线灯、冷藏包、运动治疗和功能测评类等基本康复训练与理疗设备。

(4) 健康教育及其他设备　健康教育影像设备、计算机及打印设备、电话等通讯设备、健康档案、医疗保险信息管理与费用结算有关设备等。

2. 社区卫生服务站设备配置

(1) 诊疗设备　诊断床、听诊器、血压计、体温计、心电图机、观片灯、体重身高计、血糖仪、出诊箱、治疗推车、急救箱、脉枕、火罐、针灸器具、供氧设备、电冰箱、必要的消毒灭菌设施、药品柜。

(2) 健康教育及其他设备　档案柜、电脑及打印设备、电话等通讯设备、健康教育影像设备。

三、药品管理

提供全科医疗服务的机构,尤其是社区卫生服务机构,应根据各自所承担的全科医疗服务内容,以及当地的常见病、多发病和地方病的发病情况来确定应配置哪些药品。主要以配置常用药品为主,尽量减少高档药品,同类药品应有所选择,同时也应配备常见急救病种初步救治的药物。常用药品和急救药品的配备要以《国家基本药物目录(基层医疗卫生机构配备使用部分)》为依据,可以适当增加当地省(自治区、直辖市)、市、县(市、区)区域基本药物规定的部分增设品种,具体管理工作要遵照《国家基本药物目录管理办法》执行。全科医疗机构选择、配备基本药物的原则为:

1. 安全　选择毒副作用小、过敏反应发生率低的药品。一些不良反应严重的药品,原则上不予配备。

2. 有效　选择疗效确定、稳定的药品。

3. 价廉　选用价格低廉,社区居民在经济上能承受的药品。

4. 易于存储　保存条件如温度、湿度等过高,有效期过短的药品,一般不易存储,不应列入常备药品。

5. 方便　选用药品的性能、适应证、剂量、用法和注意事项,全科医生容易熟悉和掌握。

6. 易得　供应渠道畅通,随时可获得。中草药(包括中成药)应占有一定的比例。

一般社区卫生服务中心药品品种应控制在200种以内,每种药品的储存量一般以1个月为宜,不宜过多,以免过期、变质,每个月盘点及进药1次。药品配置应考虑到本社区的疾病谱的特点和居民的消费心理。

在社区中由于条件的限制，重点要考虑用药的安全性和有效性，麻醉药品、放射性药品、一类精神药品在社区中应属于禁用药物。有些药物属于慎用药物，需在充分掌握药理作用及适应证并在上级医生指导下才能使用（院前抢救除外），如抗心律失常药（静脉制剂）、抗休克药、中枢神经兴奋剂、血液制品、降压注射制剂、性激素、妇科注射用药、强心注射制剂、脂肪乳、二类精神药品、青霉素类注射制剂等。

四、信息管理

信息指原始资料数据经过加工后所得到的对使用者有价值的数据、图表、声像及一些抽象的资料等。全科医疗服务信息是用于说明全科医疗服务中各种活动发生、发展和结果及其影响因素的定性和定量化数据、情报等。

（一）全科医疗的信息管理层次

根据社区卫生服务需求和行政管理的需要，全科医疗信息管理分为 4 个层次。第一层为社区卫生服务站，主要针对居民全程健康管理的需求，这是信息最基础的部分。第二层为社区卫生服务中心（医院），对各个社区服务站的资料进行加工，综合分析处理。第三层是区卫生局，将全区的信息汇总，借助决策支持系统获得一些决策信息。第四层是市卫生局，对社区卫生服务进行系统分析、质量控制，对全市居民的健康状况进行监测，为宏观决策提供依据。

（二）全科医疗的信息管理系统

全科医疗的信息管理系统提供与公共信息平台的接口，方便卫生行政部门发布公共信息，也方便居民通过因特网查询信息和接受健康教育。这样多个社区中心（站）的局域网与管理部门之间形成互联网络系统，实现服务信息（如各类报表、财务收支、居民健康信息等）、资源需求（药品调拨、耗材供给等）和管理要求（任务、目标、要求、规范等）的实时交换和资源共享，实现资料收集、汇总、加工流程化，能够及时生成健康服务决策和行政管理决策必需的信息。社区卫生服务管理信息系统不但具有完整的架构和功能，而且具有良好的开放性，可以与卫生系统的其他网络和软件进行交互，实现资料共享。

（三）全科医疗信息的要求

1. 及时性　社区居民的健康和疾病，以及全科医疗服务工作是不断发生变化的，全科医疗信息也应及时迅速地反映这种变化。因此全科医疗信息基本都有时效性，过时的信息是没有价值的。对全科医疗信息要及时收集、整理和分析，及时地检查、交流和反馈。

2. 完整性　是指全科医疗服务有关的信息有无不全的现象，包括缺项和漏项。缺项是指因客观原因而无法从登记或调查中获取的一些信息，如调查对象失访、调查回顾时间长而无法准确地回忆要调查的事实等；漏项是指因主观或工作原因，而漏掉或忽略的一些信息，如孕产妇死亡、预防接种未登记等。

3. 准确性　全科医疗信息要真实准确地反映全科医疗服务、健康档案和全科医疗质量管理实际情况。信息的准确性是信息管理的灵魂，不真实的信息是没有价值的，甚至是有害的，并可能导致错误的决策。信息的不准确性包括：① 逻辑性错误：信息内容、条目和指标之间都有一定的逻辑联系，如果违背了这种联系，信息就可能是错误的。② 区间性错误：有些指标有相应的合理的取值范围，如果超过了其取值范围，就有可能是错误的。婴儿死亡率全世界最低的是日本为4‰，如超过此范围，则为区间错误。③ 计算错误：指原始数据正确，但在数据的加总、分析和统计处理等过程中所发生的计算方面的错误。如总计不等于各分组值之和，构成比的平均数不等于各组构成比的平均数等。

4. 科学性　包括资料的收集、整理、分析方法的科学性；指标的选择和其定义、计算方法等都要有科学依据，如计算率时分母和分子的时间地理范围要一致；使用的仪器设备和测量标准的科学性，如测量儿童身高、体重的身高计、体重计要准确可靠，切忌随意编造数据。

5. 可行性　全科医疗信息的可行性包括经济、文化和来源可行性。① 经济可行性：即不管用什么方法、获取什么样的信息都要在经济许可的范围内；② 文化可行性：即调查者、调查对象和信息所涉及的机构和人员都要能接受，否则无法收集到需要的信息，如人工流产率方面的调查，不应采取常规的调查方法，而应采取敏感性的调查方法；③ 来源可行性：即数据要容易得到。

6. 全科医疗信息的主要来源　一般来讲，首先在现存的资料中寻找所需要的信息，在充分利用现有资料的基础上，如果还不能完全得到所需信息，那么就要亲自去做调查。因此，信息的来源有利用现存资料和专项调查两个途径。在现有资料来源中，健康档案是最重要的信息来源。调查的方法很多，根据调查性质，可分为定性调查和定量调查两种类型。

五、经济管理

（一）社区卫生服务资金的筹集

社区卫生服务的资金来源是卫生经济的核心问题，也是制约社区卫生服务发展的关键因素。我国是一个发展中的国家，经济总体发展水平不高，地区间贫富差异较大，以及卫生机构管理体制不完善等因素，造成社区卫生服务的资金来源不足。

1. 政府筹资　政府的资金投入是社区卫生服务最主要的来源，是社区卫生服务生存与发展的根本保证。健康是一项基本的人权，健康不仅是居民个人的责任，也是政府的重要职责。政府的筹资主要以卫生事业费、居民的公共卫生“人头费”等支付给社区卫生服务中心。在社区卫生服务“六位一体”的功能中，除治疗以外，其他5项功能均属于公共卫生服务，而公共卫生服务是需要政府投入的，即政府要花钱购买、由社区全科医生为居民提供健康保健服务。

2. 社会保险和商业保险　自1998年我国全面推行城市医疗保险体制改革后，居民就医费用主要由医保的个人账户支付。因此，社会医疗保险也是社区卫生服务另一条资金来源。商业保险目前在我国还不普及，只是作为社会医疗保险的补偿。

3. 居民个人消费　社区卫生服务包括三个方面：一是基本医疗，主要由医保支付；二是公共卫生服务，主要由政府支付；三是特需服务，主要由居民个人支付。居民个人支付的项目除了包括社会医疗保险支付项目以外的医药消费，还包括个人的特需医疗、保健服务两部分。随着我国经济的不断发展，居民的保健消费会随之提高，并呈现多层次、多样化的特点。社区卫生服务对居民的健康保健等特需健康需求，应在市场调研的基础上，认真地研究分析，科学地引导并积极对待。为居民提供健康、保健等特需服务不仅可满足居民的多层次健康需求，同时也可缓解社区卫生服务资金不足的矛盾。

4. 其他　社区筹资和企业筹资等。

（二）医疗服务成本核算与管理

医疗服务成本核算是提高医疗卫生单位经济管理水平的重要手段。没有成本核算，就难以实行标准化管理。通过实行成本核算管理，能使有限的卫生资源得到充分的运用，为居民提供更好的医疗卫生服务。

1. 医疗服务成本核算的概念　医疗服务成本是医疗单位在医疗服务过程中所消耗的物质资源价值和必要的劳动价值的货币表现。其中，物质资料消耗所转移的价值包括房屋、医疗器械设备折旧等劳动资料，材料物耗费用等劳动对象，医院为进行医疗业务活动所开支的管理费用。

医疗服务成本核算的作用包括：一是反映医院工作质量的综合指标，二是合理补偿医疗服务消耗的尺度，三是确定医疗服务价格的重要依据，四是建立健全物质激励机制的基础。

医疗服务成本由六大类构成：① 劳务费；② 公务费；③ 卫生业务费；④ 卫生材料费；⑤ 低值易耗费；⑥ 固定资产折旧及大修理基金提成。

2. 医疗服务成本核算的分类　在实际工作中，成本可按不同的目的和用途进行各种分类。① 直接成本和间接成本：直接成本是指因实施某一卫生服务方案而直接消耗的资源，即指用于卫生服务中预防和治疗所花费的代价或资源的消耗。一般把与伤、病直接有关的预防、诊断、治疗、康复等所支出的费用作为卫生服务的直接成本。间接成本是指由于伤、病或过早死亡所造成的劳动力有效工作时间的减少和工作能力的降低。② 增量成本和边际成本：增量成本是指在原有卫生服务成本基础上追加的成本。边际成本是指在原有卫生服务量的基础上再增加（或减少）一个单位的服务量而追加（或减少）的成本。不同卫生服务量的边际成本是不同的，当所提供的卫生服务的平均成本等于边际成本时，平均成本为最低，此时的卫生服务量为最佳。③ 机会成本：就是将同一卫生资源用于另一最佳替代方案的效益。由于卫生资源是有限的，如果把有限的资源使用在某一项目或方案上，就意味着在其他项目或方案上不可能再使用这些资源，由此付出的代价、带来的损失就称为机会成本。④ 无形成本：一般是指疾病引起的疼痛，精神上的痛苦、紧张和不安，生活与行动的某些不便，或因诊断治疗过程中带来的担忧、痛苦等。

3. 医疗服务成本核算的方法　医疗服务成本核算单位有四级单位核算，以医院及科室为综合核算单位和以病种及项目为基本项目核算单位。常用的是院、科两级核算。以科室两级成本核算优势最大，它能使医务人员参与核算和管理，利于责权利相结合。社区卫生服务中心可根据自己的情况选择，一般应由简到繁，由粗到细，由一级核算发展到二级核算。

科室成本核算是最基本的核算方法，是医疗成本核算的基础。由于社区卫生服务中心内各科室的业务性质不同，其成本核算方法也不同。社区卫生服务中心的科室可分为两类，一类是项目科室，如全科诊疗室及各辅助科室等；另一类是非项目科室，如行政、后勤等。项目科室的总和成为直接成本和间接成本之和。

项目成本核算是以医疗服务项目为单位，统计费用、计算成本的方法。项目成本核算是基于科室核算的基础上，加上分摊的间接成本，在科室所提供的各服务项目间进行分配。

病种成本核算是以病种为核算对象进行归集与分配费用,计算出每一病种成本的方法。

4. 医疗服务成本分析　是对社区卫生服务中心发生的实际成本进行分析。通过成本分析,检查成本计划的完成情况,找出影响成本升降的主客观原因,从而采取有效措施,进行成本决策,达到减低成本的目的。

(三) 社区卫生服务成本-效益分析

1. 成本-效益分析概念

(1) 成本　是指实施社区卫生服务所消耗的全部人力和物力资源,社区卫生服务的评价就是如何利用最少的资源提供最好的服务。

(2) 效益　是有用效果的货币表现,即用货币来表现社区卫生服务的有用效果。在社区卫生服务的成本-效益分析评价中,要更多地注重社区卫生服务规划方案实施所带来的社会经济效益。

(3) 成本-效益分析　是指获得一定的效益需多少费用的分析,即通过比较各种备选方案的全部预期效益和全部预计成本的价值来评估这些备选方案,作为决策者进行选择和决策时的参数和依据的一种方法。

2. 成本-效益分析的步骤

(1) 明确评价目的与价值观　对于决策者来说,采取何种立场和观点,对同一方案的结果可能会得出不同的结论。

(2) 确定多种备选方案　一个计划可以有多种实施方案,能否将计划的最佳方案提出来进行比较,对评价和决策具有极其重要的意义。

(3) 计算成本和效益　计算全部成本和效益,并用货币表示出来。

(4) 贴现　即如何计算出未来价值的现值的一种方法,也就是说在成本—效益分析中,如何将未来的成本与效益换算成它们的现值。

(5) 比较分析　将卫生服务方案实施后各方面的不同效应的现值加总,然后进行比价分析,据此作出分析评价。

(6) 灵敏度分析　改变其中某些不确定的数值,看其结果如何,对计划和方案进行修正。

3. 成本-效益分析的方法　主要包括净现值法、净年值法、效益成本比法、内部收益法等方法。**净现值法**就是计划期内方案各年效益的现值总和与成本的现值总和之比。**效益成本比法**就是卫生服务方案的效益现值总额与成本现值总额数之比。就一个方案来说,只有当效益大于成本时才考虑被接受。因此,效益成本比率大于1,才是可以考虑被接受的方案。效益成本比率法实际上就是使有限的资源获得最大效益的一种评价方法。就不同方案来说,单位成本所取得的效益越大,方案就越值得采用。

六、管理制度

全科医疗要充分合理使用有限的资源,就必须建立和完善相关的管理制度,以确保资源发挥最大的效益。对社区卫生服务机构来说,应包括以下一些内容:① 各项技术服务操作规程;② 家庭卫生保健服务技术规范;③ 社区卫生服务站工作制度;④ 服务差错、事故防范制度;⑤ 转诊制度;⑥ 医疗废弃物无害化处理制度;⑦ 财务、药品、设备管理制度;⑧ 档案、信息管理制度;⑨ 质量管理考核制度;⑩ 社会民主监督制度;⑪ 其他有关制度。

第四节 社区卫生服务质量管理

一、社区卫生服务质量管理的定义

质量管理是在质量方面指挥和控制组织的协调性活动,质量管理的职责由最高管理者承担,也要求组织内的全体人员承担义务并参与。

社区卫生服务质量是指社区卫生服务机构向社区居民提供的医疗服务效果的优劣。这种优劣反映在社区卫生服务是否全面、准确,如疾病诊断是否正确、及时、全面,治病方法或方案是否合理、有效、适宜,对病人和家庭的护理是否周密、细致、贴切;社区卫生服务是否快捷、方便和连续;提供各种服务的安全性是否严密、稳妥、可靠;服务效率是否快捷、高速、省时;服务成本是否低廉、节约、经济。

社区卫生服务的质量管理是指社区卫生服务机构按照社区居民的服务需求制定服务质量方针、目标和职责,在质量体系中采取质量策划、质量控制、质量保证和质量改进等措施,对所有影响质量的因素和环节进行计划、组织、引导、实施、协调、控制、改进,以保证和提高服务质量达到规范要求和居民满意的全部管理活动。

二、社区卫生服务质量管理内容

社区卫生服务质量管理包括对实现服务质量全过程的管理,对参与质量活动的全体人员的管理,以及对业务、技术、服务、行政等全部卫生服务工作与活动的管理。

(一) 疾病诊断和治疗管理

从管理上讲,全科医生要详细采集病史,分析导致疾病的原因,进行必要的检查,做出准确的诊断,并根据病人的家庭背景和社会环境状况提供有效的治疗方案,保证和监督、检查治疗方案的实施,并对质量的效果进行评估,并根据情况的变化调整治疗方案,直至疾病好转或治愈。在这个过程中,务必要按照一般的临床诊疗标准进行,并在诊疗过程的有关环节设立监控点,如病历监控、检查监控、处方监控,要用有关的指标来衡量诊疗的过程和效果。

(二) 双向转诊质量管理

双向转诊是社区卫生服务的重要环节,也是提高社区卫生服务质量的重要措施。在管理上,一是要根据病情严重程度建立严格的双向转诊标准,把常见病、病情轻的病人限定在社区卫生服务解决的范围,同时把那些符合转诊条件的病人及时地、有针对性地转到上级医疗机构;二是要在社区卫生服务机构建立转诊转院的管理制度,包括如何进行转诊,病人资料如何转送到上级医疗机构,明确全科医生在转诊过程中的职责,规范双向转诊的程序和要求,制订连续性服务得到保证的措施,以使病人及时得到合理治疗;三是要求社区卫生服务机构与上级医疗机构之间签订双向转诊协议,确保上级医疗机构把适合在社区治疗和康复的病人转向社区。

（三）家庭病床质量管理

家庭病床是社区卫生服务的重要形式，主要是针对那些需要长期医疗照顾又适合在社区治疗和康复的病人，在个人的居住场所设立类似于医院病床的一种服务方式。对家庭病床的管理，必须建立设立家庭病床的标准，凡是符合这个标准的病人才考虑设立家庭病床；同时规范全科医生的家庭病床服务职责，明确全科医生在家庭病床中应起到哪些作用；建立家庭病床随访制度和病例档案书写标准；社区卫生服务机构还需建立家庭病床服务的程序，完善服务质量的监测制度和服务效果的考核制度，并有这些制度得到落实的措施保证。

（四）健康档案质量管理

社区居民的健康档案质量管理，一是要考虑档案的覆盖人群范围和家庭范围，尤其是要考虑那些重点人群和高医疗需要家庭的健康档案建立情况，如孕产妇、儿童、老年人、慢性病病人的建档比例；二是要规范有关健康档案的内容和记录方式，在内容上针对不同的疾病和人群，健康档案应反映出相应的特点，在记录上既要填写方便又要满足统计学和计算机管理的要求；三是要建立健康档案的管理和利用制度，如是否及时建立和更新，档案如何分类存档，建立档案的计算机管理制度，以及如何充分利用档案等；四是要对健康档案的质量进行定期的考评，不合格者达到一定比例时要采取相应的措施。

（五）社区卫生服务管理

全科医生还要在社区层次上提供服务，涉及常见病的社区筛检、社区干预、针对疾病的健康教育、卫生防病、妇幼儿童和老年人保健、计划生育技术服务等。这些专业的质量管理虽有各自的特点和内容，但都应要求：第一，建立健全相应的专业质量标准体系，建立社区卫生工作质量指标体系，如妇幼保健中可考虑孕产妇系统管理率及其最低限的指标值。第二，建立适合相应专业体系的质量管理方法。全面质量管理的方法对各部门都是通用的，也适合于社区卫生服务部门。此外，也应根据社区卫生服务工作特点，以质量管理的基本方法为依据，建立适合自身需要的质量管理方法。第三，建立和完善相应专业的检查和评估制度。如健康教育不仅要检查工作的数量，更重要的是检查教育后受教育者知识的知晓状况，有利于健康的行为形成情况等。

三、社区卫生服务质量管理体系

1966 年，多纳贝丁（Donabedian）在研究医疗服务质量时，将医疗服务的运作分为三个层面：结构质量、过程质量和结果质量。引入我国后称为“三级质量结构”，三个部分分别称为基础质量、环节质量和终末质量，由此构成了质量评估和社区卫生服务质量管理的基本框架。

（一）基础质量

基础质量是由符合质量要求，满足卫生服务工作需要的各保证要素构成，即能够保证社区卫生服务基本质量及有效运行所需要投入的物质基础和必备条件，基础质量的前馈控制是以人为单元，以素质教育、管理制度、岗位职责的落实为重点。保证要素主要包括人力资源、医疗技术、资金、物流、硬件建设、时间、环境、信息系统、医疗保障制度和规章制度。

（二）环节质量

环节质量是质量控制的重点部位，要求制定医疗服务的各种标准与规范，过程评价为服务质量控制提供质量干预的依据。患者得到什么样的服务，过程管理起着主导作用。高达90%的医疗纠纷往往不是技术问题，而是服务问题。要重点评价服务是否到位及其足够程度，服务不足，还是过度服务？要分析各种社区卫生医疗服务的分布、配套、流程、使用率等。过程评价常用的评价指标包括合理性、适宜性、及时性、误诊率、漏诊率，达到服务规范要求的符合率、合格率，治疗差错发生情况等。

（三）终末质量

终末质量是评价患者接受卫生服务后所获得的健康效果及其相关指标。终末质量的反馈控制是以病种或科室为单元，以质量控制指标的统计分析及质量缺陷整改为重点。具体常用的评价指标有：主要事件发生率、生存率、病死率、不良反应发生率、复发率、再住院率、生存质量、满意度、行为变化、卫生经济学评价指标。分析各种社区卫生服务的成效指标有：医疗治愈率、患者满意度、戒烟成功率、计划生育的已婚育龄妇女避孕及绝育比率，卫生经济学的结果评价指标（如成本效益指标等）。

社区卫生服务的提供过程是一个连续的有机整体，为了控制与防止各个环节的服务缺陷，在任何一个服务环节上都要注意提高服务质量。基础质量和环节质量对终末质量起着预防和控制作用，因此，加强前两级的质量管理是整个社区卫生服务质量管理的关键。

第五节　社区卫生服务的品牌管理

社区卫生服务中心为居民提供的不是产品，而是一种服务；社区卫生服务虽以国家公办为主体，以社会效益为主要目标，但在当今讲信誉、塑形象的品牌经济社会中，有形产品需要创建品牌，无形的服务也需要创建品牌；以营利为目的的企业需要创建品牌，非营利的政府部门、社区卫生服务也需要创建品牌。

一、品牌的内涵和特征

品牌的科学内涵包括：① 品牌产品不是哪个组织评选出来的，而是消费者公认的；② 品牌产品不是在实验室检测出来的，而是在竞争中被市场承认的；③ 质量最好的产品不一定是品牌产品，最优质的服务也不一定是品牌服务。

品牌的四大主要特征为：① 极高的知名度；② 崇高的信誉；③ 占绝对优势的市场份额；④ 巨额的经济效益。

二、社区卫生服务创建品牌的意义

（一）适应品牌经济发展的需要

从管理的角度来看，企业的管理经历了从生产管理向经营管理、品牌管理发展的过程。品牌的意识已深入人心，品牌也从有形的产品扩展到无形的服务，从营利的企业发展到非营利的政府部门。居民在购买商品或服务时，首先选择的一定是知名度和美誉度高的品牌。在医疗服务市场，也出现了品牌经济效应。一些知名的大医院，知名度高、信誉好，门诊是“人满为患”，营业额不断攀升；而一些小医院和社区卫生中心“门庭冷清”，惨淡经营。中国“入世”后，医疗服务市场将进一步开放，我国的医疗机构将面临新的机遇与挑战。医疗服务机构迫切需要发展自己的品牌。

（二）适应我国医疗市场发展的需要

目前，我国医疗管理体制还不完善，医疗机构分工不明、职责不清。大多数三级医疗机构，不以开展疑难杂症的研究为主，而是与一级医疗机构争抢常见病、多发病的治疗；一级医疗机构不是以开展预防、保健及慢性病管理为主，而是购置大型设备和先进仪器，开大手术、做高尖端检查，医疗服务市场产生恶性竞争的局面。卫生资源的“倒三角”分布，政府对一级医疗机构投入的严重不足，也给社区卫生服务的形象造成了不利的影响。在我国目前医疗体制状况下，社区卫生服务中心必须找准自己的定位，大力实施品牌战略，提高自己在居民心目中的地位，更好地为居民开展“六位一体”的健康服务。

（三）更好地满足社区居民多层次的健康需求

随着我国社会经济的迅速发展，居民的健康需求已呈现多元化、多层次化的倾向。许多居民已不满足于“看病、治病”，而是要活得健康、提高生命质量。亚健康处理、身体保健、按摩美容、锻炼减肥、营养保健已经成为居民生活中的一个重要内容，而我国的二、三级医院所提供的服务仅仅是“看病”，居民如“没有病”医院就没有事可做。由此可见，医院所提供的医疗服务已远远落后于居民对健康的多层次需求。而从政府对社区卫生服务中的功能定位来看，正是弥补了三级医疗机构的不足，满足了居民的健康保健、提高生命质量的需求。如果社区卫生服务中心能抓住机遇，重塑自己的形象，实施品牌战略，就能吸引更多的社区居民。

三、社区卫生服务创建品牌的途径

（一）鲜明创新的服务理念

鲜明创新的服务理念包括视觉标识、经营信条、精神标语、文化风格、经营哲学等宣传口号。视觉标识是品牌的外在表现，而服务理念是品牌的内在本质，是品牌文化价值的体现，是品牌的灵魂。缺乏文化内涵的服务性品牌将显得单薄和苍白无力，不可能长久。社区卫生服务应根据时代的特点和居民健康需求趋向，确定具有创新意识和时代精神的服务理念。

（二）良好舒适的就医环境

长期以来，医院被认为是“白色”与“恐怖”的地方，医生也被认为是“无情”与“冷酷”的代名词。当病人还没到医院时无形中就产生了退缩、恐惧的心理。社区卫生服务中心要建立品牌首先就要从医院的环境和职工的着装、言行着手。在中心内增设一些人性化、家庭化的装饰，诸如花草、虫鱼之类有生机的东西，给病人一种安全舒适，一种家的感觉。医护人员的着装并非只能以白色为先，也可以像其他服务性行业一样有彩色着装。

（三）素质过硬的人员队伍

全科医生、专科医生、社区护士、社区卫生服务中心主任等，是社区卫生服务品牌建设的关键。尤其是社区卫生服务中心主任，在品牌创立中起着举足轻重的作用，没有优秀的社区卫生服务中心主任，就没有知名的医院品牌。

（四）特色鲜明、优质的健康服务

优质服务是品牌建立的基础，特色服务是品牌的关键。社区卫生服务是一种不同于专科医疗的全新服务模式，它的最显著的特征是“提供持续性负责式的健康服务”。专科医疗服务只局限于疾病的治疗，专科医生提供的服务是间断的、短期的。社区卫生服务则是以健康促进为目标，提供的服务不只局限于疾病治疗，更多则是疾病预防、身体的保健、健康教育、慢性病管理等服务。全科医生所担当的角色是多重的，既是病人的医生，又是病人的健康咨询专家、健康代理人和守门人。全科医生的服务方式也与专科医生被动式“坐堂行医”不同，而是主动的、深入家庭的、持续性“一对一”的服务。因此，社区卫生服务是一种健康促进服务，一种连续性的延伸服务，是一种综合性的服务。社区居民只有认同了你的服务，你的品牌才能树立起来。

（五）适度的宣传策略

社区卫生服务品牌创立，除了要具有一支业务素质过硬、服务态度端正的人员队伍，开展高质量、特色鲜明的健康保健服务外，开展适度的宣传也是必不可少的。尤其在当前，社区卫生服务在居民的心中地位不高、美誉度不响，适度的宣传有利于社区居民对社区卫生服务全新服务理念的了解，有利于提高社区卫生服务的美誉度和知名度，从而提升社区卫生服务的品牌地位。社区卫生服务的宣传方法可以是多种多样的，不单单是做广告，开展一些公共关系活动更有利于品牌及形象的确立。

思考题

1. 社区卫生服务管理的对象包括哪些？如何进行管理？
2. 社区卫生服务机构的科室和人员如何配置？
3. 社区卫生服务质量管理包括哪些内容？如何进行评估？

（马国庆　王勤荣）

第十七章　公共卫生管理

学习提要：

本章主要讨论了公共卫生管理方面的内容，包括公共卫生管理体系概念、组成，公共卫生管理制度、公共卫生信息系统和预警报告机制；突发公共卫生事件应急处置报告、全科医生职责与开展的工作内容；传染病基本特征、流行过程，传染病报告制度、传染病管理要点与注意事项。通过本章学习，要求掌握公共卫生管理体系概念与制度，掌握全科医生在社区应对突发公共卫生事件中的职责与工作任务，掌握做好传染病报告、管理要点等防治知识。

公共卫生管理(public healthy management)是应用管理科学的理论和方法，以充分利用和整合现有公共卫生资源，提高公共卫生服务水平和处理突发性公共卫生事件应急能力的一门学科。旨在建立综合性预防保健体系，健全卫生监督和公共卫生管理体系、疾病信息网络体系、疾病预防控制体系和医疗救治体系，保障人口健康。我国的公共卫生管理制度主要有传染病预防控制制度、突发公共卫生事件应急制度、职业病防治制度、公共场所和学校卫生管理制度等。

第一节　公共卫生管理及其体系

一、概述

公共卫生管理在整个卫生工作当中占有十分重要的地位。公共卫生的指标直接反映了人类的生存状况。

从国际经验看，健全、高效、低成本的卫生体制有以下特点，一是具有着眼于个体的医疗系统；二是具有着眼于群体的公共卫生系统；三是具有卫生筹资系统；四是具有着眼于与健康相关产品的执法监督系统；五是具有着眼于医学技术进步的生命科研系统。这些系统都围绕着保护和增进国民健康为目的，相互依存、相互配合、相互支持，缺一不可。任何一个系统出现问题，都会影响整个卫生工作，影响国民健康。在集科研教育、疾病预防与控制、突发公共卫生事件应对、医疗服务和医疗保障为一体的综合性公共卫生体系中，如何加强公共卫生管理呢？首先，要加大政府对公共卫生科研、教育的投入，在政府支持及引导下建立跨学科、跨部门的科技创新平台，为公共卫生系统提供有力支撑。公共卫生领域的科研能力、教育水平的提升对整个公共卫生系统的建设具有根本性的影响。其次，政府在疾病预防与控制、突发公共卫生事件应对机制建设中应发挥主导作用。相对于医疗服务来说，疾病预防和控制更具有其公共特性，政府的缺位、市场化和“营利性”的政策导向对于疾病预防控制系统的破坏非常大。由于现行政策的不完善,造成一些医疗管理部门和一些医疗单位轻预防重医疗。所以,必须在医疗服务领域逐步加大资金投入,加强政府监督管理职能,保障医疗卫生服务市场公正有效运转。同时,可以在一定程度上有效发挥资源配置的作用,提高服务效率、改善服务质量、减少浪费、促进发展,并将公共卫生支出集中到真正体现公益性的方面,如公共卫生科研和教育、疾病预防和控制,突发公共卫生事件应对以及基础性大众卫生服务等。

二、公共卫生管理体系

公共卫生管理体系,就是通过预防和控制疾病、伤害、残障来促进大众健康及生命质量的提高而形成的一系列管理体系。因此,健全的公共卫生管理体系包括疾病防治预警系统、监控系统、疫情信息报告体系、社区防控体系的建设等多方面内容。当前,我国公共卫生管理体系存在的矛盾和问题还相当突出,主要集中于:一是公共健康危机的有效应急处置机制不健全,重大突发传染病的疫情、重大食物中毒事件以及严重自然灾害、交通事故等引发的公共卫生事件时有发生。二是重大疾病的流行蔓延仍在严重威胁人民群众健康。艾滋病、结核病、血吸虫病、传染性肝炎等传染病目前还没有得到有效控制。慢性疾病如恶性肿瘤、原发性高血压、心脑血管病、糖尿病日益成为威胁群众生命的主要"杀手"。三是城乡居民对医疗卫生服务的利用率低,群众"看病难"的问题突出。

目前,我国开展的公共卫生管理体系建设主要是建立健全突发公共卫生事件应急处理体系、疾病预防控制体系和卫生执法监督体系,同时逐步完善城乡基本医疗服务体系、卫生科普宣传体系和财政经费保障体系。具体来说,一要建立一个从中央到地方,机构健全、人员责任明确的疾病预防控制体系。二要建立一个快捷、畅通、准确、及时的信息报告网络系统。对所有传染病的疫情都要做到及时发现、及时报告、及时控制、及时治疗。三要完善医疗救治体系,对现有医疗机构的布局进行一些调整。直辖市、省会城市和地级城市都要建立专门收治传染病病人的医院;县一级也要把某些医院改建成传染病的隔离病房或隔离病区;对农村乡镇卫生院的改造和设备购置也要给予大力的支持,每年新增财政用于卫生事业发展的经费要先保障农村乡镇卫生院的建设,乡镇卫生院要逐步承担防范疫情、处理突发公共卫生事件、卫生监督等公共卫生职能。四是省、市一级要建立一个设备齐全、技术高超,能够机动灵活的医疗救治队伍,不管在城市还是在农村,发现疫情就可以紧急调动这支队伍前去救治。

三、公共卫生管理制度

公共卫生管理制度其内容很广,主要有以下 9 个方面:

1. 传染病预防控制制度　主要包括 5 方面的内容:一是开展预防传染病的健康教育,消除传染病传播危害,建设和改造公共卫生设施,设立传染病预防、控制和疫情管理的组织或者专业人员,设立传染病医院或者指定医院设立传染病门诊和传染病病房等;二是实行有计划的预防接种制度;三是传染病疫情的报告、通报和公布制度;四是对传染病病人、疑似传染病病人以及与传染病病人密切接触者采取隔离治疗、医学观察等控制措施;五是国内交通卫生检疫制度,国境口岸传染病检疫、监测和卫生监督制度等。

2. 突发公共卫生事件应急制度　主要包括 5 方面的内容:一是规定中央与地方的应急管理体制与职责,二是建立全国和省两级突发公共卫生事件应急预案的制定和启动制度,三是突发公共卫生事件的监测与预警制度,四是突发公共卫生事件的报告与信息公布制度,五是突发公共卫生事件的应急处理措施。

3. 职业病防治制度　根据职业病防治工作必须贯彻防治为主的方针,必须实行防治结合、综合治理、监督与服务相结合的原则。主要规定了以下制度:一是建设项目预评价制度、职业病危害项目申报制度;二是建设项目的职业病防护设施与主体工程同时设计、同时施工、同时投入生产和使用审查制度;三是劳动过程中对职业病的防护与管理制度,用人单位在职业病防治中的责任制度;四是国务院卫生行政部门应当制订并公布防治职业病的国家职业卫生标准,建立和完善职业卫生标准体系;五是劳动者享有获得职业卫生教育、培训、保护、职业病诊疗、康复等权利;六是对职业病病人、疑似职业病病人的救治和保障制度。

4. 公共场所和学校卫生管理制度　主要包括以下内容:一是建立公共场所的卫生管理、卫生责任制度,公共场所直接为顾客服务的人员必须持有“健康合格证”,对经营单位实行卫生许可证制度,公共场所危害健康事故的报告制度;二是对学生健康进行监测和健康教育的制度,培养学生良好的卫生习惯,改善学校卫生环境和教学条件,加强对传染病、学生常见病的预防和治疗制度等。

5. 妇女儿童健康权益和公民生殖健康权益保障制度　主要包括以下内容:一是为了保障母亲和婴儿的健康,提高出生人口素质,国家提供必要条件和物质帮助,使母亲和婴儿获得医疗保健服务,实行婚前保健服务制度、育龄妇女和孕产妇的孕产期保健制度以及婴儿保健制度;二是为了维护女职工的合法权益,对女职工实行特殊劳动保护制度,明确规定不得在女职工妊娠期、产期、哺乳期降低基本工资或者解除劳动合同,禁止安排女职工从事特定项目和其他女职工禁忌从事的劳动;三是为了加强对计划生育技术服务工作的管理,提高计划生育技术服务水平,保障公民的生殖健康权利,规定国家保障公民获得适宜的计划生育技术服务的权利,免费向农村的育龄夫妻提供避孕、节育技术服务。

6. 规范医疗机构管理的制度　主要包括以下内容:一是对医疗机构执业实行许可证制度;二是医疗机构必须承担相应的预防保健义务,在特殊情况下医疗机构及其卫生技术人员必须服从县级以上人民政府卫生行政部门的调遣;三是对医疗废物的收集、运送、贮存等活动依法实施严格管理,并建立医疗废物无害化处置制度;四是为了保证医疗事故技术鉴定的科学性、公正性,实行由医学会负责对医疗事故进行技术鉴定的制度;五是医疗事故赔偿制度。

7. 规范卫生技术人员管理的制度　主要包括两方面的内容:一是实行执业医师资格考试制度和医师执业注册制度,二是建立乡村医生注册、培训和考核制度。

8. 食品安全管理制度　主要包括以下内容:一是食品应当无毒、无害,符合应有的营养要求,具有相应的色、香、味等感官性状,专供婴幼儿的主、辅食品必须符合国家规定的营养、安全标准。二是食品生产经营过程必须符合法定的食品安全标准要求。三是生产经营和使用食品添加剂,必须符合国家食品安全标准的规定,凡是不符合规定的食品添加剂,一律不得经营、使用。四是建立食品安全风险评估和监测制度。对食品、食品添加剂、食品容器、包装材料、食品用工具、设备,以及用于清洗食品和食品用工具、设备的洗涤剂、消毒剂,必须按照国家食品安全标准、检验规程进行监督管理。五是对食品生产、经营过程依法进行监督管理。六是国家对食品生产经营实行许可制度,从事食品生产、食品流通、餐饮服务,应当依法取得食品生产许可、食品流通许可、餐饮服务许可。食品生产经营者应当建立并执行从业人员健康管理制度。

七是国家建立食品召回制度。八是组织制定国家食品安全事故应急预案。九是在县级以上人民政府质量监督、工商行政管理、食品药品监督管理部门设立食品安全监督管理员的制度。

9. 药品管理制度　主要包括以下内容：一是统一实行国家药品标准，对药品生产实行批准文号管理制度；二是对药品生产、经营企业和医疗机构生产（包括配制）、经营药品实行许可证制度；三是对处方药与非处方药实行分类管理制度；四是对药品生产企业、经营企业，严格按照《药品生产质量管理规范》（GMP）和《药品经营质量管理规范》（GSP）实行规范化管理的制度；五是对放射性药品、精神药品、麻醉药品、医疗用毒性药品实行特殊管理的制度；六是建立血液制品管理制度，对血液制品生产单位实行严格的质量管理，预防和控制经血液途径传播的疾病，保证血液制品的质量。

四、公共卫生信息系统和预警报告机制

公共卫生信息系统是国家公共卫生建设的重要组成部分。公共卫生体系建设重在建立健全突发公共卫生事件应急机制、疾病预防控制体系、医疗救治体系和卫生执法监督体系。公共卫生信息系统建设是上述机制和体系建设的重要环节与纽带。

（一）公共卫生信息系统

公共卫生信息系统主要以疫情、疾病监测、卫生监督为主体。目前，我国开展的公共卫生信息收集主要包括疫情报告、疾病监测、居民死亡原因统计；食品卫生、环境卫生、学校卫生、妇幼卫生、职业卫生状况监测；公共卫生资源及服务利用统计。上述报告和监测系统在我国疾病预防控制和公共卫生管理工作中发挥了重要作用。

（二）公共卫生信息系统网络结构

公共卫生信息系统纵向网络建设是形成“五级网络、三级平台”。五级网络就是依托国家公用数据网，综合运用计算机技术、网络技术和通讯技术，建立连接乡镇（社区）、县（区）、地（市）、省、国家五级卫生行政部门和医疗卫生机构的双向信息传输网络，形成国家公共卫生信息虚拟专网；三级平台就是在地（市）、省、国家建立三级公共卫生信息网络平台。国家公共卫生信息系统横向网络建设是形成“区域卫生信息网”。区域卫生信息网就是指按照区域卫生规划要求和属地管理原则，建立区域公共卫生信息网络平台，形成区域内各级卫生行政部门和各级各类医疗卫生机构有效的网络连接。

（三）国家公共卫生信息系统建设

1. 建设总体目标　是综合运用计算机技术、网络技术和通讯技术，构建覆盖各级卫生行政部门、疾病预防控制中心、卫生监督中心、各级各类医疗卫生机构的高效、快速、通畅的信息网络系统，网络触角延伸到城市社区和农村卫生室；加强法制建设，规范和完善公共卫生信息的收集、整理、分析，提高信息质量；建立中央、省、市三级突发公共卫生事件预警和应急指挥系统平台，提高医疗救治、公共卫生管理、科学决策以及突发公共卫生事件的应急指挥能力。

根据《中华人民共和国传染病防治法》和《突发公共卫生事件应急条例》等法律法规的规定，卫生部于 2003 年 11 月 7 日颁布了《突发公共卫生事件与传染病疫情监测信息报告管理办

法》(以下简称《办法》),并于2006年8月24日进行了修改,从组织管理、报告、调查、信息管理与通报监督、罚则等方面规定了各级卫生部门及相关人员在突发公共卫生事件中的行为准则。

2. 突发公共卫生事件与传染病疫情的监测信息报告　要坚持依法管理,分级负责,快速准确,安全高效的原则。

第一,任何单位和个人必须按照规定及时如实报告突发公共卫生事件与传染病疫情信息,不得瞒报、缓报、谎报或者授意他人瞒报、缓报、谎报。《办法》规定,国务院卫生行政部门对全国突发公共卫生事件与传染病疫情监测信息报告实施统一监督管理。县级以上地方人民政府卫生行政部门对本行政区域的突发公共卫生事件与传染病疫情监测信息报告管理工作进行监督、指导。《办法》还详细规定了各级疾病预防控制机构及各级各类医疗机构对行政辖区内和承担责任范围内的突发公共卫生事件和传染病疫情所应负有的具体责任。明确了获得突发公共卫生事件相关信息的责任报告单位和责任报告人,应当在2 h内以电话或传真等方式向属地卫生行政部门指定的专业机构报告,具备网络直接条件的要同时进行网络直报,直报的信息由指定的专业机构审核后进入国家数据库。不具备网络直报条件的责任报告单位和责任报告人,应采用最快的通讯方式将《突发公共卫生事件相关信息报告卡》报送属地卫生行政部门指定的专业机构,接到《突发公共卫生事件相关信息报告卡》的专业机构,应对信息进行审核,确定真实性,2 h内进行网络直报,同时以电话或传真等方式报告同级卫生行政部门。接到突发公共卫生事件相关信息报告的卫生行政部门应当尽快组织有关专家进行现场调查,如确认为实际发生突发公共卫生事件,应根据不同的级别,及时组织采取相关措施,并在2 h内向本级人民政府报告,同时向上一级人民政府卫生行政部门报告。如尚未达到突发公共卫生事件标准,由专业防治机构密切跟踪事态发展,随时报告事态变化的情况。

第二,国家构建覆盖全国的突发公共卫生事件与传染病疫情信息网络系统,并向乡(镇)、村和城市社区延伸。《办法》第九条明确提出,国家建立公共卫生信息监测体系,构建覆盖国家、省、市(地)、县(区)疾病预防控制机构、医疗卫生机构和卫生行政部门的信息网络系统,并向乡(镇)、村和城市社区延伸。国家建立公共卫生信息管理平台、基础卫生资源数据库和管理应用软件,适应突发公共卫生事件、法定传染病、公共卫生和专病监测的信息采集、汇总、分析、报告等工作的需要。《办法》充分关注了医学伦理方面的问题,特别强调医疗卫生人员未经当事人同意,不得将传染病病人及其家属的姓名、住址和个人病史以任何形式向社会公开。《办法》规定各相关部门之间要建立定期分析通报制度,常规监测时每月不少于3次疫情分析与通报,紧急情况下需每日进行疫情分析与通报。

第三,充分保障公众对突发公共卫生事件和传染病疫情的知情权。在第七章罚则中,《办法》规定医疗机构未建立传染病疫情报告制度的,未指定相关部门和人员负责传染病疫情报告管理工作的,瞒报、缓报、谎报发现的传染病病人、病原携带者、疑似病人等行为之一的,由县级以上地方卫生行政部门责令改正、通报批评、给予警告;情节严重的,会同有关部门对主要负责人、负有责任的主管人员和其他责任人员依法给予降级、撤职的行政处分;造成传染病传播、流行或者对社会公众健康造成其他严重危害后果,构成犯罪的,依法追究刑事责任。对疾病预防控制机构和执行职务的医务人员的违规行为也规定了相应的惩罚。

第二节　突发公共卫生事件应对机制

为了有效预防、及时控制和消除突发公共卫生事件(suddenly public health event)的危害,保障公众身体健康与生命安全,维护正常的社会秩序,国务院制订了《突发公共卫生事件应急条例》(以下简称《条例》),标志着我国突发公共卫生事件应急处理工作纳入法制化轨道,突发公共卫生事件应急处理机制得到进一步完善。

一、概述

《条例》明确规定了处理突发公共卫生事件的组织领导、遵循原则和各项制度、措施,明确了各级政府及有关部门、社会有关组织和公民在应对突发公共卫生事件工作中所应承担的责任和义务,还明确了违反《条例》行为的法律责任。

按照这一条例,省级以上人民政府卫生行政主管部门或者其他有关部门指定的突发公共卫生事件应急处理专业技术机构,负责突发公共卫生事件的技术调查、确证、处置、控制和评价工作。突发公共卫生事件发生后,国务院有关部门和县级以上地方人民政府及其有关部门,应当保证突发公共卫生事件应急处理所需的医疗救护设备、救治药品、医疗器械等物资的生产、供应;铁路、交通、民用航空行政主管部门应当保证及时运送。根据突发公共卫生事件应急处理的需要,突发公共卫生事件应急处理指挥部有权紧急调集人员、储备的物资、交通工具以及相关设施、设备;必要时对人员进行疏散或者隔离,并可以依法对传染病疫区实行封锁。突发公共卫生事件应急处理指挥部根据突发公共卫生事件应急处理的需要,可以对食物和水源采取控制措施。县级以上地方人民政府卫生行政主管部门应当对突发公共卫生事件现场等采取控制措施,宣传突发公共卫生事件防治知识,及时对易受感染的人群和其他易受损害的人群采取应急接种、预防性投药、群体防护等措施。

二、突发公共卫生事件的报告

1. 对于发生或者可能发生传染病暴发、流行的;发生或者发现不明原因的群体性疾病的;发生传染病菌种、毒种丢失的以及发生或者可能发生重大食物和职业中毒事件的,省、自治区、直辖市人民政府应当在接到报告 1 h 内,向国务院卫生行政主管部门报告。国务院卫生行政主管部门对可能造成重大社会影响的突发公共卫生事件,应当立即向国务院报告。

2. 突发公共卫生事件监测机构、医疗卫生机构和有关单位发现应当报告的事项,应当在 2 h 内向所在地县级人民政府卫生行政主管部门报告;接到报告的卫生行政主管部门应当在 2 h 内向本级人民政府报告,并同时向上级人民政府卫生行政主管部门和国务院卫生行政主管部门报告。县级人民政府应当在接到报告后 2 h 内,向设区的市级人民政府或者上一级人民政府报告;设区的市级人民政府应当在接到报告后 2 h 内向省、自治区、直辖市人民政府报告。

三、全科医生应对突发公共卫生事件的职责

1. 基本原则是要遵循预防为主、常备不懈的方针,贯彻认真负责、反应及时、措施果断的应急工作原则,行使相应的权力和职责,和相关人员通力合作,保证各项应急工作的顺利执行。

加强法制观念,依法应对突发事件。一旦突发事件发生,启动社区突发事件应急预案。

2. 按照法律要求实行首诊负责、首问负责制。

3. 保证突发事件应急处理所需的通讯设备、医疗救护设备、救治药品、医疗器械、防护物品等物资的调配和储备,服从上级卫生行政主管部门突发事件应急处理指挥部的统一指挥。

4. 发现有下列情形之一的,应当立即电话报告卫生行政主管部门。发生或者可能发生传染病暴发、流行的,发生或者发现不明原因的群体性疾病的,发生传染病菌种、毒种丢失的以及发生或者可能发生重大食物和职业中毒事件的,不得隐瞒、缓报、谎报或授意他人隐瞒、缓报、谎报。

5. 对因突发事件致病的人员提供医疗救护和现场救援,对就诊病人必须接诊治疗,并书写详细、完整的病历记录;对需要转送的病人,应当按照规定将病人及其病历记录的复印件转送至接诊的或者指定的医疗机构。配合卫生行政主管部门进入突发事件现场进行调查、采样、技术分析和检验,不得以任何理由予以拒绝。

6. 有权要求在突发事件中需要接受隔离治疗、医学观察的病人、疑似病人和传染病病人密切接触者在采取医学措施时予以配合。拒绝配合的,报公安机关依法协助强制执行。

7. 对传染病病人,要按照《传染病防治法》及其《实施办法》等相关的法律法规要求,做到早发现、早报告、早隔离、早治疗,切断传播途径,防止扩散。严格执行各项消毒隔离、感染控制等各项制度和措施,做好人员防护,防止交叉感染和传染病在社区内的进一步扩散,做好污物、污水的无害化处理。

8. 对参加突发事件应急处理的医疗卫生人员,给予适当发放补助和保健津贴。

9. 未履行报告职责,隐瞒、缓报或者谎报的,未及时采取控制措施的,拒绝接诊病人的,拒不服从突发事件应急处理指挥部调度的人员,卫生行政部门将依据情节轻重给予处罚。

第三节 传染病管理

一、传染病的基本特征和流行过程

1. 传染病(infectious disease)的基本特征 主要有① 有病原体;② 有传染性;③ 有流行性、地方性、季节性;④ 有免疫性。传染病在人群中发生、传播和终止的过程,称为传染病的流行过程。传染病的流行必须具备传染源、传播途径和人群易感性 3 个基本环节,3 个基本环节同时存在方能构成传染病流行,缺少其中的任何一个环节,新的传染不会发生,不可能形成流行。

2. 影响流行过程的因素 ① 自然因素:包括地理因素与气候因素。大部分虫媒传染病和某些自然疫源性传染病,有较严格的地区和季节性。与水网地区、气候温和、雨量充沛、草木丛生适宜于储存宿主,与啮齿动物、节肢动物的生存繁衍、活动有关。寒冷季节易发生呼吸道传染病,夏秋季节易发生消化道传染病。② 社会因素:主要是与人们的生活水平,社会卫生保健事业的发展,预防知识的普及密切相关。生活水平低,工作与卫生条件差,可致机体抗病能力低下,无疑增加感染的机会,亦是构成传染病流行的条件之一。

3. 流行特征 ① 强度特征:传染病流行过程可呈散发、暴发、流行及大流行;② 地区特征:某些传染病和寄生虫病只限于一定地区和范围内发生,自然疫源性疾病也只限于一定地区内发生,此等传染病因有其地区特征,均称地方性传染病;③ 季节特征:是指传染病的发病率随季节的变化而升降,不同的传染病大致上有不同的季节性;④ 职业特征:某些传染病与所从事职业有关,如炭疽、布鲁菌病等;⑤ 年龄特征:某些传染病,尤其是呼吸道传染病,儿童发生率高。

二、传染病预防与控制

1. 传染病的分类与管理　国家对传染病防治实行预防为主的方针,防治结合、分类管理、依靠科学、依靠群众。传染病分为甲类、乙类和丙类。

甲类传染病是指:鼠疫、霍乱。

乙类传染病是指:传染性非典型性肺炎(重症急性呼吸综合征,SARS)、艾滋病、病毒性肝炎、脊髓灰质炎、人感染高致病性禽流感、甲型 H1N1 流感、麻疹、流行性出血热、狂犬病、流行性乙型脑炎、登革热、炭疽、细菌性和阿米巴性痢疾、肺结核、伤寒和副伤寒、流行性脑脊髓膜炎、百日咳、白喉、新生儿破伤风、猩红热、布鲁菌病、淋病、梅毒、钩端螺旋体病、血吸虫病、疟疾。

丙类传染病是指:流行性感冒、流行性腮腺炎、风疹、急性出血性结膜炎、麻风病、流行性和地方性斑疹伤寒、黑热病、包虫病、丝虫病,除霍乱、细菌性和阿米巴性痢疾、伤寒和副伤寒以外的感染性腹泻病、手足口病。

对乙类传染病中传染性非典型性肺炎、炭疽中的肺炭疽和人感染高致病性禽流感,采取甲类传染病的预防、控制措施。其他乙类传染病和突发原因不明的传染病需要采取本法所称甲类传染病的预防、控制措施的,由国务院卫生行政部门及时报经国务院批准后予以公布、实施。

2. 传染病预防　政府组织开展群众性卫生运动,进行预防传染病的健康教育,倡导文明健康的生活方式,提高公众对传染病的防治意识和应对能力,加强环境卫生建设,消除鼠害和蚊、蝇等病媒生物的危害;有计划地建设和改造公共卫生设施,改善饮用水卫生条件,对污水、污物、粪便进行无害化处置;国家实行有计划的预防接种制度,建立传染病监测制度、传染病预警制度:省、自治区、直辖市人民政府卫生行政部门定期公布本行政区域的传染病疫情信息;传染病暴发、流行时,国务院卫生行政部门负责向社会公布传染病疫情信息,并可以授予省、自治区、直辖市人民政府卫生行政部门向社会公布本行政区域的传染病疫情信息;公布传染病疫情信息应当及时、准确。

3. 疫情报告、通报和公布　发现传染病疫情或者发现其他传染病暴发、流行以及突发原因不明的传染病时,应当遵循疫情报告属地管理原则,按照规定内容、程序、方式和时限报告。任何单位和个人发现传染病病人或者疑似传染病病人时,应当及时向附近的疾病预防控制机构或者医疗机构报告。国家建立传染病疫情信息公布制度。

4. 疫情控制　发现甲类传染病时,应当及时采取下列措施:① 对病人、病原携带者予以隔离治疗,隔离期限根据医学检查结果确定;② 对疑似病人,确诊前在指定场所单独隔离治疗;③ 对医疗机构内的病人、病原携带者、疑似病人的密切接触者,在指定场所进行医学观察和采取其他必要的预防措施。

传染病暴发、流行时,县级以上人民政府应当立即组织力量,按照预防、控制预案进行防治,切断传染病的传播途径,必要时报经上一级人民政府决定,可以采取下列紧急措施并予以公告:① 限制或者停止集市、影剧院演出或者其他人群聚集的活动。② 停工、停业、停课。

③ 封闭或者封存被传染病病原体污染的公共饮用水源、食品以及相关物品。④ 控制或者捕杀染疫野生动物、家畜家禽。⑤ 封闭可能造成传染病扩散的场所。

三、传染病报告制度

国家规定执行职务的医护人员和检疫人员、疾病预防控制人员、全科医生、乡村医生、个体开业医生均为责任疫情报告人。责任疫情报告人在执行职务的过程中发现有法定传染病病人、疑似病人或病原携带者，必须按传染病防治法的规定进行疫情报告，履行法律规定的义务。

各级各类医疗卫生机构和疾病预防控制机构均为责任报告单位，依照有关法规对责任疫情报告人工作进行监督管理。乡(镇、地段)级以上的责任报告单位必须建立疫情管理组织，指定专职疫情管理人员，负责本单位或所辖区域内的疫情报告工作。县(市、区)级以上责任报告单位必须实现计算机网络直报，乡(镇、地段)级责任报告单位应创造条件实现计算机或采集器的网络直报。

责任报告人在首次诊断传染病病人后，应立即填写传染病报告卡，传染病报告卡由录卡单位保留 3 年。责任报告单位和责任疫情报告人发现甲类传染病和乙类传染病中的肺炭疽、传染性非典型肺炎、脊髓灰质炎、人感染高致病性禽流感病人或疑似病人时，或发现其他传染病和不明原因疾病暴发时，应于 2 h 内将传染病报告卡通过网络报告；未实行网络直报的责任报告单位应于 2 h 内以最快的通讯方式(电话、传真)向当地县级疾病预防控制机构报告，并于 2 h 内寄送出传染病报告卡。对其他乙、丙类传染病病人、疑似病人和规定报告的传染病病原携带者在诊断后，实行网络直报的责任报告单位应于 24 h 内进行网络报告；未实行网络直报的责任报告单位应于 24 h 内寄送出传染病报告卡。县级疾病预防控制机构收到无网络直报条件责任报告单位报送的传染病报告卡后，应于 2 h 内通过网络进行直报。

四、传染病管理要点及注意事项

预防传染病的目的是为了控制和消灭传染病，达到保护人民健康，保证社会安定，促进国家进行现代化建设的目的。预防工作是全科医生在社区经常性的工作。

1. 针对传染病流行的 3 个基本环节，以综合性防疫措施为基础，认真贯彻预防为主的方针。其主要预防措施如下：

(1) 管理传染源　对病人和病原体携带者实施管理，要求早发现、早诊断、早隔离，积极治疗病人；对病原携带者进行管理与必要的治疗。特别是对食品制作和供销人员、炊事员、保育员作定期带菌检查，及时发现、及时治疗和调换工作；对传染病接触者，需进行医学观察、留观、集体检疫，必要时进行免疫法或药物预防；对动物传染源，有经济价值的野生动物及家畜应隔离治疗，必要时宰杀，并加以消毒，无经济价值的野生动物发动群众予以捕杀。

(2) 切断传播途径　根据传染病的不同传播途径，采取不同防疫措施。肠道传染病做好床边隔离，吐泻物消毒，加强饮食卫生及个人卫生，做好水源及粪便管理；呼吸道传染病，应使室内开窗通风，空气流通、空气消毒，个人戴口罩；虫媒传染病，应有防虫设备，并采用药物杀虫、防虫、驱虫。

(3) 保护易感人群　提高人群抵抗力，有重点、有计划地预防接种，提高人群特异性免疫力。人工自动免疫是有计划地对易感者进行疫苗、菌苗、类毒素的接种，接种后免疫力在 1～4

周内出现，持续数月至数年。人工被动免疫是紧急需要时注射抗毒血清、丙种球蛋白、胎盘球蛋白、高效免疫球蛋白，注射后免疫力迅速出现，维持1~2个月即失去作用。

2. 传染病防治中的消毒　是用物理或化学方法消灭停留在不同的传播媒介物上的病原体，以切断传播途径，阻止和控制传染的发生。其目的为：① 防止病原体播散到社会中，引起流行发生；② 防止病者再被其他病原体感染，出现并发症，发生交叉感染；③ 同时也保护医护人员免受感染。仅靠消毒措施还不足以达到以上目的，需同时进行必要的隔离措施和工作中的无菌操作。不同的传播机制引起的传染病，消毒的效果有所不同。胃肠道传染病的病原体随排泄物或呕吐物排出体外，污染范围较为局限，如能及时正常地进行消毒，切断传播途径，中断传播的效果较好。呼吸道传染病的病原体随呼吸、咳嗽、喷嚏而排出，再通过飞沫和尘埃而播散，污染范围不确定，进行消毒较为困难，需同时采取空间隔离，才能中断传染。虫媒传染病则需采取杀虫灭鼠等方法。

对于传染病的防治，全科医生应重点掌握以下几方面的内容：① 掌握常见传染病和地方病的典型临床表现、诊断和鉴别诊断、治疗原则和实验室检查结果的初步分析；② 掌握传染病和地方病的预防措施，常见传染病的消毒、隔离方法；③ 掌握常见疾病的急救知识和技能；④ 掌握门诊日志、疫情报告卡的填写和常规诊疗操作的记录，疫情报告力求迅速，不得隐瞒、谎报，或授意他人隐瞒与谎报疫情；⑤ 掌握病人问诊、查体技巧；⑥ 了解病程记录、会诊记录、转科转院记录、阶段小结、出院记录及死亡记录等医学文书的书写方法。

思考题

1. 什么是公共卫生管理？
2. 全科医生在社区如何应对突发公共卫生事件？
3. 要做好传染病防治，全科医生应掌握哪些知识？

（赵志军　刘　伟）

第十八章　全科医学教育与研究

学习摘要：

本章讨论了全科医学教育与研究中的有关内容，包括全科医学教育目前面临的问题；国外全科医学教育经验；国内全科医学教育应处理好的几个关系及主要形式；全科医学科研的学科基础、方法以及评价。通过本章学习，要求掌握全科医学教育概念及其主要形式，了解全科医学教育目前面临的问题，了解国外全科医学教育经验，熟悉国内全科医学教育应处理好的几个关系，了解全科医学科研的学科基础，掌握全科医学科研的主要方法，了解全科医学科研评价内容。

全科医学教育（general medicine education）的目标表现在3个方面，即应与卫生系统的目标相结合，应与居民的健康需求相结合，应与世界的发展趋势相结合。全科医生的培养途径以毕业后全科医师规范化培训为核心，以助理全科医生规范化培训和全科医生转岗培训为重点，形成一支高素质的以全科医师为骨干的社区卫生服务队伍，适应卫生改革与社区卫生服务的需要。开展全科医学科研特别需要循证医学、临床流行病学、社会医学、卫生经济学等学科的基础，全科医学研究应紧密联系社区卫生服务工作的实际，为全科医学的发展提供新的思路和措施。

第一节　全科医学教育

医学教育的目的是培养合格的医务工作者，为促进全体居民的健康提供智力支持和恰当的手段。随着医学模式的转变和疾病谱的改变，专科服务已经难以满足人民群众日益增长的卫生服务需求。世界卫生组织（WHO）和世界家庭医生组织（WONCA）在一份合作文件中指出："任何国家的医疗卫生系统若不是以接受良好训练的全科医生为基础，注定要付出高昂的代价。"全科医学教育是培养适应社会需要的全科医学人才的重要途径。目前，全科医学教育面临三大挑战，一是医学生的教育仍然以专科培训、医院培训为主，受到的医学教育不能适应现实需要；二是医学院校缺乏全科医生培养的课程和培训基地；三是社会对社区卫生服务和预防保健关注不够。1995年6月，世界家庭医生组织文件建议加强初级卫生保健地位，明确接受过专门训练的全科医生的作用；将全科医学作为一门专业，每个国家都要设立培养全科医生的学院并设法保持其高标准；每个医学院校都应有全科医学系，所有专科医生的教学要包括全科医学的内容；每个国家都应设立大学毕业后专门的全科医学训练。

一、全科医学教育面临的问题

1. 我国全科医学教育面临的问题　由于我国全科医学理论研究和开展社区卫生服务实

践改革起步较晚，目前不仅缺乏全科医学理论课教学师资，同时也缺乏能用全科医学理论开展“六位一体”综合性服务的社区卫生服务实践指导老师。目前我国从事全科医学培训的部门有3个层次，即国家、省和市全科医学培训中心。国家全科医学培训中心是由原卫生部组建，地点设立在首都医科大学，由国内著名的全科医学的专家组成，教学水平高，教学效果好；然而要完成全国社区卫生服务中心众多的全科医生岗位培训任务，主要还是依靠省、市级全科医学培训中心来完成。我国开展全科医学硕士生培养起步较晚，全科医学专业教师严重不足。卫生部已明确规定，参与各省、市全科医学培训的教师首先必须接受卫生部（现为国家卫计委）的“全科医学师资班”的培训，并取得上岗证（全科医学培训教师资格证），才能从事全科医学的培训教学。从目前的实际情况来看，各省市全科医学培训中心具有“全科医学培训教师资格证”的教师并不多，这样就难以保证全科医学思想、方法传授的正确性和培训的质量。

与此同时，我国目前社区卫生服务所开展的服务工作也存在许多问题，主要还是以“医疗为主”的被动模式，“六位一体”的功能还没有得到很好的体现；社区居民健康档案建档率较高，但质量良莠不齐，利用率低；“一对一”的医患关系和全科医生首诊制还没有完全建立。因此，从全科医学培训的实践教学环节来看，很难找到合格的、规范的社区卫生服务实践培训基地，这也影响了当前全科医学培训的质量。

我国目前从事全科医疗服务的医生主要来自基层医院，学历较低，临床医学观念较陈旧，对全科医学知识的掌握和充分利用仍有困难。加快发展全科医学，培养具有高尚的职业道德，能以人为中心、以维护和促进健康为目的，向个人、家庭与社区提供医疗、预防、保健、康复、健康教育和计划生育技术指导“六位一体”的基层卫生服务的全科医生是当务之急。

目前，从事社区卫生服务工作的全科医生仍然以专科培训、医院培训为主，他们所接触到的健康问题不能完全代表社区的实际情况，许多医学院校缺乏适合本科生实用的课程和培训基地，缺乏全科住院医生培训，这是我国全科医学教育面临的主要挑战。从管理部门而言，对全科医学教育工作显得有些急于求成，没有注重全科医学教育的内涵发展，可能更多地从“追求目标”去考虑；对教育实施部门来说，由于全科医学教育是 个新的领域，对全科医学教育内在规律，尤其是知识体系的把握尚有一些距离。

2. 国外全科医学教育现状和存在的主要问题　大多数国家的医学教育都遵循着这样的模式：医学生接受几年不等的医学教育，毕业后部分学生从事全科医疗实践。为了适应社会对全科医生的需要，部分国家已把全科医学教育列入医学教育专业目录，医学院校设置全科医学专业，改革课程体系，增设培训基地，培养更多的集医疗、预防、保健、康复为一体的适应社区需求的全科医生。在许多发展中国家，全科医生的规范化培养由于经济或其他的原因一时还难以实现，只为从事基层工作的医务人员设立了2～3年的全科医生培训。但WONCA认为，刚毕业的医学生很难承担全科医学的任务，在这样的情况下，部分国家实施了对从事全科医学实践的人员进行业余培训，这样他们可以一边继续从事全科医学实践，一边提高他们的知识和技能。但从长远的角度来看，所有的国家都应该发展全科医学的规范化教育，以便提供高质量的社区卫生服务。

二、国外全科医学教育

发达国家全科/家庭医学教育起步相对较早，已确立了明确的教学目标及正规化的培训计划、严格的导师带教制度与考核制度,已形成了较为完整的教育与培训体系,即使是一个社区诊所的医务人员,也能以参与全科医学教育为荣,因而其教育与培训经验值得学习和借鉴。

但是由于各国的普通教育及医学教育的体制不尽相同,因而发展我国的全科医学教育不能照搬国外的做法。

1. 临床医学专业学生的全科医学教育　在美国、加拿大、英国等国家,几乎所有的医学院校都设有全科医学教学部门,主要负责为在校临床医学本科专业学生开设全科医学课程,同时承担全科医生训练项目的组织、指导与教学工作。全科医学教育针对医学院校的所有学生,其目的是让所有的医学生都了解全科医学的思想、观念、原则及核心知识与技能,培养他们对全科医学的兴趣,希望他们将来能认同全科医生的工作,与全科医生密切合作;更希望他们毕业后能选择全科医学教育、研究和服务作为自己的终生职业。另外,全科医学的思想、原则与技能也同样适用于其他专科医生,可以提高其他专科医生的基本素质与服务水平,因此,即使医学生毕业后选择其他的住院医生训练项目,全科医学也仍然是一门有益的课程。

全科医学教育的一些必修课程,一般在临床医学专业学生实习后期开设,并提供在全科医疗机构见习的机会。

2. 住院医生的全科医学训练　开展全科医生训练项目的目的是培养合格的全科医生。该项目以临床技能的训练为主,着重于培养全科医生解决社区常见健康问题的能力,训练场所包括教学医院和社区全科医疗诊所。西方国家的大型综合性医院一般都设有住院医生全科医学训练项目,经全国性的全科医学学会组织评审合格后才能开始招收住院医生。有资格接收住院医生进行全科医疗专门训练的综合性医院都设有全科医疗科和与之有合作关系的社区全科医疗诊所(或中心),并有良好的教学条件。不同医院的住院医生全科医学训练项目所开设的训练课程大致相同,主要培训方式为:① 医院轮转:一般首先安排,为时 2 年左右;② 社区医疗:一般在医院实习后安排,也可以与医院轮转有所重叠,为时 1~2 年;③ 长期穿插性社区学习:一种贯彻毕业后教育始终的学习,通常每周 1~2.5 天,并保证每周至少 1.5 天在社区诊所集中学习。第一年,住院医生主要接受临床各种住院病人照顾的训练和急症处理训练,在社区全科医疗服务的时间较少,一般仅要求负责照顾 25 个家庭。第二、三年,门诊服务的训练量逐渐加大,在社区全科医疗服务的时间也逐渐增多,要求负责照顾 100~150 个家庭。全科医生的临床专科训练注重将各专科的知识和技术与全科医学的思想、原则、临床策略和方法相结合,而且训练内容也以社区常见健康问题为主,行为医学的训练贯穿整个项目的始终。全科医学教师可以通过早读会、病例讨论会、专题研讨会、专家会诊等进行教学,使住院医生逐渐体会到全科医学的独特原则和价值。住院医生在社区全科医疗诊所接受训练时,便将临床各专科的知识和技术整合在一起,具体实践全科医学的理论,学习行为控制与沟通技巧以及全科医疗的管理能力。社区训练采取导师制,一位高年资的全科医生指导 1~2 名住院医生,手把手地传授全科医疗的重要技能。在美国 2/3 以上的全科医学教师具有 10 年以上的全科医疗实践经验。另外,还分别聘任各科高年资的专科医生作为专职或兼职教师协助教学。

3. 全科医生的继续医学教育　根据美国家庭医疗(全科医疗)专科委员会(ABFP)的规定,要获得家庭医疗执业证书,必须通过严格的考试,而且这种证书的有效期只有 6 年,在这 6 年期间必须获得被认可的继续教育学分 300 分以上,并通过严格的笔试和病历审查,只有这样才能继续保留家庭医生(全科医生)资格。以后每 6 年就得重新认定(考试)一次,以保持家庭医生的学术水平和先进性。

全科医生的继续医学教育一般是由全科医生学会的继续医学教育部门来承担，他们联络国内外许多著名的全科医疗专家收集重要的医学信息，编写带有自测试题的专题文章分发给登记注册的会员，供全科医生自学和自我评价，全科医生最终必须把问题答案寄回到继续医学教育部门，经评审后给予相应的学分。继续医学教育部门还负责录制专题讲座录音磁带或录像带，供全科医生学习用。在学会出版的刊物上，也设有继续医学教育课程和自测试题，全科医生可在规定时间内将自测试题的答案寄到杂志编辑部或继续医学教育部门，以此获得继续教育学分。被认可的学分项目还有参加学术会议、发表论文、旁听医学院的课程、参加研修班、参与住院医生的带教和参加科研项目等。另外还需缴验 20 个常见疾病的完整病历。

三、国内全科医学教育

发展社区卫生服务，人才是关键。从长远看全科医生的培养以毕业后全科医师规范化培训为核心，当前以助理全科医生规范化培训和全科医生转岗培训为重点，积极开展继续医学教育，加快全科医学人才培养。要坚持政府领导，各有关部门协调，医学院校和卫生服务机构积极参与，充分利用现有教育和卫生资源，促进全科医学教育健康发展。

（一）开展全科医学教育需处理好的 3 个关系

在全科医学发展过程中，如何提高全科医学教育内在质量，遵循全科医学教育规律，夯实基础，循序渐进，是值得重视的问题。从我国全科医学教育实际出发，要处理好以下 3 个方面的关系：

1. 正确处理普通医学教育与全科医学教育的关系　纵观全科医学的发展历史，全科医学学科也和其他临床二级学科一样，是在普通医学的基础上产生与发展起来的，其知识体系是普通医学知识与全科医学专业知识的融合。因此，世界上大多数国家的全科医学教育是定位于继普通高等医学教育后的专业教育。我国的全科医学教育也部分地引入了这种模式，我国当前全科医学教育的主要形式是助理全科医生规范化培训，欠发达地区的全科医学教育的主要形式是针对在职人员的全科医学岗位培训。

2. 正确处理全科医学教育长远目标与当前需要的关系　在卫生部《关于发展全科医学教育的意见》中，已经从教育形式上对这个问题作了阐述，即全科医学规范化培训是我国发展全科医学教育的长远目标。2012 年是开始实施毕业后助理全科医生规范化培训制度的第一年，助理全科医师规范化培训是对在基层就业的临床医学专科毕业生开展的毕业后教育，是以提高临床思维、临床技能和全科医学基本理论为主要内容，以训练全科诊疗思维和基本医疗服务技能为主要目标的规范化培训，是贯彻国务院《关于建立全科医生制度的指导意见》，为基层培养健康“守门人”的新举措。

3. 正确处理全科医学教育与社区卫生服务的关系　全科医学教育与社区卫生服务的关系可以从两个方面来认识：一是全科医学教育与社区卫生服务的发展要相互协调。全科医学教育为社区卫生服务培养适宜的技术人才，社区卫生服务则为发挥全科医学人才的作用提供了支持平台。教育与服务协调发展，共同推进，这是我国开展以全科医疗为特色的社区卫生服务过程中必须注意的问题，政府部门应当通过政策调控，从宏观上协调好两者的关系。二是全科医学教育与社区卫生服务要形成“产、学、研”结合的实体，这是促进全科医学教育发展，提升社区卫生服务质量的有效途径。我国当前的全科医学教育在很大程度上是引入了国外的教育模式，尚未形成自身特色；社区卫生服务在推行过程中还存在许多实际问题，需要在实践中不断完善；在全科医学教育和社区卫生服务未来发展过程中，还将面临许多新的问题，需要我们不断地研究和解决。

（二）开展全科医学教育的主要形式

1. 高等医学院校全科医学知识教育　在高等院校医学专业中设立全科医学有关的必修课和选修课，使医学生了解全科医学思想、内容及全科医师的工作任务和方式，并为将来成为全科医师或专科医师与全科医师的沟通和协作打下基础。

2. 毕业后全科医学教育　是指医学生完成高等医学院校的本科教育后，接受的研究生教育或全科医生规范化培训，这是我国全科医学教育体系的核心。要以全科医师规范化培训为重点，使高等院校医学专业本科学生毕业后，经过规范化的全科医学培训，取得全科医师规范化培训合格证书，获得全科医学主治医师任职资格，优秀者可按有关规定申请专业学位。从长远看，我国全科医师将主要通过毕业后全科医师规范化培训进行培养。

毕业后全科医学教育培训时间为 4 年（共 48 个月），培训内容按《全科医师规范化培训大纲（试行）》要求，分三阶段进行。

第一阶段：3 个月的理论学习。集中进行全科医学理论课程学习。

第二阶段：33 个月的医院轮转。轮转期间参加“临床培训基地”的临床主要二级科室和相关科室的医疗工作，进行临床基本技能训练，同时学习相关专业理论知识。有关管理制度同住院医师规范化培训。

第三阶段：12 个月的社区实践。深入社区培训基地，在上级全科医师的指导下开展社区卫生服务工作。

第一、二阶段培训结束，由各培训基地组织阶段考核，考核内容包括政治思想、职业道德、理论知识、临床技能等；第三阶段培训结束，由各省、自治区、直辖市卫生厅（局）组织对培训内容进行全面、综合考试、考核。

培训对象完成 3 个阶段的培训任务，各阶段考试考核均合格者，经各省、自治区、直辖市卫生厅（局）审核后，发给卫生部统一印制的全科医师规范化培训合格证书。

培训目标：经过全科医师规范化培训，达到人事部（现与劳动和社会保障部合并为“人力资源和社会保障部”）、卫生部《临床医学专业中、高级技术资格评审条件》中规定的全科医学专业主治医师的基本条件和以下要求：① 坚持四项基本原则，热爱祖国，遵纪守法，贯彻执行党的卫生工作方针，具有良好的医德和作风，全心全意为人民服务；② 熟悉本学科、专业及相关学科的基础理论，具有较系统的专业知识，了解本专业的新进展，并能用以指导实际工作；③ 具备全科医学思维能力和诊疗策略，在社区卫生服务专业队伍中发挥技术骨干作用，能向个人、家庭和社区提供以人为中心，以维护和促进健康为目标，融医疗、预防、保健、康复、健康教育和计划生育技术服务为一体的社区卫生服务，帮助社区居民合理使用医疗资源，享受经济有效的卫生服务；④ 基本掌握医学科研的方法，能结合社区卫生服务工作实践写出具有一定水平的学术论文；⑤ 掌握电子计算机的基本原理和在社区卫生服务管理领域的应用，并能熟练上机操作。

3. 助理全科医生规范化培训　又称为全科医生“3+2”培训项目，指临床医学专业3年制专科毕业后，进入2年的助理全科医生培训。该项目是基于农村医药卫生队伍能力素质和学历结构的现状，将规范化培训与成人学历教育并轨实施，即将学历教育的内容融入规范化培训的过程中，使学员同时达到规范化培训的要求和成人专升本学历教育的水平。其培养对象为临床医学专科毕业生，同时满足以下条件：在农村基层签约就业，经区县卫生局选拔获得助理全科医师规范化培训资格，经考试获得成人学历教育（专升本）入学资格。在培训内容上将规范化培训内容与专科起点升本科的学历教育内容打通设计，将两者有机结合，同步实施。完成培训并考核合格者可获得规范化培训证书及成人学历证书。

培训目标：通过系统规范地学习全科理念、“三基”和服务技能，使培训对象具有良好的职业素养、扎实的医学理论知识和服务技能，树立“以人为中心、以维护和促进健康为目标”的理念，成为能向个人、家庭与居民提供综合性、协调性、连续性的基本医疗和公共卫生服务的合格助理全科医生，以适应现行社区卫生服务工作需求。

培训时间：助理全科医生规范化培训时间为2年（共104周），其中临床培训82周，安排在认定的临床培训基地进行；基层实践16周，安排在认定的基层实践基地进行；理论和综合素质课程采取集中与分散相结合的方式进行，集中理论授课2周，综合素质课程穿插在临床培训、基层实践过程中进行；综合考试考核与结业1周，机动3周（基地可结合本地特点自行安排，如执业助理医生考前强化训练或由学员自选科室学习等）。因特殊情况不能按期完成培训任务者，允许申请延长培训年限，但原则上不超过1年。

培训方法：① 全科医学相关理论集中面授时间为1个月。② 临床培训基地轮转19个月。③ 社区实践基地轮转4个月。全科医学基本理论、全科医生职业理念和综合素质培养采取集中授课、讲座和见习等形式进行，其他均分散安排在临床培训与基层实践阶段穿插进行，使全科医学理论与实践紧密结合。

培训内容：培训分为三部分，即相关理论学习、临床培训基地轮转和社区实践基地轮转。具体要求可参见卫生部（国家卫生计生委）、教育部网站发布的《助理全科医生培养标准（试行）》。

4. 全科医师岗位培训　对从事或即将从事社区卫生服务工作的执业医师，特别是对长期在基层工作的医生，采取脱产或半脱产的方式进行全科医师岗位培训，经省（自治区、直辖市）统一组织考试合格，获得全科医师岗位培训合格证书。

培训目标：通过培训使学员掌握全科医学的基本理论、基础知识和基本技能，提高其防治社区常见疾病和解决社区健康问题的能力，使其具有高尚的职业道德，运用生物-心理-社会医学模式，以维护和促进健康为目标，向个人、家庭、社区提供集医疗、预防、保健等为一体的基层卫生服务，达到全科医生的岗位要求。

培训时间：不少于12个月，其中理论培训不少于1个月，临床培训不少于10个月，基层实践培训不少于1个月，参考学时为500学时，其中理论教学240学时，实践教学260学时（社区实践不少于60学时），全部培训内容在1~2年内完成。

培训方法：① 根据各地区实际情况，采取脱产、半脱产或业余学习的方式。② 采用理论讲授、小组案例讨论、临床和社区实践相结合的教学方法，倡导利用现代化教学等辅助手段开展培训。

培训内容:为理论培训、临床培训和基层实践培训3部分,具体内容和要求参见卫生部(国家卫生计生委)网站的《基层医疗卫生机构全科医生转岗培训大纲》。

5. 全科医生继续医学教育　对具有中级及中级以上专业技术职务的全科医生,按原卫生部颁发的《关于发展全科医学教育的意见》中的有关规定,采取多种形式,开展以学习新知识、新理论、新方法和新技术为主要内容的继续医学教育,使其适应医学科学的发展,不断提高技术水平和服务质量。全科医生的继续教育是一种终身教育,其目的是通过全科医生在执业期间不断学习新理论、新知识,掌握或熟悉新技术和新方法,保持其专业水平的先进性,提供高水平的服务。原卫生部规定继续教育采取学分制,全科医生在规定的时间内通过学术讲座、专题研讨会、学术会议、短期培训班、自学、进修、撰写论文和专著等,完成规定的学分即认为完成继续教育。

6. 管理人员培训　对从事全科医学教育管理和社区卫生服务管理的人员进行管理学、社区卫生服务和全科医学等相关知识培训,主要目的是:通过培训,使他们对全科医学的知识体系、全科医疗的基本原则和全科医师的职业特点有一个较全面的认识,为全科医疗和社区卫生服务的科学管理奠定基础。同时通过管理学知识的强化,提高管理水平,促进社区卫生服务的健康发展。管理人员的培训内容应具有较强的岗位针对性。

7. 其他卫生技术人员全科医学知识培训　对在社区工作的执业护士等其他卫生技术人员,进行全科医学知识和技能的培训,充分发挥团队作用,提高社区卫生服务质量和水平。

第二节　全科医学科研

一、全科医学科研的学科基础

和其他临床学科一样,开展全科医学的科学研究需要基础医学、临床医学和预防医学的理论基础,也需要科研设计、卫生统计的基础知识,但由于学科的特性,开展全科医学科研特别需要循证医学、临床流行病学、社会医学、卫生经济学等学科的基础。

(一)全科医学与循证医学

1. 循证医学(evidence based medicine,EBM)　核心思想是对病人的医疗保健措施做出决策时,要诚实、尽责、明确、不含糊、明智、果断地利用当前的最佳证据。EBM实践就是通过系统研究,将个人的经验与能获取的最佳外部证据融为一体。EBM强调任何医疗决策的确定都要基于临床科研所取得的最佳证据,即临床医生确定治疗方案、专家确定治疗指南、政府制订卫生政策都应根据现有的最佳证据来进行。

2. 循证医学与全科医学的关系　“以病人为中心”的全科医学和“以证据为基础”的循证医学是相互促进、相互依赖的关系,两者相互渗透是推进两者共同快速发展的重要途径。1992年Sackett提出EBM的概念,意思是遵循科学证据的医学,2000年Sackett又将EBM定义完善为“慎重、准确和明智地应用当前所能取得的最客观的研究依据,同时结合临床医生的专业技能和临床经验,参考病人的要求,将两者合理地结合,制订出病人的治疗措施”。EBM现已广泛应用于临床各个学科,已产生多个分支学科,包括全科医学在内的众多医疗卫生领域,均以研究所取得的科学证据为基础。EBM 是一种科学的方法论，讲究的是对临床诊断取证第一、结论第二，一切医疗决策的产生必须依靠科学的证据，面对临床病人的医疗需求，能够提出问题，从文献中寻找外源性证据，并对证据的可信度进行严格评价，结合个人临床经验和病人的特点与要求，制订出适合病人的最佳诊疗方案实施于临床，最后对实施结果进行追踪随访和再评价，总结经验，讲究自身提高。

EBM 并非排斥传统的经验医学，而是将经验医学放到了一个适当的位置，更强调采用已被研究所证实，经过系统评价与荟萃分析（meta analysis）严格整合评价的研究依据，并以此作为诊疗决策的依据。在诊治疾病过程中，深入地认识疾病本质，从疑难复杂的临床问题中去求知，理解新知，然后用最佳证据去联系实际，解决病人的问题，以取得最佳的效果。

3. 循证医学在全科医学中的应用　EBM 为全科医学研究提供了新的理论和方法，为促进全科医学的快速综合推进和现有医疗模式的尽快转变提供了可靠方法和理念，特别是在节省医疗资源的途径问题、促进医患关系的和谐问题、合理均衡医疗资源问题、提供人性化的服务问题、提供整体与全方位的综合性服务等方面，这些问题与 EBM 的基础、目标和方法均有共性，并为上述问题的解决提供方法与手段。

医生在具体的医疗行为中必须坚持履行循证医学实践的"三大原则"，一是始终能够获取有说服力的临床试验证据，二是能够不断通过终身学习提高自己的临床工作能力，三是充分体现病人的自身价值和愿望。要达到这些要求，循证医学思想必须进入并体现在人才培养的目标体系中，并通过人才培养模式的改造和完善去实现它。

（二）全科医学与临床流行病学

临床流行病学（clinical epidemiology）是用流行病学原理和方法去设计、测量和评价临床医学中的问题，是把现代流行病学与临床医学结合起来的一门医学交叉学科。临床流行病学是将流行病学知识应用于临床实践，循证医学是临床流行病学应用的表现。与一般的流行病学一样，临床流行病学也分为描述型和分析型两类。

对于一般医生来说，临床流行病学是一门联系公共卫生与临床医学的桥梁学科，是一门方法学，是进行临床科学研究的工具。为提高全科医生发现问题、分析问题和解决问题的能力，要求他们必须掌握临床流行病学的基本知识和方法技术，全科医生利用流行病学方法可在社区开展很多工作：

1. 研究病因、宿主和环境对人群健康的影响，设计预防疾病和意外伤害及促进健康的工作方案。

2. 可以开展需求评价和社区诊断，确定各种疾病、残疾和死亡原因的相对重要性，从而确定研究和防治工作的重点。

3. 可筛检疾病，发现社区内受某种疾病影响的高危人群，以加强防治措施。

4. 可评价临床试验和社区干预的效果，评价诊断性试验的准确性、可靠性和临床意义，可帮助全科医生建立科学的临床思维和科学地进行临床决策。

5. 利用管理流行病学的方法可提高社区卫生服务管理水平，评价卫生规划、卫生项目和卫生服务的效果，评价人群的健康水平。

6. 只有具备了基本的流行病学和统计学的基本常识，才能学好用好循证医学和其他有关学科的知识。

（三）全科医学与社会医学

社会医学（social medicine）是医学和社会学的交叉学科，它从宏观和微观不同层次去研究医学领域中的问题，包括：研究社会诸因素与人群健康的关系以及相互作用的机制和规律；研究影响人群健康的危险因素以及一定范围内人群的健康状况，然后提出和实施针对性的社会卫生措施，最终达到维护和促进人群健康的目的。社会医学也综合应用了医学、社会科学、行为科学和人文科学的有效方法，着重于宏观研究控制，要求建立积极、全面健康观，推动社会大卫生观，有计划地开展区域规划性的社会卫生工作，开展特殊人群或高危人群以及特殊疾病的社会保健和社会防治，并在实际工作中有效地利用健康教育的理论和方法。

社会医学的实施与操作必须落实于一定的区域——社区，由此使社会医学与立足于社区的全科医学产生了密切的联系。第一，全科医学吸收社会医学的研究成果，以生物-心理-社会模式作为认识和解决问题的框架；第二，全科医生在服务过程中也强调大卫生观，倡导全社会共同努力，共同提高社区居民的健康水平；第三，全科医学是基于社区的医疗卫生照顾，重视经济、文化等社会因素对居民健康的影响，全科医疗的发展扩大了社会医学的应用范围并丰富了其内涵，提高了社会医学研究成果的可操作性。

（四）全科医学与卫生经济学

卫生经济学（health economics）是卫生管理学和经济学相结合的一门学科，是研究卫生服务、人民健康与社会经济发展之间的相互制约关系、卫生领域内的经济关系和经济资源的合理使用，以揭示卫生领域内经济规律发生作用的范围、形式和特点的学科。它的产生和发展与社会的政治、经济、人口、卫生等方面具有密切的联系。它可以指导政府制订科学而高效的卫生政策，指导医疗机构和医药企业制订科学的经营策略，指导消费者选择正确的消费行为。

全科医学的发展，为卫生经济学的发展提供了更为广阔的用武之地。由于人类的期望寿命大大延长，随之而来的是医疗费用上涨幅度过快。如何用最有效的手段，最低的医疗成本为大众提供最优质的医疗服务，是卫生经济学当前所要研究的重点课题。研究结果表明，发展全科医学，加强社区卫生服务，是降低医疗成本的一个重要环节。目前覆盖城乡的卫生电脑统计网络，为各级卫生行政决策部门提供了大量准确的信息。在我国，约50%左右的人口居住在乡村，但乡村拥有的卫生资源远少于城市；在城市，卫生资源过分地向大医院集中，基层医院和社区卫生服务机构的人、财、物等卫生资源相当匮乏。这些都迫切需要深化改革，从卫生服务体系、服务模式等根本问题上寻求出路。

二、全科医学科研的设计与实施

全科医学的科研工作应以临床研究为主体，即围绕常见病、多发病的诊疗、保健和照顾为主要内容进行相关的研究。在临床研究方面，全科医生具有得天独厚的优势，因为全科医生负责所有性别、年龄患者的保健、治疗和预防所有器官、系统的疾患，从生物、心理和社会各个角度观察、探讨患者的健康问题，可以观察到患者从健康期、亚临床期、临床期、康复期以至终末期的各个阶段，这些特征都为全科医生获得有关病患的完整信息提供了非常有利的条件。当然,由于全科医生工作环境大都缺乏大型的诊疗设备和高精尖的实验设备,给开展临床科研工作带来一定的限制。因此,在临床科研选题上需扬长避短,找准切入点,除了临床研究外,公共卫生方面的研究也是全科医学科研的重要内容,如疾病的病因或健康危险因素研究,某种疾病社区干预的模式和效果评价等。从某种角度讲,由于公共卫生工作的人群和现场特征,公共卫生方面的研究在社区更容易实施,质量控制措施也更容易实现。同时,加强与其他临床科研机构的交流与合作,对于全科医学的临床研究具有重要的意义。

全科医学的发展离不开卫生政策的支持,需要相关制度的设计和保障,也离不开卫生经济学的评价,因此,有关全科医学的政策、体制机制等软科学研究也是全科医学科研的重要内容,如社区卫生服务的管理模式研究、医疗保障制度与社区卫生服务的关系研究等。

全科医学研究可分为基础研究、应用研究和开发性研究 3 种类型。基础研究主要任务是寻找全科医疗活动发展变化的基本规律,针对应用技术中带有普遍性的问题进行理论探索;应用研究是运用基础研究成果,探索和开辟全科医疗领域应用的新途径;开发性研究是运用基础研究和应用研究的成果,从事某一新诊疗方法和技术的设计、试验或具体诊疗技术的改进、创新的研究工作。根据科学研究的继承性、创造性、探索性、连续性、集体性的一般规律,全科医学研究方法具体为:

(一) 选题

选题亦称命题,即为一研究课题拟定一最适当之题目,作为该项研究的课题名称。这个题目是科研设计的总纲或其指导中心,也可以说设计中的全部内容皆由此而发,假说、实验、措施等皆为此而设,因此它必须是整个科研设想与过程的高度浓缩物。一个好的课题名称,能使人对该项研究工作一目了然,不仅可知其目的、内容和主要方法,甚至透过题目还能看出其假说的科学性。因此,立题必须力争做到鲜明、具体、确切,若能同时反映出"立意新颖"则属更佳。选题=处理因素(具体而不含糊)+受试对象(明确而不省略)+预期效应(限定而不笼统)+工作定性(适当表达留有余地)。全科医学科研选题一般从以下几方面考虑:

1. 背景问题(background question) 关于疾病一般知识的问题,可涉及人类健康和疾病的生物、心理及社会因素等方方面面。

2. 前景问题(foreground question) 关于处理、治疗病人的专门知识的问题,也涉及与治疗有关的病人的生物、心理及社会因素等方方面面。根据循证医学理论可从两方面提出问题,一是构建不好的问题,如抗凝剂对脑卒中病人有用吗?二是构建良好的问题,如抗凝剂与不用抗凝剂相比能改善急性缺血性脑卒中病人的临床预后吗?当有许多问题需要研究时,根据下列因素确定应该优先研究的问题:哪个问题对病人的生命健康最重要?哪个问题与我们临床工作的需要关系最大?在允许的时间内,哪个问题最具有能得到答案的可行性?哪个问题最令人感兴趣?哪个问题最可能在临床实践中再次出现?

(二) 立题依据

此项内容要求回答"为什么要研究这个课题",应该着重说明选定此课题的出发点以及主观与客观的条件是什么,选题的独创性、完成的可能性及其实际意义(实用性)如何。必要时尚需进一步说明,这个问题是根据什么临床经验、动物实验或其他间接经验提出来的。情报调研的情况和预试验的初步结果亦应在本项中反映出来,以增加确立这一选题的依据性。

（三）国内外现状

国外现状与国内现状应分别叙述,不要忽外忽内搅在一起。先简要交代一下有关该问题的历史沿革,但没有必要做过多的久远追溯。文字不宜过长,亦无需把外国人的话都重复一遍,重点是介绍有关这一问题最近几年的研究进展和目前状况。

把握好本项内容的关键在于"全"和"新"两个字。即全面掌握情况,除日常所见到的一些资料之外,更重要的是在定题之前要进行一次系统的文献查阅并广泛收集信息,在拥有大量资料的基础上,通过时间上和认识深度上的比较,自然可以了解到哪些成果或结论是新的和最新的,这就是现状。

（四）目前研究现状与发展趋势

国内外研究现状是要求摆出已有的客观事实,这一项则要求陈述自己的主观见解。因此,重点是对最近的一些同类研究成果进行综合性评价,并在此基础上推测将要出现的势头和指出未来的方向。例如,有关这一课题的研究已经达到了什么样的地步,当前在同类研究中有何不足之处,有无相互矛盾的研究结果或结论,有待进一步阐明或解决的问题是什么,知识的空白点在哪里,推进或发展此类问题的关键何在等。在推测未来时还应指出,最近有关本课题的动向是什么,都有些什么新的苗头,正在朝哪方面前进,发展速度如何,有时还需要对当前的某些发展趋势做出估价和判断,是应该努力追赶或超过,还是应该改变研究方向。这些都需要以高度的洞察力进行观察,并用冷静的头脑进行深入分析,提出自己的独立见解。当然,所有这些认识和见解,均应与本课题的研究内容呼应起来。

（五）研究目标与内容

研究目标包括阶段的和最终的目标,即该项研究工作的段落和终点。因此,在此项中应着重说明这一研究课题最后要解决一个什么样的问题。为了解决这个问题,在研究中将分成几个步骤,都需要做些什么,拟从何处入手,重点研究哪个侧面,主攻方向是什么,到达哪一步或什么程度算是完成,将出现什么样的预期效果等。总之,要目标明确,内容具体,十分清楚地规定出自己的研究任务。

（六）研究方法

这是科研设计中一个重要的核心部分,全部内容都旨在说明"如何具体地进行研究",因此这一项实际上就是通常所说的实验设计。

1. 实验设计　是指导整个实验过程的重要依据,是达到研究目的的一项重要保证。实验设计要为验证假说选择一种最佳方案,以较少的人力、物力和时间,换取最大的科学研究成果。在正确的实验设计指导下,可使实验误差减少到最低限度,取得更多的数据资料,保证实验结果的可靠性。

实验设计方案的类型有多种,采用哪一种最合适,主要取决于研究的内容与目的。不论采用哪一种方案,均应重点说明受试对象的种类、选用标准、抽样方法、样本含量、对照分组,处理因素的性质、质量、强度、施加方法,效应观察的项目或指标、检测方法、判断标准,以及数据资料的收集方法和统计学处理方法等。为实验所制定的操作规程和记录表格,亦应在本项内容中加以说明,具体的条文和格式可附于科研设计书之后。

研究方法或其实验设计,就是针对题意并遵循科研三原则(重复、对照、随机化),对科研三要素(对象、因素、效应)进行合理安排的一个过程。

2. 病因学研究　是全科医学研究的一个重要方面,目的是寻找与疾病发生有关的各种因素,以及各因素之间相互关系及其对疾病发生和发展的影响。临床流行病学依靠概率论和统计学评价各相关因素与疾病发生的联系紧密程度,即机体暴露于某危险因素后疾病发生概率的大小。具体又可分为观察性研究和实验性研究。

医院的临床医生看到的病人往往是疾病自然史的后期,很难直接观察到危险因素暴露的早期。而全科医疗综合性和连续性服务的特点使全科医生对病人暴露的危险因素的种类和强度有详尽的了解,既可对危险因素与疾病的联系作回顾性的分析,也可作前瞻性的观察,同时应用已知的知识对已暴露于危险因素的人群发生某种疾病的概率进行预测,如预测乙肝病毒表面抗原携带者患肝癌、重度吸烟者患肺癌的可能性。全科医生作病因学研究时常采用观察性研究,研究者在不干预观察对象的情况下,观察各种可能的暴露因子是否存在,测定暴露因子对健康的影响。观察性研究可再分为描述性研究和分析性研究,观察性研究多从描述性研究开始。

3. 描述性研究　通过收集常规记录资料或通过调查资料来描述疾病(或健康问题)在时间、地点和人群的分布特征,如“糖尿病病人的年龄分布”等均属此类研究。描述性研究能提供某疾病或现象的流行病学特征的资料,有时还可提供一些病因的线索,但描述性研究只能提出假说,不能证实假说,证实假说需进行分析性研究。

4. 分析性研究　可分为现况研究、病例对照研究和队列研究。

(1) 现况研究　又称横断面研究,是流行病学研究最常用的一种方法。现况研究是研究特定时间与特定范围内人群中有关变量与疾病或健康状况的关系,其特点是在特定时间同时调查每个人是否患病和某些变量或特征(如年龄、性别、住处、职业、吸烟习惯等的情况)。患病和变量是同时存在的,因而一般不进行时间上因果关系的分析。现况研究有以下目的:① 描述疾病的分布,不同年龄、性别的患病率,或者进行社会诊断;② 描述某些变量和疾病的关系,如不同体重、血脂水平与高血压的关系;③ 作经常性疾病检测,如进行定期的高血压流行病学现况研究;④ 调查与决定暴露于某疾病危险因素的人群。

(2) 病例对照研究　是在人群中收集某种疾病病人作为病例组,随机选取与病例组性别年龄等条件相似的非该疾病人群做对照组。在两组对象中用同样方法回顾调查暴露于欲研究的危险因素及其暴露程度,对比两组的暴露状况,计算该因素与疾病的联系程度。

(3) 队列研究　是在研究时将一范围明确的人群按是否暴露于某因素分成暴露组和非暴露组,观察一定时期两组人群中某病的发病率和病死率并进行比较,以确定该暴露因素与疾病的联系。队列研究“由因及果”,是一种前瞻性研究,因此队列研究得到的结果比病例对照研究更为可靠。关于两类研究的具体方法可参看有关专著。

(七) 研究计划进度与考核指标

本项内容要求说明两个问题:① 完成整个研究课题所需要的时间。② 几项主要工作的具体进度计划（各研究阶段所要达到的目标和时间）。制订出这种指标，既便于有关方面随时进行检查，又有利于研究组各成员按部就班地进行工作，对于督促课题的如期完成很有好处。

较大的研究课题，则应以分题或阶段为单位制订出明确的进度计划，包括试验准备、人员培训、实验观察、整理资料、阶段性交流、年度小结、成果报告等，均应一一做出具体安排。交叉项目较多的进度计划，用文字叙述往往不便，可采用简单而又清楚的“进度显示表”加以表示。

（八）研究经费预算

我国的科学研究经费，过去一直是由政府有关单位以无偿科研拨款形式支付，近年随着改革的不断深入发展，这种形式正在发生着改变，在某些经济效益较为明显的科研合同中，已经出现了关于如何偿还科研经费的条文，以社会效益为主的医学科研所需经费，究竟应该采取何种形式为最佳也正在积极研究和探索之中。编制研究经费概算时，主要从仪器设备费、试剂材料费、技术协作费等几个方面加以考虑。

（九）参考文献

科研设计中常需引用一些重要的观点、数据、结论等，对此必须注明其出处，以便于审查时进行核对。供医学科学研究使用的文献检索工具种类很多，目前我国医学科研人员较常使用的检索性期刊（不包括科技图书检索和电子计算机检索）有以下几种。① 中文类：有《中文科技资料目录》（医学）、《国外科技资料目录》（医学）、《中国医学文摘》（系列）；② 英文类：有《医学索引》（美）、《医学文摘》（荷兰）、《生物学文摘》（美国）、《化学文摘》（美）、《国际药学文摘》（美）；③ 日文类：有《医学中央杂志》《科学技术文献速报》；④ 俄文类：有《医学文摘杂志》《文摘杂志》（系列）；⑤ 德文类：有《（分科）文摘》（系列）；⑥ 法文类：有《医学文摘》（系列）。

在上面所列的这些检索性刊物中，使用最频繁的是《医学索引》（IM）、《医学文摘》（EM）、《生物学文摘》（BA）、《化学文摘》（CA）。由于这 4 种检索性刊物在医学科研工作中常说常写，所以不少人习惯地将其简称为“一引三摘”或“医门把卡”（IMEMBACA）。

（十）研究资料分析与统计方法的选择

在研究的后期，需要对收集的资料或数据进行统计分析。临床研究的资料有两大类：计数资料和计量资料。在统计方法的应用上，需针对不同的数据类型和特征，同时结合研究目的与分析要求统筹考虑，不可盲目、随意地使用统计方法。例如，用于比较均值的 t 检验可以分成三类，第一类是针对单组设计定量资料的，第二类是针对配对设计定量资料的，第三类则是针对成组设计定量资料的。若是单组设计，则必须给出一个标准值或总体均值，同时，提供一组定量的观测结果，应用 t 检验的前提条件就是该组资料必须服从正态分布；若是配对设计，每对数据的差值必须服从正态分布；若是成组设计，个体之间应相互独立，两组资料均取自正态分布的总体，并满足方差齐性。之所以需要这些前提条件，是因为在这样的前提下所计算出的 t 统计量才服从 t 分布，而 t 检验正是以 t 分布作为理论依据的检验方法。

（十一）科研报告撰写方法与一般要求

对于一个研究课题来说，撰写结题报告是课题研究的最后一个程序。既要把研究得到的数据、材料有目的地进行取舍，又要把最能说明问题的材料经过统计处理形成结论；既要对材料进行由表及里、由此及彼、由浅入深的分析、推理、论证，最后得出科学的结论，又要使课题研究报告写得更加有条理，层次更加清楚，生动明快。

1. 题目　应以简练、概括、明确的语句反映所要研究的对象、领域、方向等问题。题目应能概括全篇，引人注目。

2. 导言（引言、总提、序言、前言）　简短扼要地说明研究的目的、意义、任务、时间、地点、对象、范围等。要注意将研究的目的性、针对性和必要性交代清楚，使读者了解概况，初步掌握科研报告主旨，引起关注；研究方法要详细说明，体现科学性和真实性，体现科研报告的价值。

3. 主体　这是科研报告的正文部分。这部分要把研究的大量材料经过分析整理，归纳出若干项目，分条叙述，做到数据确凿、事例典型、材料可靠、观点明确。数据如能用图示的形式表示，可以增加说服力，一目了然。最后，要写清楚科研的结果。

4. 讨论或建议　依据正文的科学分析，可以对结果从理论上进一步阐述，深入地讨论一些问题，亮出自己的观点，提出建设性的意见。

5. 结论　利用逻辑推理，归纳出结论，即交代研究了什么问题、获得什么结果、说明了什么问题。

6. 列出参考资料　即在写研究报告过程中，参考、引用了哪些资料（篇目名称、作者、出版单位、日期），目的在于对所写报告负责，并给读者提出信息，同时表示尊重资料作者的劳动。

三、全科医学科研的评价

全科医学科研主要方向是居民个体和群体健康照顾、管理和基本医疗服务，因此，全科医学科研评价体现在以下几方面：

1. 健康状况的个体评价　个体评价就是对个体的影响健康的因素进行收集、整理和分析，包括生长发育、行为发展、营养状况、家庭遗传史等。

2. 健康状况的生物学、心理学、社会学评价　生物学评价主要是从医学生物学特性方面来反映人体的健康状况，如年龄、性别、各种生理生化代谢情况等。心理学评价即采用心理学原理来反映健康状况。社会学评价目前主要从人格、智力、情感等几个方面来测量。

3. 健康危险因素的评价　就是对个体健康影响因素进行收集、整理和分析，包括个人的家庭遗传史及其特征，个人生活方式与行为，健康状况的自我评价，医学检查及环境因素的测量等。在此基础上，根据流行病学的调查结果，评价该个体具有哪些致病或影响健康的高危因素，并据此评价个体的健康状况以及给予疾病预防的各种忠告和建议。根据个体实际年龄、评价年龄和增长年龄三者间关系可将评价结果分为3种类型：① 健康型：即个体的评价年龄小于实际年龄，说明个体具有的危险因素较平均水平低，健康状况良好。② 存在危险型：个体的评价年龄大于实际年龄，说明个体存在的危险因素较平均水平高。危险因素可能是自创性的，即主要来自个人的不良行为和生活方式，如改变不良习惯，可显著地延长寿命；危险因素也可能是历史性的，即主要来自过去疾病史及家庭遗传史，个人不易降低和改变这些危险因素。③ 少量危险型：个体的实际年龄与评价年龄相近，死亡水平相当于当地的平均水平。

4. 群体评价　影响健康因素的群体评价主要是采用流行病学的调查方法,针对不同的疾病筛选出相应的危险因素,并对各种危险因素的独立作用、相互作用和联合作用做出相应的评价,从而得到这样一系列结论:本地区威胁人类健康的主要疾病是什么?与该疾病发生相关的危险因素是什么?这些危险因素之间存在着什么样的关系?采取哪些措施能有效地预防这些疾病?

5. 政策分析评价　即对环境、生物遗传、行为生活方式和医疗卫生服务等方面进行综合评价。每一种疾病其致病性或对健康的影响在这4个方面的表现和贡献都不同,从而可以得出各种疾病在这4个方面的贡献值,根据其大小排列,来决定对某种疾病预防的重点。

6. 诊断性研究的评价　各种诊断性研究(如生化、免疫、影像学)是临床医生确立诊断的重要手段,但是目前多数临床医生还是凭经验来选择诊断性试验。按循证医学的观点,诊断性实验结果的判断和应用必须有充分的科学依据,因此诊断性试验在临床推广使用前应对其进行客观评价。

诊断性试验的评价主要体现在正确性、精密性和实用性3个方面,其中正确性尤为重要。诊断性试验的正确性是指"金标准"而言的,金标准是公认的诊断方法,用以区分有病无病。

7. 治疗性研究的评价　全科医生治疗病人时不能单靠个人经验,应凭借现有的最好的科学依据来指导临床实践。同时,全科医生丰富的临床经验以及与病人广泛直接的接触又为全科医生参与对各种防治手段、药物、手术、预防措施等进行效果评价、研究赋予十分有利的条件。临床疗效的评价不外乎非随机性临床观察研究和随机对照临床试验两大类。前者包括单纯性临床观察研究、以文献为对照的病例分析研究、以历史回顾为对照的病例对照研究以及非随机病例队列性对照研究。这些传统的临床研究方法由于不设置对照或对照设置不合理,难以得出客观的、令人信服的科学结论,越来越显示出其局限性。

随机对照临床试验(randomized controlled trial,RCT)逐步显示出它的优越性和科学性,已经取代传统非随机的临床研究方法,成为考核和评价临床疗效的重要手段。随机对照临床试验要遵循以下3个原则:① 随机化原则:除处理因素(治疗)以外,很多其他因素如病人的性别、年龄、病程、病期、病理和先前的治疗,均可影响治疗结果。通过随机而不是随意手段决定病人是入选到治疗组还是对照组,便可将影响因素均衡地分配到治疗组和对照组,从而最大限度地消除选择偏倚对研究结果的影响。② 对照的原则:病人给予治疗措施后产生的治疗反应的程度,除与治疗措施有关外,还同疾病的自然史(自愈、自限或自发缓解)、病人的状况及心理反应(安慰剂效应)有关。在临床上观察到的"疗效"实际上是处理因素和非处理因素综合作用的结果。在试验中合理地设置对照组就可将非处理因素的作用在试验组和对照组中得到均衡,将治疗措施的真实作用揭示出来。③ 盲法的原则:临床试验中受试者的心理因素可影响治疗结果;试验者、评估者和分析者处于对试验方案的偏爱或偏见,试验中会自觉不自觉地施加主观影响,从而产生偏倚,使试验结果的客观性和科学性受到干扰,于是人们提出了试验分组的盲法原则。如果仅仅是受试者不知道其属于试验组或对照组,这称"单盲";如果受试者和试验者均不知道,称为"双盲";如果受试者、试验者以及主持分析者在试验结束前都不知道分组情况,则称"三盲"。以上盲法可根据试验的性质和条件选用,事实上出于伦理原因,实际工作中很少用"三盲"设计。

8. 预后判断　预后是指疾病的自然史或临床过程中，发生某一结果（如出现并发症、致残或死亡）的概率。预后判断就是对疾病发生后出现某一结果的可能性进行预测。病人的预后判断是一项十分重要的临床指标，这是因为：① 有助于医生和病人了解疾病发展的趋势和后果；② 认识影响疾病预后的主要因素，制订相应的防治方案；③ 根据疾病自然发展趋势和后果，正确评价治疗措施的效果。

全科医生在临床实践中接触的病人不少是处于疾病早期和临床前期，由于早期干预和治疗，其预后很可能不同于住院病人的预后。因此，开展对社区内早期病人预后和预后因素的判断，对指导全科医疗实践有重要意义。疾病的预后的结果变量用率来表示，如生存率、缓解率、转移率、复发率等。各种率的计算可用寿命表法或用 Kaplan-Meier 生存率估计法。临床医生所关心的是各种预后因素对预后的影响，如病人的性别、年龄、症状体征、心理和社会因素，女病人的月经和生殖状况，疾病的病理分型、临床分期，所采用的治疗措施等。研究时需对足够数量的样本（病人）进行随访，记录结果变量出现的时间，对有关预后因素作单因素或多因素分析。预后判断研究既可用于了解有关预后因素影响的大小，也可比较各种治疗措施或预防措施的有效性。

思考题

1. 全科医生规范化培训把医院各个科室轮转一遍，能不能让学员理解全科医学的真正内涵？为什么？

2. 要提高全科医学培训的社区实践效果和社区实践基地师资的带教能力，你有怎样的意见或建议？

3. 全科医生如何在社区开展科学研究工作？

（王　静　任光圆）

第十九章　全科医疗中的法律法规与伦理

学习提要：

近年来，我国先后制定颁发了一系列卫生法律法规，使卫生领域基本上做到了有法可依，卫生事业走上了法制化的轨道，为保障公民身体健康和生命安全、为医学科学和卫生事业的发展提供了有效的法律保障。本章主要介绍了全科医疗中的有关卫生法律法规与伦理学等方面的内容，包括《执业医师法》《母婴保健法》《药品管理法》《传染病防治法》等相关卫生法律内容及其法律责任；《医疗事故处理条例》内容及其法律责任，医疗事故概念、等级划分、预防与处置、技术鉴定等内容；医学道德的原则、规范和范畴，临床道德、预防保健道德的要求；患者自主决定权、知情同意权、隐私权和保守秘密等常见的伦理问题及其处理。通过本章学习，要求掌握《执业医师法》及《医疗事故处理条例》等卫生法律法规的主要内容，掌握患者的自主决定权、隐私权和知情同意权的内容及其保护，了解医学道德的原则、规范和范畴。

随着社会主义市场经济体制的逐步建立，社会主义法制建设也在不断地发展和完善。医务人员在法制社会中从事医疗服务工作，应受到法律的保护和约束，也应了解医患之间的权利与义务。在具备良好的医德与精湛的医术之外，尚需熟知与本身业务有关的法律法规知识和医学伦理，特别对从事社区卫生服务的医务人员更应全面掌握，这样才能保障自己合法的医疗行为和维护社区居民的正当权益，提高医疗服务质量。

第一节　全科医疗中的有关法律

目前由全国人民代表大会（简称人大）及其常务委员会（简称常委会）制定颁布了《药品管理法》《国境卫生检疫法》《传染病防治法》《红十字会法》《母婴保健法》《食品安全法》《献血法》《执业医师法》《职业病防治法》《精神卫生法》和《人口与计划生育法》11 部法律；国务院制定了《医疗器械监督管理条例》《医疗事故处理条例》《中医药管理条例》和《突发公共卫生事件应急条例》等 30 多件行政法规；原卫生部、食品与药品监督管理局等部门制定了 400 多件部门规章；此外，原卫生部还制订了约 1 500 个卫生标准；省、自治区、直辖市和较大的市制定了一系列有关医药卫生方面的地方性法规、规章。我国的卫生领域基本上做到了有法可依，卫生事业走上了法制化的轨道，为保障公民身体健康和生命安全、为医学科学和卫生事业的发展提供了有效的法律保障。

与全科医学有关的法律主要有以下几种,择要进行介绍。

一、执业医师法

《中华人民共和国执业医师法》(以下简称《执业医师法》)于 1998 年 6 月 26 日第九届全国人大常委会三次会议通过,并自 1999 年 5 月 1 日起施行。

(一)医师的考试和注册

国家实行医师资格考试和执业注册制度。医师资格考试分为执业医师资格考试和执业助理医师资格考试。《执业医师法》第九条规定具有下列条件之一的,可以参加执业医师资格考试:① 具有高等学校医学专业本科以上学历,在执业医师指导下,在医疗、预防、保健机构中试用期满 1 年的。② 取得执业助理医师执业证书后,具有高等学校医学专科学历,在医疗、预防、保健机构中工作满 2 年的;具有中等专业学校医学专业学历,在医疗、预防、保健机构中工作满 5 年的。第十条规定有高等学校医学专科学历或者中等专业学校医学专业学历,在执业医师指导下,在医疗、预防、保健机构中试用期满 1 年的,可以参加执业助理医师资格考试。

考试的内容和办法由国务院卫生行政部门制定。取得执业医师资格的,可以向所在地县级以上人民政府卫生行政部门申请注册。注册后,持有医师执业证书,可以在医疗、预防、保健机构中按照注册的执业地点、执业类别、执业范围执业,从事相应的医疗、预防、保健业务。未经注册,不得从事医师执业活动。

(二)医师执业规则

1. 医师在执业活动中享有的权利　① 在注册的执业范围内,进行医学诊查、疾病调查、医学处置、出具相应的医学证明文件,选择合理的医疗、预防、保健方案;② 按照国务院卫生行政部门规定的标准,获得与本人执业活动相当的医疗设备基本条件;③ 从事医学研究、学术交流,参加专业学术团体;④ 参加专业培训,接受继续医学教育;⑤ 在执业活动中,人格尊严、人身安全不受侵犯;⑥ 获取工资报酬和津贴,享受国家规定的福利待遇;⑦ 对所在机构的医疗、预防、保健工作和卫生行政部门的工作提出意见和建议,依法参与所在机构的民主管理。

2. 在执业活动中要履行的义务　① 遵守法律、法规,遵守技术操作规范;② 树立敬业精神,遵守职业道德,履行医师职责,尽职尽责为患者服务;③ 关心、爱护、尊重患者,保护患者的隐私;④ 努力钻研业务,更新知识,提高专业技术水平;⑤ 宣传卫生保健知识,对患者进行健康教育。

3. 医师执业规则　① 医师实施医疗、预防、保健措施,签署有关医学证明文件,必须亲自诊查、调查,并按照规定及时填写医学文书,不得隐匿、伪造或者销毁医学文书及有关资料。医师不得出具与自己执业范围无关或者与执业类别不相符的医学证明文件。② 对急危症患者,医师应当采取紧急措施及时进行诊治;不得拒绝急救处置。③ 医师应当使用经国家有关部门批准使用的药品、消毒药剂和医疗器械。除正当诊断外,不得使用麻醉药品、医疗用毒性药品、精神药品和放射性药品。④ 医师应当如实向患者或者其家属介绍病情,但应注意避免对患者产生不利后果。医师进行实验性临床医疗,应当经医院批准并征得患者本人或者其家属同意。⑤ 医师不得利用职务之便,索取、非法收受病人财物或者牟取其他不正当利益。⑥ 遇有自然灾害、传染病流行、突发重大伤亡事故及其他严重威胁人民生命健康的紧急情况时，医师应当服从县级以上人民政府卫生行政部门的调遣。⑦ 医师发生医疗事故或者发现传染病疫情时，应当依照有关规定及时向所在机构或者卫生行政部门报告。发现患者涉嫌伤害事件或者非正常死亡时，应当按照有关规定向有关部门报告。第三十条规定执业助理医师应当在执业医师的指导下，在医疗、预防、保健机构中按照其执业类别执业。在乡、民族乡、镇的医疗、预防、保健机构中工作的执业助理医师，可以根据医疗诊治的情况和需要，独立从事一般的执业活动。

4. 医师的法律责任　第三十七条规定医师在执业活动中，有下列行为之一的，由县级以上人民政府卫生行政部门给予警告或者责令暂停 6 个月以上 1 年以下执业活动；情节严重的，吊销其医师执业证书；构成犯罪的，依法追究刑事责任。包括：① 违反卫生行政规章制度或者技术操作规范造成严重后果的；② 由于不负责任延误危急重症患者的抢救和诊治造成严重后果的；③ 造成医疗责任事故的；④ 未经亲自诊查、调查，签署诊断、治疗、流行病学等证明文件或者有关出生、死亡等证明文件的；⑤ 隐匿、伪造或者擅自销毁医学文书及有关资料的；⑥ 使用未经批准使用的药品、消毒药剂和医疗器械的；⑦ 不按照规定使用麻醉药品、医疗用毒性药品、精神药品和放射性药品的；⑧ 未经患者或者其家属同意，对患者进行实验性临床医疗的；⑨ 泄露患者隐私造成严重后果的；⑩ 利用职务之便，索取、非法收受患者财物或者牟取其他不正当利益的。

（三）医师考核和培训

《执业医师法》规定按照医师执业标准，要对医师的业务水平、工作成绩和职业道德状况进行定期考核，考核结果报告准予注册的卫生行政部门备案。考核不合格者，责令其暂停执业活动 3~6 个月，并接受培训和继续医学教育，再次考核合格者继续执业；不合格者收回医师执业证书。

此外，医学专业毕业生在毕业第 1 年后未取得医师资格的，可以在执业医师指导下进行临床实习，但不得独立从事临床活动，包括不得出具任何形式的医学证明文件和医学文书。

二、母婴保健法

为了保障母亲和婴儿的健康，提高出生人口素质，《中华人民共和国母婴保健法》由第八届全国人大常委会通过，自 1995 年 6 月 1 日起施行。

1. 婚前保健　医疗保健机构为公民提供婚前保健服务。婚前保健服务包括下列内容：① 婚前卫生指导：关于性卫生知识、生育知识和遗传病知识的教育；② 婚前卫生咨询：对有关婚配、生育保健等问题提供医学意见；③ 婚前医学检查：对准备结婚的男女双方可能患影响结婚和生育的疾病进行医学检查。婚前医学检查包括对严重遗传性疾病、指定传染病、有关精神病的检查。经婚前医学检查，对患指定传染病在传染期内或者有关精神病在发病期内的，医师应当提出医学意见，准备结婚的男女双方应当暂缓结婚。经婚前医学检查，对诊断患医学上认为不宜生育的严重遗传性疾病的，医师应当向男女双方说明情况，提出医学意见，经男女双方同意，采取长效避孕措施或者施行结扎手术后不生育的可以结婚，但《中华人民共和国婚姻法》规定禁止结婚的除外。接受婚前医学检查的人员对检查结果持有异议的，可以申请医学技术鉴定，取得医学鉴定证明。

自2003年10月1日《婚姻登记条例》实施以来，由于实行自愿婚前医学检查制度，全国婚前保健工作出现了新的情况，婚检人数下降，与此同时，妊娠期检查发现传染病和影响妊娠的疾病有所上升。婚前医学检查由强制改为自愿，这种变化体现了人文关怀的精神，也体现了某种程度上的社会进步，但推行自愿婚检后，更需要人们自觉婚检。婚前医学检查项目包括询问病史、体格检查、常规辅助检查和其他特殊检查。检查女性生殖器官时应作肛门腹壁双合诊，如需作阴道检查，需征得本人或家属同意后进行。除处女膜发育异常外，严禁对其完整性进行描述。对可疑发育异常者，应慎重诊断。常规辅助检查应进行胸部透视、血常规、尿常规、梅毒筛查、肝功能和乙肝表面抗原检测，女性阴道分泌物滴虫、真菌检查。其他特殊检查如乙型肝炎血清学标志检测、淋病、艾滋病、支原体和衣原体检查、精液常规、B型超声、乳腺、染色体检查等，应根据需要或自愿原则确定。

2. 孕产期保健　医疗保健机构为育龄妇女和孕产妇提供孕产期保健服务。孕产期保健服务包括：① 母婴保健指导：对孕育健康后代以及严重遗传性疾病和碘缺乏病等地方病的发病原因、治疗和预防方法提供医学意见；② 孕妇、产妇保健：为孕妇、产妇提供卫生、营养、心理等方面的咨询和指导以及产前定期检查等医疗保健服务；③ 胎儿保健：为胎儿生长发育进行监护，提供咨询和医学指导；④ 新生儿保健：为新生儿生长发育、哺乳和护理提供医疗保健服务。经产前检查医师发现或者怀疑胎儿异常的，应当对孕妇进行产前诊断。经产前诊断有下列情形之一的，医师应当向夫妻双方说明情况，并提出终止妊娠的医学意见：① 胎儿患严重遗传性疾病的；② 胎儿有严重缺陷的；③ 因患严重疾病，继续妊娠可能危及孕妇生命安全或者严重危害孕妇健康的。施行终止妊娠或者结扎手术，应当经本人同意并签署意见。

3. 法律责任　未取得国家颁发的有关合格证书，从事婚前医学检查、遗传病诊断、产前诊断、医学技术鉴定、施行终止妊娠手术、出具有关医学证明的，县级以上卫生行政部门可以根据情节给予警告或者处以罚款；未取得国家颁发的有关合格证书，施行终止妊娠手术或者采取其他方法终止妊娠，致人死亡、残疾、丧失或者基本丧失劳动能力的，依照刑法追究刑事责任；从事母婴保健工作的人员违反规定，出具有关虚假医学证明或者进行胎儿性别鉴定的，由医疗保健机构或者卫生行政部门根据情节给予行政处分；情节严重的依法取消执业资格。

三、药品管理法

《药品管理法》是专门规范药品研制、生产、经营、使用和监督管理的法律。原《药品管理法》自1985年7月1日起实施以来，对于保证药品的质量，保障人民用药安全、有效，打击制售假药、劣药发挥了重要作用。随着我国改革的不断深化，对外开放的逐步扩大，药品的监督管理工作中出现了一些新情况、新问题。2001年2月28日，第九届全国人大常委会二十次会议对其进行了修订，修订后的《中华人民共和国药品管理法》自2001年12月1日起施行。其主要内容包括：

1. 医疗机构的药剂管理　根据临床需要采购药品、自制制剂、贮存药品、分发药品、进行药品的质量管理和经济管理。从4个主要方面进行了规定：① 从事医疗机构药剂技术工作的人员规定：医疗机构必须配备依法经过资格认定的药学技术人员。非药学技术人员不得直接从事药剂技术工作。② 医疗机构制剂许可证的审批、品种审批及使用管理规定：无《医疗机构制剂许可证》的，不得配制制剂。医疗机构配制的制剂，不得在市场销售。③ 采购及保存药品管理的规定：医疗机构购进药品，必须建立并执行进货检查验收制度，验明药品合格证明和其他标识；不符合规定要求的，不得购进和使用。④ 调配处方规定：医疗机构的药剂人员调配处方，必须经过核对，对处方所列药品不得擅自更改或者代用。对有配伍禁忌或者超剂量的处方，应当拒绝调配；必要时，经处方医师更正或者重新签字方可调配。

2. 药品管理　国家对麻醉药品、精神药品、医疗用毒性药品、放射性药品实行特殊管理，对药品实行处方药与非处方药分类管理制度。禁止生产（包括配制）、销售假药、劣药。有下列情形之一的为假药：药品所含成分与国家药品标准规定的成分不符的或以非药品冒充药品或者以他种药品冒充此种药品的。有下列情形之一的药品按假药论处：① 国务院药品监督管理部门规定禁止使用的；② 依照本法必须批准而未经批准生产、进口，或者依照本法必须检验而未经检验即销售的；③ 变质的；④ 被污染的；⑤ 使用依照本法必须取得批准文号而未取得批准文号的原料药生产的；⑥ 所标明的适应证或者功能主治超出规定范围的。药品成分的含量不符合国家药品标准的为劣药。有下列情形之一的药品按劣药论处：① 未标明有效期，或者更改有效期的；② 不注明或者更改生产批号的；③ 超过有效期的；④ 直接接触药品的包装材料和容器未经批准的；⑤ 擅自添加着色剂、防腐剂、香料、矫味剂及辅料的；⑥ 其他不符合药品标准规定的。

3. 法律责任　分为行政责任、刑事责任和民事责任 3 种。行政责任指有关单位和个人在国家行政管理中应履行的义务和应承担的责任；刑事责任指违反国家刑法的犯罪行为在法律上应负的责任，主要指制造贩卖假药的（劣药可比照），包括个体户和单位直接责任人员，他们以营利为目的，危害人民健康；民事赔偿责任是侵害他人权益该负的责任。《药品管理法》规定“违反本法，造成中毒事故的，致害单位或个人应当负损害赔偿责任”。

四、传染病防治法

1989 年制订的《中华人民共和国传染病防治法》已由第十届全国人大常委会十一次会议 2004 年 8 月 28 日修订通过，自 2004 年 12 月 1 日起施行。国家将传染病防治工作纳入国民经济和社会发展计划，加强基层传染病防治体系建设，对从事传染病预防、医疗、科研、教学、现场处理疫情的人员，以及在生产、工作中接触传染病病原体的其他人员，有关单位应当按照国家规定，采取有效的卫生防护措施和医疗保健措施，并给予适当的津贴。造成传染病传播、流行或者其他严重后果的，对负有责任的主管人员和其他直接责任人员，依法给予行政处分；构成犯罪的，依法追究刑事责任。单位和个人违反规定，导致传染病传播、流行，给他人人身、财产造成损害的，应当依法承担民事责任（详见第十七章）。

第二节　全科医疗中的有关法规

与全科医疗相关的法规很多，本节重点介绍《医疗事故处理条例》。1987 年 6 月 29 日国务院发布了《医疗事故处理办法》，1988 年卫生部相继制定了《关于医疗事故处理办法若干问题的说明》《医疗事故分级标准（试行草案）》。2002 年 4 月 4 日国务院第 351 号令公布了修订后的《医疗事故处理条例》（下称《条例》），于 2002 年 9 月 1 日起正式实施，该条例是目前处理医疗事故的主要法律依据。

一、医疗事故的概念与等级

医疗事故是指医疗机构及其医务人员在医疗活动中,违反医疗卫生管理法律、行政法规、部门规章和诊疗护理规范、常规,过失造成患者人身损害的事故。

根据对患者人身造成的损害程度,医疗事故分为4级。一级医疗事故指造成患者死亡、重度残疾的;二级医疗事故指造成患者中度残疾,器官组织损伤导致严重功能障碍的;三级医疗事故指造成病人轻度残疾,器官组织损伤导致一般功能障碍的;四级医疗事故指造成患者明显人身损害的其他后果的。

二、医疗事故的预防与处置

1. 医疗事故的预防　《条例》特别强调了对医疗事故的预防,要求各级医疗机构及其医务人员在医疗活动中,必须严格遵守医疗卫生管理法律、行政法规、部门规章和诊疗护理技术操作常规,恪守医疗服务职业道德。医疗机构应对其医务人员进行上述知识的培训和教育工作。同时,医疗机构应当设置医疗服务质量监控部门或者配备专(兼)职人员,具体负责监督本医疗机构的医务人员的医疗服务工作,检查医务人员的执业情况,接受患者对医疗服务的投诉。医疗机构应当制定防范、处理医疗事故的预案,预防医疗事故的发生,减轻医疗事故所造成的损害后果。

2. 病历资料的书写、保管、查阅、复制和封存　病历资料又称病案,是对患者的疾病发生、发展情况及医务人员对患者的疾病诊断、检查和治疗情况的客观记录,同时也是一种重要的书证,在医患之间就患者的诊断和治疗问题发生争议时,病历资料对于认定医疗机构是否存在医疗过失起着其他证据难以替代的证明作用。《条例》就病历资料的书写、保管、查阅、复制和封存进行了详细的规定,尤其是允许患者查阅并复制病历具有重大的意义,被人们视为对患者权益保护的最重要象征。

《条例》规定患者有权复印或者复制其部分病历资料,包括门诊病历、住院志、体温单、医嘱单、化验单(检验报告)、医学影像检查资料、特殊检查同意书、手术同意书、手术及麻醉记录单、病理资料、护理记录以及国务院卫生行政部门规定的其他病历资料。这对于保护患者的利益,提高医疗服务过程的透明度,减少医患之间不必要的误解具有非常重要的意义。

《条例》还明确规定了病历资料的封存与启封程序。即在发生医疗事故争议时,患者的死亡病历讨论记录、疑难病例讨论记录、上级医师查房记录、会诊记录、病程记录应当在医患双方在场的情况下封存和启封,并由医疗机构负责保管。根据《条例》规定,患者的医疗病历资料由医疗机构书写并由其加以保管。医务人员应当及时书写病历,但因抢救急危症患者,未能及时书写病历的,有关医务人员应当在抢救结束后6 h内据实补记,并加以注明。严禁医务人员涂改、伪造、隐匿、销毁病历资料,否则将会受到行政处分,严重者将会受到卫生行政部门吊销执业许可证或执业医师资格的行政处罚。与此同时,《条例》亦规定患者及其家属不得抢夺病历。

3. 医疗事故的报告制度　《条例》明确规定,医务人员在医疗活动中发生或者发现医疗事故、可能引起医疗事故的医疗过失行为或者发生医疗事故争议的,应当立即向所在科室负责人报告,科室负责人应当及时向本医疗机构负责医疗服务质量监控的部门或者专(兼)职人员报告;负责医疗服务质量监控的部门或者专(兼)职人员接到报告后,应当立即进行调查、核实,将有关情况如实向本医疗机构的负责人报告,并向患者通报、解释。发生重大医疗过失行为的,如导致3人以上人身损害后果的,导致患者死亡或者可能为二级以上的医疗事故的,医疗机构应当在12 h内向所在地卫生行政部门报告。

4. 可疑物品的封存与检验　在解决医疗纠纷过程中,尤其是在诉讼程序中,除了病历资料外,相关的物证亦有重要的作用,如可疑药物、容器、器械等物品。因此,《条例》规定在疑似输液、输血、注射、药物等引起不良后果时,医患双方应当共同对现场实物进行封存和启封。对于需要检验的,由双方共同商定或由卫生行政部门指定检验机构进行检验。对于疑似输血引起不良后果的,医疗机构还应当通知提供该血液的采供血机构派员到场。

三、医疗事故的技术鉴定

医疗事故的鉴定结果,是事故处理最直接同时也是最重要的依据。《条例》在鉴定主体和鉴定程序上有了较为详细的规定,其中很多体现了"程序公正"。

1. 将鉴定主体由过去卫生行政部门设置的"医疗事故技术鉴定委员会"改为"医学会",明确规定设区的市级地方医学会和省、自治区、直辖市直接管辖的县(市)地方医学会负责组织首次医疗事故技术鉴定工作。省、自治区、直辖市地方医学会负责组织再次鉴定工作。由于医学会地位的相对独立性,由它来负责医疗事故鉴定,不仅可以克服以往医疗机构实质上的"自我鉴定弊端",还可以发挥医学会会员众多,技术权威的优势,有助于提高事故鉴定的权威性和公正性。此外还特别规定,涉及病员死因、伤残等级鉴定的,应当有法医参加,这一规定无疑为重大医疗事故的鉴定提供了更为可靠的保障。

2.《条例》对鉴定中可能涉及公正问题的程序做了明确规定。这些规定体现在,一是建立鉴定专家库,鉴定成员从专家库中随机抽取,专家库的成员不受地域限制,这就防止了纠纷双方利用熟人优势或者拉拢个别专家的可能性。二是规定鉴定委员会的组成人员应该是单数,实行合议制。这样能有效防止个别"权威专家"的一言堂,更具公平色彩。三是对鉴定成员回避制度作了更完备的明确规定,增加了"与医疗事故争议当事人有其他关系,可能影响公正鉴定的"应当回避的规定。

由于医疗活动的特殊性和天然的风险,将所有的患者死亡或者伤残的后果全部归咎于医疗机构有失偏颇。因此,《条例》第三十三条规定有下列情形之一的,不属于医疗事故:① 在紧急情况下为抢救垂危患者生命而采取紧急医学措施造成不良后果的;② 在医疗活动中由于患者病情异常或者患者体质特殊而发生医疗意外的;③ 在现有医学科学技术条件下,发生无法预料或者不能防范的不良后果的;④ 无过错输血感染造成不良后果的;⑤ 因患方原因延误诊疗导致不良后果的;⑥ 因不可抗力造成不良后果的;⑦ 非法行医造成不良后果的。这无疑将减少患者向医疗机构无理取闹的情形,有助于维护医疗机构的正常工作秩序和医护人员的人身权利。

四、医疗事故的赔偿

发生医疗事故的赔偿等民事责任争议,医患双方可以协商解决;不愿意协商或者协商不成的,当事人可以向卫生行政部门提出调解申请,也可以直接向人民法院提起民事诉讼。关于赔偿的数额和标准,第四十九条规定医疗事故赔偿应当考虑下列因素,确定具体赔偿数额:① 医疗事故等级。② 医疗过失行为在医疗事故损害后果中的责任程度。③ 医疗事故损害后果与患者原有疾病状况之间的关系。

此外,非法行医造成患者人身损害的不属于医疗事故,触犯刑律的依法追究刑事责任;有关赔偿由受害人直接向人民法院提起诉讼。

第三节　全科医疗中的有关伦理

医学伦理学(medical ethnics)是运用一般伦理学原则解决医疗卫生服务实践和医学发展过程中的医学道德问题和医学道德现象的学科,它作为一门学科,既是伦理学的一个分支,又是医学的一个重要组成部分,是伦理学与医学相互交叉的边缘学科,重点研究预防医学、临床医学和医学科学研究中的人与人、人与社会、人与自然关系的所应遵循的伦理原则和行为规范等道德问题,研究如何将这些原则和规范在医务界形成自觉的行动和坚定的信念,并在长期的医学实践中起导向作用。

一、医学道德的原则、规范和范畴

医学道德(简称医德)是一种职业道德,一般是指医疗卫生服务实践中的道德现象和道德关系,是社会一般道德在医学领域中的具体表达,是医务人员自身的道德品质和调节医务人员与患者、他人、集体及社会之间的关系的行为规则、规范的总和。

医德的原则是医学领域中调整个人与个人之间、个人与集体之间和社会之间关系所应遵循的根本准则,它统率着医德的一切规范和范畴,贯穿医德发展过程的始终,是衡量医务人员的个人行为和道德品质的最高道德标准。医德的基本原则是:防病治病,救死扶伤,实行人道主义,全心全意地为人民健康服务。

医德规范是医务人员道德行为和道德关系的普遍规律的反映,是在医德基本原则指导下制定的具体行为准则,是评价医务人员行为是否道德的具体标准。医德规范作为所有医务人员共同遵循的行为准则,其内容非常丰富,主要在4个方面规定了医务人员进行医学活动的基本规范:① 处理医患关系的基本规范;② 处理医医关系的基本规范;③ 处理医社(即医生与社会)关系的基本规范;④ 落实医德基本规范的根本动力在医德自律。

医德范畴是医德实践的总结和概括,是医疗过程中人自身以及人的本质关系的反映,是一般道德范畴在医学活动中的特殊体现。它作为一种信念存在于医务人员的内心,指导和规范其行为。医德范畴既受医德基本原则和规范的制约,又是医德基本原则和规范的必要补充,它包括义务与责任、情感与良心、幸福与荣誉、功利与公益、守密与节操等方面内容。

二、临床道德

医务人员除应遵守医德的基本原则和一般规范外,还应恪守与本专业医疗活动相适应的道德规范要求。

1. 问诊的道德要求　举止端庄,态度和蔼;语言得当,通俗易懂;耐心体贴,循循善诱;专心致志，慎言守密。

2. 体检的道德要求　全面系统，严肃认真；尊重病人，爱护病体。

3. 辅助检查的道德要求　综合考虑，合理选择；全面分析，科学判断；严谨求实，及时准确。

4. 疾病治疗的基本道德要求　及时迅速，果断主动；准确可靠，科学规范；择优选择，合理施治；以人为本，病人至上。

三、预防保健道德

预防保健道德是在预防保健职业活动中，调整预防保健人员与人群、环境、社会以及预防保健人员之间关系的行为准则和规范。它既伴随着人类的进步和预防保健医学的发展而逐步完善，又反过来推动着预防保健医学不断地向前发展。

预防医学道德的要求是主动服务，甘于奉献，高度负责，团结协作。

四、常见的伦理问题及处理

1. 自主决定权　患者作为一个完整的能够承担民事责任的公民，是享有自主权的。患者自主决定权是指具有行为能力并处于医疗法律关系中的患者，在寻求医疗服务的过程中，经过自主思考，就关于自己病情和健康问题所做出的合乎理性和价值观的决定，并根据决定采取负责的行动。自主决定权是患者权利中一种最基本的权利，是保障其生存与健康的基本条件，是医疗活动中权利制衡、防止医务人员滥用权利的重要因素，也是医学人道主义的重要内容之一。患者的自主权包括选择医院的权利、选择医生的权利以及选择医疗方案的权利等。在患者完全清醒并能自主做出判断的时候，这些权利就应该充分得到尊重。在患者不能行使这些权利的时候，医务人员也应该征求其家属的意见。患者对医生的诊治手段（包括人体试验）有权知道其作用、成功率或可能发生的并发症等危险，在患者同意后方可实施。患者也有权拒绝某一诊治手段和人体试验。这些有关患者知情同意权的规定同时也是对患者自主权利的认可和保护。自主决定权的内容，主要包括：

（1）有权自主选择医疗单位、医疗服务方式和医务人员。

（2）有权自主决定接受或不接受任何一项医疗服务，特殊情况下如患者生命危急、神志不清不能自主表达意见可由患者家属决定。

（3）有权拒绝非医疗性活动。

（4）有权决定出院时间。但患者只能在医疗终结前行使此权利，且必须签署一项声明或说明，说明患者的出院与医疗单位判断相悖。

（5）有权决定转院治疗，但在病情极不稳定或随时有危及生命可能的情况下，应签署一份书面文件，说明在临床医师的充分说明和理解基础上做出的决定。

（6）有权根据自主原则自付费用与其指定的专家讨论病情。

（7）有权拒绝或接受任何指定的药物、检查、处理或治疗，并有权知道相应的后果。

（8）有权自主决定其遗体或器官如何使用。

（9）有权享受来访及与外界联系，但应在遵守医院规章制度的基础之上。

（10）其他依法应当由患者自主决定的事项。需要指出的是，患者在行使自主权的同时，必须积极配合医生的治疗，否则难以获得理想的疗效。而且，患者的自主权并不是无限制性的自主权，它以不违背法律、法规、政策等和社会公共利益、社会公共道德为前提。如果患者的自主权与上述前提发生矛盾，我们应该拒绝患者的"非分选择"。如烈性传染病、严重精神病发病期间等情况下，患者的入院治疗、出院、转院等均必须服从国家法律规定强行隔离治疗和医务人员的管理和医嘱，有权拒绝违背计划生育政策的患者的生育要求等。还有一种最常见的自主权问题，就是患者死亡权利。关于安乐死的讨论，旷日持久，却至今尚无定论。患者觉得要结束自己的生命时，医务人员应该怎么做，是一个技术与伦理的悖论，恐怕真的只有具体问题具体对待。

2. 知情同意权　是指患者有权知晓自己的病情，并可以对医务人员所采取的医疗措施决定取舍。知情同意的实质是患方在实施患者自主权的基础上，向医方进行医疗服务授权委托的行为。知情同意权是由知情、理解、同意 3 个要素所构成，其中理解是知情同意权实施的最重要的因素。从完整意义上来说，知情同意权包括了解权、被告知权、选择权、拒绝权和同意权，是患者充分行使自主权的前提和基础。患者对自己的疾病、健康状况与医疗人员对自己健康状况做出的诊断、分析，将支付或已支付的医疗费用，即将接受的检查项目、实施的药物治疗、物理治疗、手术治疗等目的和要求，存在的积极意义和危害性概率、后果类型，医院医疗、护理、保障系统管理的规章制度等有真实被告知的权利，并在充分理解这些医学信息对自身疾病治疗和维持健康状态的积极与消极作用的基础上，有权做出同意、拒绝的决定。如果出现夸大或缩小医学信息，误导、欺骗或隐瞒就医者的告知行为，那么就医者在错误理解的基础上做出的错误决定则视为无效。知情同意的内容与范围包括：

（1）根据《医疗机构管理条例》第二十六条规定，医疗机构必须将《医疗机构执业许可证》、治疗科目、治疗时间和收费标准悬挂于明显处所。

（2）根据《医疗机构管理条例》第三十条规定，医疗机构工作人员上岗工作必须佩带载有本人姓名、职务或者职称的标牌。

（3）根据《医疗机构管理条例》第三十三条规定，医疗机构实施手术、特殊检查、特殊治疗时，必须征得患者同意，并应当取得其家属或者关系人同意并签字。

所谓特殊检查、特殊治疗，按照《医疗机构管理条例实施细则》第八十八条规定，是指下列情形之一的检查和治疗：① 有一定危险性，可能产生不良后果的诊断、治疗活动；② 由于患者体质特殊或者病情危重，可能对患者产生不良后果和危险的检查与治疗；③ 临床试验性检查和治疗；④ 收费可能对患者造成较大经济负担的检查和治疗。

根据临床医学实践，下列诊疗活动应该充分告知、征得患者或患者家属的同意：① 构成对躯体侵袭性伤害的治疗方法与手段；② 需要患者承担痛苦的检查项目；③ 使用药物的毒副作用和个体素质反应差异性；④ 需要患者暴露隐私部；⑤ 从事医学科研和教学活动的；⑥ 需要对患者实施行为限制的。

此外，患方依法享有医疗费用知情权，并要求逐项做出解释；有权提前得到通知，告知他（她）由第三方支付医疗费用的补助已经终止；有权知悉医院规章制度中与其利益有关的内容。

3. 隐私权和保守秘密　隐私作为人权的概念最早见于美国，距今已有百年历史，1974 年美国制订出专门的《隐私法》。我国法律规定公民的名誉受法律保护，凡是书面、口头等形式宣传他人隐私者，被认定是侵害公民名誉权的行为，要受到法律制裁。《执业医师法》第二十二条第三项也规定了医师应“保护患者的隐私”，规定医师在执业活动中，泄露患者的隐私，造成严重后果，由县级以上政府卫生行政部门给予警告或者责令暂停6个月以上1年以下执业活动；情节严重的吊销执业证书；构成犯罪的依法追究刑事责任。《母婴保健法》第三十四条规定，从事母婴保健工作的人员应当严格遵守执业道德，为当事人保守秘密。《传染病防治法实施办法》第四十三条规定，医务人员未经县级以上政府卫生行政部门批准，不得将就诊的淋病、梅毒、麻风、艾滋病病人和艾滋病病原携带者家属的姓名、住址和个人病史公开。对于医学领域隐私的概念，一般认为是指在不妨碍他人与社会利益的前提下，患者个人内心与身体中存在的不愿让别人知晓的秘密，这些秘密主要包括：① 患者身体存在的生理特点、生殖系统、生理缺陷或影响其社会形象、地位、从业的特殊疾病。② 患者既往的疾病史、生活史、婚姻史。③ 患者的家族疾病史、情感史。④ 患者的人际关系状况、财产及其他经济能力状况等。

保护患者的隐私，实际上就是要尊重患者的人格。由于医学治疗的特殊性，患者必须向医务人员陈述家族和自己的疾病史，展现自己的隐私部位，介绍自己的工作人际关系及心理状况等不愿意对外公开的个人资料和秘密。这些隐私资料的公开将严重地侵犯患者的名誉权、人格权，给患者的政治生命、工作、家庭生活、爱情等方面造成经济上和精神上的损害。患者对于自己生理、心理和家庭等方面的隐私，有权要求医务人员保密。只有如此，患者才能在疾病的诊治过程中，如实地陈述既往病史、家族史和婚姻史，把自己身体的、内心的隐秘放心地告诉医务人员，才能够建立起良好的、信任的医患关系。

思考题

1. 简要阐述医师的执业规则。

2. 简要阐述医疗事故处理过程中关于病历资料的书写、保管、查阅、复制和封存等主要内容。

3. 作为医务人员，应该如何保护患者的隐私权？

（赵志军　刘　伟）

第二十章 全科医疗质量管理

学习提要：

本章主要讨论了全科医疗质量管理，包括质量、医疗质量与全科医疗质量的概念；全科医疗质量特点、要素；全科医疗质量管理的概念、内容与方法；全科医疗质量评价目标、指标体系与评价方法。通过本章学习，要求掌握全科医疗质量的概念及其特点，熟悉质量、医疗质量的概念，熟悉医疗质量构成要素，掌握全科医疗质量管理的概念及其主要内容，了解全面质量管理概念与特点，掌握戴明环的概念及其在全科医疗质量管理中的运用要点，了解全科医疗服务标准化体系，熟悉全科医疗质量控制方法，了解全科医疗质量评价目标、指标及其方法。

全科医疗质量（general medical treatment quality）指全科医疗服务机构向社区居民提供的医疗服务效果的优劣程度。全科医疗质量要素包括全科医疗的基础质量、环节质量与终末质量，有内容广泛、范围广大、影响因素复杂、学科综合、质量相对、质量敏感等特点。

第一节 概 述

一、质量、医疗质量和全科医疗质量

1. 质量（quality） 是指产品或服务所固有的一组能够满足人们需要的规定要求的特征或特性的总和。满足要求的程度愈高，质量就愈好，反之则愈差。质量具有可分析性和可鉴定性的特点，如医疗质量的时间性、安全可靠性和治疗的有效性以及费用的经济性。只有质量要素及其管理因素所决定的质量才属于质量范围，产品质量特性一般由性能、可靠性、维修性、安全性、适应性、经济性和时间性组成。卓越的质量就是将合适的产品或服务，以合适的价格、在合适的场合提供给合适的消费者。凡科学技术尚不能控制的因素所致的不良后果，均不属于质量范围。一切不符合质量标准和技术操作规程的现象都是质量缺陷，有无质量缺陷是区分质量合格与否的界限。

在社区卫生服务质量管理体系中，通常所指的"产品"是指向社区居民提供的医疗、预防、保健、健康教育与健康促进、康复、计划生育技术指导及其相关的辅助服务，"顾客"是指社区居民、家属及社会相关利益者，"过程"是指向社区居民提供的医疗、预防、保健、健康教育与健康促进、康复、计划生育技术指导及其相关的辅助服务各个工作环节的活动。

2. 医疗质量（medical treatment quality） 是指医疗机构向社会提供医疗服务效果的优劣程度，代表着医疗机构的医疗服务质量，一般包括医疗的安全性、诊断的正确性和及时性、治疗

的合理性、护理的周密性、患者心理满足程度、医疗工作效率和效益性等方面内容，目的在于保护、恢复和提高患者健康，促进医疗机构的组织结构、服务流程和诊疗结果这三个层面的质量提高，并减少医疗纠纷发生。

3. 全科医疗质量（general medical treatment quality） 是指全科医疗服务机构向社区居民提供的医疗服务效果的优劣程度，是衡量和评价医疗服务效果、业务技术和科学管理水平的重要指标。全科医疗质量是社区卫生服务机构生存和发展的基本点和生命线，也是社区卫生管理的工作主线，是社区卫生服务中六大功能的基础，是社区卫生管理水平的主要标志和工作效果的最终体现，是社区居民利益与社区卫生服务机构利益的最佳结合点，其质量的高低关系到社区群众的健康利益，直接影响到社区卫生服务能否在社区持久、广泛、深入地开展，直接关系到社区居民的健康安危，必须加强对社区卫生服务机构医疗服务质量的监督与管理。

二、全科医疗质量的特点

全科医学的性质、特点以及提供服务的社区卫生服务机构与一般医疗机构的差别决定了全科医疗服务质量的特点。

1. 内容广泛性 全科医疗服务远比一般的疾病诊断治疗服务面要广，全科医生提供的服务包括初级医疗、预防、保健、康复、健康教育、计划生育技术六位一体的服务。

2. 范围广大性 一般医疗机构的服务主要局限于医疗机构内部，医疗质量也主要考虑院内疾病诊断、治疗和护理质量。而全科医疗服务与此不同，有大量的社区卫生服务中心（站）外的服务，因此其质量标准也应从中心（站）内延伸到中心（站）外，而且中心（站）外服务质量不仅占的比例大，也直接关系到被服务居民接受的程度。

3. 影响因素复杂性 全科医疗质量不仅涉及基础医学、临床医学、预防医学等学科，还涉及社区的自然条件、社会环境，以及社区经济、文化、习惯、心理因素诸多方面。全科医疗质量受这些因素综合作用的影响。

4. 学科综合性 全科医疗服务一般不涉及高精尖的临床医学诊疗技术，但涉及社会学、行为科学、心理学、公共关系、社会医学、卫生管理、健康教育等医学中的人文科学，因此全科医疗服务质量在诊疗技术方面与临床服务质量相比相对简单，但在人文科学技术上又比其复杂得多。

5. 质量相对性 全科医疗质量与社会经济文化发展水平有关，并受医学科学技术发展的制约。因此，全科医疗质量是相对的，它不能脱离社会经济文化发展水平和医疗卫生技术的发展水平，不结合具体实际而片面追求理想化的质量是不现实的。同时，全科医生也不能以卫生技术发展水平不高、地区社会经济文化发展水平不高而容忍低劣的卫生服务质量。

6. 质量敏感性 全科医疗服务的人只会因为发生医疗缺陷或造成不良后果而对质量敏感。接受全科医疗服务的居民也会因担心自己的健康受损而对质量敏感。

第二节 全科医疗质量的要素

全科医疗质量可以分为全科医疗基础质量、全科医疗环节质量和全科医疗终末质量。

一、全科医疗基础质量

全科医疗基础质量(basal quality of GP)是指形成、维持和支撑整个全科医疗质量的基础条件。一般来说,全科医疗基础质量包括以下7个要素:

1. 人员 指实现全科医疗服务的各类人员的数量和结构。如全科医生、社区护士、医技人员、管理人员和后勤保障人员等的数量和结构以及德才素质和身体素质,他们在全科医疗质量管理中起决定作用。

2. 技术 指开展全科医疗服务所需要的各种技术。如临床诊疗适宜技术、预防保健技术、社区康复技术、社区调查技术、社区干预、全科医疗服务管理以及其他保障服务技术等理论、经验、水平。

3. 物资 指开展全科医疗服务所必需的药品、试剂、消毒物品、消耗材料和生活资料等的质量、数量、供应和配备。

4. 设备和设施 即开展全科医疗服务所需的基本建筑、仪器设备等,如办公、诊断、治疗用房,常用的器械、仪器设备、通信设备、健康教育设备设施等。

5. 时间 时间本身并无质量问题,但如何利用时间是影响医疗质量的重要因素。包括排班、值班,日程、周程以及各种服务的时间要求,如医疗传呼信号的回复、家庭访视、家庭病床、出诊、门诊诊断的时间要求,社区工作时间在总工作时间上的要求等。

6. 环境 包括建筑设施、空间利用等硬件环境,各种全科医疗服务活动的规章制度、技术标准和管理规定等软件环境。它们决定了服务对象如何进入服务系统,以及利用卫生资源的方式。

7. 信息 数据、情报和资料的准确性、可靠性。

基础质量各要素的质量和结构是全科医疗质量的决定因素,直接影响着整体全科医疗质量的高低。基础质量贯穿整个医疗服务过程,符合质量要求的全科医疗工作人员、仪器、设备、药品和器材,符合质量要求的社区卫生机构环境和建筑,包括供水、供电、供气、污水处理系统,基本满足运营要求的资金保证,以及符合要求的科学技术情报信息资源,都是服务质量的保证。这些都将决定全科医疗服务的整体质量。

二、全科医疗环节质量

全科医疗环节质量又称工序质量(procedures quality of GP)。全科医疗环节质量就是7个要素通过组织管理所形成的各项工作质量,也称服务流程。全科医疗服务环节是全科医疗服务活动中不可缺少的结构。没有环节质量就没有全科医疗质量。全科医疗服务的环节涉及方方面面,其环节质量也比较复杂,可以从以下几个方面来分类:

1. 根据诊疗程序分类 全科医疗机构服务的过程一般包括检查、诊断、治疗、护理、康复、临终关怀等,因此可将全科医疗环节质量分为:① 诊断质量:包括临床诊断、技术操作和仪器检查的质量;② 治疗质量:包括药物性治疗、技术操作性治疗和仪器治疗等的质量;③ 护理质量:包括临床护理、生活护理、心理护理、临终关怀等方面的质量;④ 保健质量:如健康检查、疾病预防、健康教育、社区康复等方面的质量。

2. 根据服务对象分类 全科医疗服务的对象包括个人、家庭和社区人群。因此环节质量可以分为个体服务质量、家庭服务质量和社区服务质量。个体服务质量反映了全科医疗提供给个人的医疗、预防、保健、康复等服务所产生的效果,家庭服务质量说明了全科医疗家庭服务的好坏优劣,社区服务质量则表明以社区为整体的全科医疗服务的水平。

3. 根据工作环境和工作方式分类　全科医疗服务质量表现为机构内质量和机构外质量。前者主要包括直接收治病人并为病人提供医疗技术(主要是专业劳务技术)服务的各类工作,如医疗、护理和康复等工作的服务质量;后者主要包括全科医疗服务人员进入家庭和社区提供相应服务的质量,如出诊、家庭随访、家庭病床、社区疾病防治、社区干预等工作质量。

全科医疗环节质量是满足质量要求的核心,是能否达到质量目标的关键。要在全科医疗服务的各个环节,特别是关键环节、薄弱环节上加强自我检查,行政主管部门要定期开展全面检查、抽样检查和评估及制定重要环节的评审制度,及时发现问题并采取措施,以保证服务质量。在质量控制上,应制定各环节相应的质量标准,实行标准化管理。我国的全科医疗服务刚刚展开,尚未形成专门的质量标准。

三、全科医疗终末质量

全科医疗终末质量(finally quality of GP)是反映整个全科医疗活动终结后的质量,是对全科医疗服务活动效果的评价。通过全面评价服务的总体成效,获得经验教训,反馈指导下一个管理周期。评价终末质量标准的项目一般采用国家和上级机关统计部门规定的统计指标,如病死率、患病率、老年人生活质量水平的提高等。

根据评价的对象不同,全科医疗终末质量分为整体终末质量和病例终末质量。整体终末质量是针对所有的服务对象,包括病人、正常人群和特殊人群的评价,一般采用评分的方法进行,如诊断符合率、病床使用率、治愈率、病死率等;病例终末质量是针对每个病人全科医疗服务最后效果进行的评价,如慢性病病人的治疗、康复效果,老年人群、儿童和妇女保健质量等。

根据全科医疗服务的内容不同,全科医疗终末质量可分为疾病诊疗质量、预防保健工作质量、康复和健康教育质量等,常采用一些健康和疾病的统计学指标进行评价。

根据全科医疗服务的范围不同,也可以通过分析全科医疗机构内的质量、转诊和转院指标、家庭服务质量和社区服务质量等指标评价全科医疗终末质量。

第三节　全科医疗质量的管理内容

狭义的医疗质量管理概念是以临床医疗科室作为主要的质量管理单位,主要由医生通过执行医疗制度、常规和自我评价进行医疗质量控制,以传统的医疗指标作为医疗终末质量统计评价指标,仅局限于医疗技术和医疗效果的质量管理,基本不涉及服务质量及医疗费用管理。

全科医疗质量管理概念包含基础质量、环节质量和终末质量,以及医疗技术质量和服务质量的全方位系统化的质量管理概念。

一、疾病诊疗质量管理

疾病诊疗质量管理也就是狭义的医疗质量管理。医疗质量一般是看诊断是否正确、迅速、全面,治疗是否有效、及时、彻底,有无因医护措施不当而给病人带来不必要的痛苦、损害和感染。

从管理上讲，就是要求每一名全科医生详细采集病史，分析导致疾病的原因，进行必要的检查，做出准确的诊断，根据病人的家庭背景和社会环境状况提供有效的治疗方案，保证和监督、检查治疗方案的实施，并对质量的效果进行评估，根据情况的变化调整治疗方案，直至疾病好转或治愈。

在这个过程中，一定要按照一般的临床诊疗标准进行，并在诊疗过程的有关环节设立监控点，如病历监控、检查监控、处方监控。要用有关的指标来衡量诊疗的过程和效果，如全科医生与病人的平均接触时间、合格的病历比例、治愈率或好转率等。

二、双向转诊质量管理

双向转诊指全科医疗机构和上级医疗机构互转病人，是全科医疗服务的重要环节，也是提高全科医疗服务质量的重要措施。在管理上，一是要根据病情严重程度建立严格的双向转诊标准，把常见病、病情轻的病人限定在全科医疗解决的范围，而把那些符合转诊条件的病人及时地、有针对性地转到上级医疗机构。二是要在全科医疗机构建立转诊转院的管理制度，包括如何进行转诊，病人资料如何转送到上级医疗机构，明确全科医生在转诊过程中的职责，规范双向转诊的程序和要求，制定连续性服务得到保证的措施，以使病人及时得到合理治疗。三是要求全科医疗机构与上级医疗机构之间签订双向转诊协议，确保上级医疗机构把适合在社区治疗和康复的病人转向社区。

三、家庭病床质量管理

家庭病床是全科医疗服务的重要形式。主要是针对那些需要长期医疗照顾又适合在社区治疗和康复的病人，在个人的居住场所设立类似于医院病床的一种服务方式。对家庭病床的管理必须建立设立家庭病床的标准，凡是符合这个标准的病人才考虑设立家庭病床；同时规范全科医生的家庭病床服务职责，明确全科医生在家庭病床中应起到哪些作用；建立家庭病床随访制度和档案书写标准；全科医疗机构还需建立家庭病床服务的程序，完善服务质量的监测制度和服务效果的考核制度，并有这些制度得到落实的措施保证。

四、健康档案质量管理

社区居民的健康档案质量管理，一是要考虑档案的覆盖人群范围和家庭范围，尤其是要考虑那些重点人群和高医疗需求家庭的健康档案建立情况，如孕产妇、儿童、老年人、慢性病病人的建档比例；二是要规范有关健康档案的内容和记录方式，在内容上针对不同的疾病和人群，健康档案应反映出相应的特点，在记录上既要填写方便又要满足统计学和计算机管理的要求；三是要建立健康档案的管理和利用制度，如是否及时建立和更新，档案如何分类存档，建立档案的计算机管理制度，以及如何充分利用档案等；四是要对健康档案的质量进行定期的考评，不合格者达到一定比例时要采取相应的措施。

五、社区卫生服务管理

全科医生还要在社区层次上提供服务，涉及社区人群的健康干预、卫生防病、妇幼儿童和老年人保健、常见病的社区筛检、针对疾病的健康教育、计划生育技术服务等。这几个方面的质量管理虽有各自的特点和内容,但也有统一的基本要求。第一,建立健全相应的专业质量标准体系,建立社区卫生工作质量指标体系,如妇幼保健中可考虑孕产妇系统管理率及其最低限的指标值。第二,建立与之相适应的专业体系的质量管理方法。全面质量管理的方法对各部门都是通用的,也适合于社区卫生服务。因此,也应根据全科医疗的工作特点,以质量管理的基本方法为依据,建立适合其自身需要的质量管理方法。第三,建立和完善相应专业的检查和评估制度。如健康教育不仅要检查工作的数量,更重要的是检查教育后受教育者知识的知晓状况、有利于健康的行为形成情况等。

六、全科医疗风险管理

由于受到社区卫生服务机构条件和全科医生医疗技术水平的限制,加上社区居民健康和疾病问题的复杂性,全科医疗服务存在着较大的风险,因此在全科医疗的质量管理中一定要加强风险管理。第一,全科医疗机构的每个人员要树立风险意识,全科医生和社区护士、管理者等各类人员一定要有风险的概念和思想,学习有关医疗事故的法律知识,明确各自岗位上可能存在的风险有哪些,严重后果如何。第二,要严格建立和执行双向转诊标准。全科医疗主要解决常见病问题,其风险相对较小,但病情重的疾病具有一定的风险,可以通过建立科学的转向上级医疗机构的标准并得到严格执行,来化解这种风险。第三,建立、健全和严格遵循全科医疗服务的各种规章制度,如社区卫生服务机构工作制度、岗位工作制度、服务差错和事故防范制度、医疗废弃物无害化处理制度以及药品、设备管理制度等。第四,严格按照有关的技术规范来提供服务,如遵循疾病诊断治疗的技术要求、护理规范要求、预防接种程序要求、家庭病床规范要求、社区康复规范要求等。第五,运用科学管理方法管理全科医疗服务,如全面质量管理、标准化管理等。

第四节　全科医疗质量的管理方法

一、全面质量管理

1. 全面质量管理的基本含义　全面质量管理是全员参与的、把全部事物和活动都纳入的、质量形成的全过程均实施质量控制的系统管理。主要特点为:① 全员、全面、全过程的质量管理;② 管理者强有力和持久的领导及全员教育和培训;③ 以质量为中心,其目标是通过使"用户"满意,使组织的所有成员及社会受益。全面质量管理的目标是提高科技水平和医疗质量,提高服务质量和居民满意度,提高管理水平,多出成果、多出人才。

2. 全面质量管理在全科医疗质量管理中的运用

(1) 戴明循环　戴明博士最早提出了 PDCA 循环的概念,故又称"戴明环"。PDCA 循环是能使任何一项活动有效进行的一种合乎逻辑的工作程序,在质量管理中得到了广泛应用。

P(plan):计划,包括方针和目标的确定以及活动计划的制订。

D(do):执行,具体运作,实现计划中的内容。

C(check):检查,总结执行计划的结果,分清哪些对了,哪些错了,明确效果,找出问题。

A(action):行动或处理,对总结检查的结果进行处理,成功的经验加以肯定,并予以标准化,或制定作业指导书,便于以后工作时遵循;对于失败的教训也要总结,以免重现。对于没有解决的问题,应提给下一个 PDCA 循环中去解决。

PDCA 循坏适用于全科医疗服务的各个方面,医疗、医技、护理、家庭服务和社区服务等都可以根据各自的质量特点,按照 PDCA 循环原理进行质量管理。PDCA 循环的特点为:① 大循环套小循环:整个组织(社区卫生机构)有一个大的 PDCA 循环,依照层次有小的和更小的循环(科、组、室直至个人)。下一层次的 PDCA 是上一层次的组成和实现的保证,通过这样的循环,把部门的各项工作有机联系起来,彼此协同,互相促进。② 按程序办事:PDCA 循环可以分成 4 个阶段 8 个步骤,其先后顺序不能改变。③ 螺旋式上升:PDCA 循环每循环一次,都在关键环节上通过计划、检查、总结解决一批问题,而且每次循环都有新的内容和目标,如同上楼梯一样,使管理循环前进一步提高一步。

(2) 质量认证 ISO9000 质量标准是国际标准化组织(ISO)所制定和颁布的质量管理体系通用要求和指南。迄今为止已有 80 多个国家采用了此标准,被视为是通向国际市场的"通行证"。通过引入企业的这种先进管理思想和方式,建立全科医疗质量保证体系,推动全科医疗行为以及医院管理的标准化、规范化,以更好地提高医疗质量,达到社会效益、经济效益双丰收。目前,国内已有多家医院相继通过了认证。有人认为,通过 ISO9000 质量体系认证已成为未来全科医疗发展的必然趋势。

二、全科医疗服务标准化体系

标准化体系是把各部门、各环节、各类标准按一定的方式组合起来,形成部门之间、人员之间、人员与部门之间互相联系制约的标准系列。全科医疗服务标准化体系包括:

1. 总体质量标准 常用目标来反映,是社区卫生机构为了适应和满足社区居民卫生需求时努力达到的效果,包括远期目标、中期目标和近期目标。总体质量标准由居民的卫生服务需求、机构服务能力以及居民的支付能力决定,它是质量管理的出发点和归宿。

2. 基础质量标准 包括各类人员的编制、比例、合格标准,业务范围、诊疗和护理技术的操作程序等标准,诊断、治疗、抢救常用设备及设备管理标准,药械供应、病房、诊疗室设备配备标准,建筑设施、通风取暖等环境标准,常规工作日程、周程、传呼信号回复的时限规定等标准,各种责任制、考勤、奖惩管理制度等基础管理标准。

3. 环节质量标准 全科医疗服务每一个环节和每一项工作,都需制定各工作环节的具体质量标准,包括诊疗质量标准、护理质量标准、健康档案质量标准、家庭病床质量标准、家访质量标准、药剂和医技工作质量标准等。

4. 质量检控标准 指保证实现质量目标的措施,也是评价医疗质量和工作人员质量的尺度。包括医疗质量标准(如伤口愈合等级标准等)、医疗缺陷标准以及质量检查控制制度和差错事故处理条例。质量评价标准又称终末质量标准,如病死率、治愈率、一级护理合格率等。

三、全科医疗质量控制方法

标准化管理有目标、标准、控制、奖惩 4 个环节,其中关键环节是"控制"。在实行全科医疗质量标准化管理中，首先是质量控制问题。

1. 按时限进行质量控制的方法

（1）事前控制　要保证全科医疗质量就必须坚持预防为主，采用有效的管理措施，消除或减少影响质量的因素，也就是说在质量发生前采取措施进行控制，如工作人员的质量教育、对全科医生的专业训练、社区护士的培养等。

（2）事后控制　是指全科医疗质量发生后，通过检查发现存在的问题，进而提出提高质量的方法。如全科医疗机构制定的季度、年度质量检查，上级的质量检查等都属于事后控制措施，事后控制都是检查终末质量的标准。

2. 按对象层次进行质量控制的方法

（1）自我控制　是用自我管理的方法，提高个人思想素质、业务素质和身体素质以达到全科医疗质量指标的要求。自我控制是最基本、最重要的质量管理手段，要求每个与全科医疗服务有关的人员在各自的岗位上对自己的业务、工作和管理质量负责。

（2）逐级控制　按质量控制系统自上而下逐级进行质量控制，要求上级控制下级，下级对上级负责，从而形成逐级控制阶梯，故又称垂直控制。这也是岗位责任制在质量管理方面的体现。全科医疗服务中逐级控制的层次相对较简单。

（3）平行控制　平行质量控制是指在管理活动中的界面处理。全科医疗质量常牵涉人与人之间、部门之间、同级之间的关系，平行控制就是协调这些关系，要求加强部门、单位、个人之间的协同配合。在全科医疗服务中，尤其要协调社区卫生机构与社区其他部门，全科医生与社区居民之间的关系。

（4）越级控制　不受质量控制系统逐级控制阶梯的约束，直接进行跨级质量管理控制。如卫生行政部门可跨过社区卫生服务中心直接对社区卫生服务站全科医生的工作质量进行检查和监控。

第五节　全科医疗质量评价体系

一、全科医疗服务质量评价的目标

1. 遵循“以人为本”面向社区的原则，督促社区卫生服务中心在现有医学科学技术条件下尽量满足顾客的就医需求，以最大努力为顾客提供优、便、廉的全科诊疗服务。

2. 突出全科医疗安全目标，规范各种全科医疗行为，尽量减少全科医疗过失行为，杜绝不规范行为造成的全科医疗事故和全科医疗差错，为依法行医提供必要的专业技术支持。

3. 强化开展全科医疗的医院和社区卫生服务中心的质量责任和法律意识，尽量减少医患双方的医疗风险，保障医患双方合法权益，保障社区卫生服务中心的各项医疗活动有证可循、有证可举。

4. 建立完善的全科诊疗服务质量监督机制，量化全科诊疗服务质量管理标准，为开展全科医疗的医院和社区卫生服务中心的质量目标综合管理提供标准化管理模式，实现全科诊疗服务质量的全程控制和持续改善。

5. 提高社区卫生服务中心的医疗技术水平，提高开展全科医疗的医院与社区卫生服务中心管理人员的业务素质和管理水平，为社区卫生服务的六大功能的全面开展打下坚实的基础。

6. 敦促开展全科医疗的医院和社区卫生服务中心提高全科诊疗服务质量管理环境，在充分利用现有卫生资源的前提下，将社区卫生服务中心的质量管理水平与质量效益直接联系，有利于坚持社区卫生服务社会效益优先的原则，有利于实现社区卫生服务优、便、廉的服务宗旨。

7. 鼓励开展全科医疗的医院和社区卫生服务中心在全科医学领域进行探索和实践。

二、全科医疗质量评价指标

建立合理客观的考核评价指标，目的是为了促使社区卫生服务中心医疗质量持续改进，真实反映出服务中心之间的医疗质量差异。应兼顾平时和年终，理论和实践的考核，力求公正、客观评价和反映服务中心的质量，减少偶然性。

根据我国全科医疗服务和社区卫生服务的特点，全科医疗服务质量指标很大程度上反映了社区卫生的投入、过程和效果。评价指标的资料可来自于现有资料，如病案记录、健康档案、预防保健工作卡册、出生死亡登记表等；以及专项调查，如直接现场观察、病人及社区的调查以及社区卫生专题研究等。评价指标一定要具备有效性、可靠性、敏感性和特异性等。目前，我国尚无统一的、标准化的评价指标和权重系数，各地卫生主管部门一般可以从服务内容、服务满意度指标、效果效益指标、卫生经济指标 4 个一级指标和若干二级指标来考虑全科医疗质量指标，科学设计权重系数，制定具体评价量表。

三、全科医疗服务质量整体评价的方法

为使全科医疗服务质量整体评价的方法具有规范性、统一性和可操作性，医疗服务质量的整体评估分为行业综合评价和社会公众评价两个系列。

行业综合评价由全科医疗举办单位组织实施，每年 2 次。县(市、区)卫生行政部门每年 1 次抽查复核。评估的方法包括现场考察、查阅资料、抽查样本和技能考试等。现场考察、查阅资料、抽查样本等评估方式均在被检查的举办医院和社区卫生服务中心内进行，分为全科诊疗组、资料组、护理组和观察组 4 个小组分头检查。技能考试中的理论考核集中进行，各被检社区卫生服务中心按规定比例抽取医生和护士参加；医技和护理的操作考核在被检社区卫生服务中心的检查现场进行。

社会公众评价由全科医疗举办单位组织实施，每年 2 次，县(市、区)卫生行政部门每年 1 次抽查复核。评价的方法为服务满意度调查。

1. 评价组织　各全科医疗举办单位成立社区卫生服务技术指导小组，小组成员由院领导、医务科、护理部、全科医学科、感控科、质控科、临床相关科室技术骨干或由社区卫生服务中心主任及相应的管理和业务骨干组成。在全科医疗举办医院和社区卫生服务中心的组织协调下，社区卫生服务技术指导小组负责全科诊疗服务质量整体评估办法的实施。

2. 定期检查　各全科医疗举办单位对全科诊疗服务质量的检查规定为每半年 1 次，检查的结果记录备案；每月社区卫生服务中心自评 1 次，检查的结果记录备案；区卫生局每年抽查复核 1 次，在年终医疗质量评估中进行。评估结果适时向社会公告。

3. 操作方法　① 医疗机构评估：各全科医疗举办医院和社区卫生服务中心要按本办法规定的原则和所提供的标准，组织对本单位的全科诊疗服务质量检查考核。采用分项检查评估

或粗放型评估的方法，具体检查社区卫生服务中心全科诊疗基础质量、全科诊疗流程质量、全科诊疗终末质量和探索与创新，根据检查结果计算出社区卫生服务中心的质量评分和综合得分，并将检查结果详细记录备案。② 卫生行政部门监控：卫生局在实施全科诊疗服务质量整体评估时，采用抽查复核方法进行。平时反馈的质量问题应记入对医疗机构的质量评估总评中。③ 评估计分方法：全科医疗服务质量整体评估总分 100 分。其中行业综合评估占总评分的 80%，社会公众评估占总评分的 20%。

思 考 题

1. 什么是全科医疗质量？它具有哪些主要特点？
2. 全科医疗质量管理主要包括哪些内容？
3. 简述戴明环在全科医疗质量管理中的运用要点。

（赵志军 刘 伟）

参考文献

[1] 王一镗.急诊医学.北京:学苑出版社,1993.
[2] 顾湲.全科医学概论.北京:人民卫生出版社,2000.
[3] 郭清.社区卫生服务理论与实践.广州:暨南大学出版社,2000.
[4] 刘均娥.急诊护理学.北京:北京大学医学出版社,2000.
[5] 范关荣.全科医学概论.上海:上海科学技术文献出版社,2000.
[6] 吴春容.全科医学概论.北京:华夏出版社,2000.
[7] 余海.全科医学导论.成都:四川科学技术出版社,2001.
[8] 谢天麟.急救知识与技术.北京:人民卫生出版社,2002.
[9] 张文昌.社区全科医学概论.北京:科学出版社,2002.
[10] 程瑞峰.全科医学概论.北京:高等教育出版社,2002.
[11] 任光圆.全科医学概论.北京:人民卫生出版社,2003.
[12] 郭岩.卫生事业管理学.北京:北京大学医学出版社,2003.
[13] 任真年.现代医院医疗质量管理.北京:人民军医出版社,2003.
[14] 杨秉辉.全科医学概论.北京:人民卫生出版社,2004.
[15] 杨秉辉.全科医学概论.3版.北京:人民卫生出版社,2012.
[16] 杨秉辉.全科医学概论.4版.北京:人民卫生出版社,2013.
[17] 梁万年.全科医学基础教程.北京:高等教育出版社,2004.
[18] 梁万年.全科医学理论与实务.北京:人民卫生出版社,2012.
[19] 梁万年.全科医学概论.北京:人民卫生出版社,2006.
[20] 梁万年.社区卫生服务管理.北京:人民卫生出版社,2001.
[21] 梁万年.卫生事业管理学.北京:人民卫生出版社,2003.
[22] 梁万年.全科医学导论.北京:中国协和医科大学出版社,2005.
[23] 孙东东.卫生法学.北京:高等教育出版社,2004.
[24] 孙慕义.医学伦理学.北京:高等教育出版社,2004.
[25] 孙慕义.医学伦理学.2版.北京:高等教育出版社,2008.
[26] 姜维茂,程乐森,王建立.医学伦理学.青岛:青岛海洋大学出版社,2004.
[27] 李鲁.社会医学.4版.北京:人民卫生出版社,2012.
[28] 李鲁.医学人文社会科学的理论与应用.成都:四川科学技术出版社,2001.
[29] 孙统达,王仁元.社区卫生管理实践技术.北京.高等教育出版社,2011.
[30] 何坪.全科医学概论.北京:高等教育出版社,2012.
[31] 周建军.社区卫生服务.北京:高等教育出版社,2013.
[32] 王家良.临床流行病学.3版.上海:上海科学技术出版社,2009.

[33] 祝墡珠.全科医生临床能力培养.北京:人民卫生出版社,2012.
[34] 祝善珠.全科医学概论.北京:人民卫生出版社,2013.
[35] 龚幼龙,严非.社会医学.3版.上海:复旦大学出版社,2009.
[36] 姚树桥.医学心理学.5版.北京:人民卫生出版社,2008.
[37] 董宣.社区护理.北京:高等教育出版社,2008.
[38] 何路明.社区护理.上海:同济大学出版社,2013.
[39] 彭月娥.社区护理学.北京:中国医药科技出版社,2012.
[40] 李春玉.社区护理学.2版.北京:人民卫生出版社,2006.
[41] 刘建芬.社区护理学.北京:中国协和医科大学出版社,2010.
[42] 何坪.社区护理.北京:高等教育出版社,2010.
[43] 姜丽萍.社区护理学.北京:人民卫生出版社,2009.
[44] 赵淑英.全科医学概论.北京:北京大学医学出版社,2012.
[45] 彭德忠.社区康复.北京:人民卫生出版社,2012.
[46] 王家骥.全科医学基础.北京:科学出版社,2010.
[47] 崔树起,杨文秀.社区卫生服务管理.北京:人民卫生出版社,2006.
[48] 崔树起.全科医学概论.北京:人民卫生出版社,2007.
[49] 李志新,张杨.社区卫生服务管理与实践.北京:人民军医出版社,2009.
[50] 中华人民共和国卫生部等. 中国高血压防治指南(2005年修订版).
[51] 中国疾病预防控制中心等.中国慢性病报告,2006.
[52] 中华医学会糖尿病学分会.中国2型糖尿病防治指南(2010年版).
[53] 国家卫生部.国家基本公共卫生服务规范(2011年版).
[54] 国家卫生和计划生育委员会.2013中国卫生统计年鉴.
[55] World Health Organization.The world health report 2013 :Research for universal health coverage:working together for health.Geneva.
[56] Burke M M,Laramie JA.Primary care of The Older Adult:A Multidisplinary Approach.St.Louis:Mosby,2000.161-182.
[57] Norman E. Epstein. Cognitive-Behavioral Therapy with Families. New York: Brunner/Mazel Inc,1998.
[58] 刘力生,王文,姚崇华.中国高血压防治指南(2009年基层版).中华高血压杂志,2010,18(1):11-29.
[59] 陶寿淇,吴锡桂,周北凡.中国人群心血管病危险因素作用特点的前瞻性研究.中华流行病学杂志,2005,26(1):58-61.
[60] 苏永刚.中国临终关怀困境及立体化人文关怀模式研究进展.齐鲁护理杂志,2013,19(13):44-46.
[61] Hajjar I,Kotehen J M,Kotehen T A.Hypertension:trends in Prevalence,incidence,and Control [J].Annual Review of Public Health,2006,27:465-490.
[62] Hazinski MF,Nolan JP,Billi JE,et al.2010 International consensus on cardiopulmonary resuscitation and emergency cardiovascular care science with treatment recommendations. Cirulation,2010,122 (165):S250-S638.

英中文对照名词

A

accessible care	可及性服务
acute poisoning	急性中毒
adaptation	适应度
advice	告诫
advocacy support	维护支持
affection	情感度
American board of family practice, ABFP	美国家庭医疗专科委员会
assessment	评估

B

background questions	背景问题
basal quality of GP	全科医疗基础质量
behavior	行为
benefit	效益
biomedical model	生物医学模式
bio-psycho-social medical model	生物-心理-社会医学模式

C

cardio-pulmonary resuscitation, CPR	心肺复苏术
center/station of community health service	社区卫生服务中心(站)
chaotic	混乱
coma	昏迷
community based care	以社区为基础的服务
community diagnosis	社区诊断
community health record	社区健康档案
community medical care	社区医疗
community screening	社区筛检
community-based rehabilitation, CBR	社区康复
community-oriented primary care, COPC	以社区为基础的健康照顾
composite family	联合家庭
comprehensive care	综合性服务
connected	联结
consulting room for GP	全科医疗诊室

continuity of care	连续性服务
coordinated care	协调性服务
cost-effectiveness analysis, CEA	成本-效果分析
cultural resources	文化资源

D

dartmouth COOP/WONCA functional health assessment charts	COOP/WONCA 功能状态评价表
diagnosis	诊断
direct cost	直接成本
disease-oriented record, DOMR	以疾病为向导的病历记录
disease	疾病
disengaged	破碎
drowning	溺水

E

economical resources	经济资源
education rehabilitation	教育康复
educational resources	教育资源
electronic health records, HER	电子健康档案
emergency medical service system, EMSS	急诊医疗服务体系
enmeshed	缠结
environmental resources	环境资源
evaluation	评价
evidence based medicine, EBM	循证医学

F

family adapt-ability and cohesion evaluation scale, FACES	家庭适应度和凝聚度评价量表
family as a vital unit of care	以家庭为单位的照顾
family assessment	家庭评估
family circle	家庭圈
family communication	家庭沟通
family function	家庭功能
family life cycle	家庭生活周期
family medicine	家庭医学
family physician	家庭医生
family practice	家庭医疗
family role	家庭角色
family structure	家庭结构
family therapy	家庭治疗
family value	家庭价值观
final quality of GP	全科终末质量
financial support	经济支持

first contact	首诊服务
flexible	灵活的
follow-up	随访
foreground question	前景问题

G

genealogy chart	家系图
general medical treatment quality	全科医疗质量
general medicine education	全科医学教育
general practitioner	通科医生
general/family medicine	全科医学
generalist	多面手
growth	成长度,成熟度

H

health belief model	健康信念模型
health care	健康照顾
health field concept	健康层次理论
health promotion	健康促进
health records	健康档案
home care	家庭照顾
hospice care	临终关怀
hospice	病危医护病院
hypothetical-deductive approach	假设演绎方法

I

illness	疾患
incremental cost	增量成本
indirect cost	间接成本
information and education support	信息与教育支持
information of GP	全科医疗服务信息
intangible cost	无形成本
integrated care	一体化服务
intervention	干预
interview	会谈
investigation	实验室检查

K

knowledge attitude practice, KAP	知、信、行

L

life change unit, LCU	生活变化单位

life events scale	生活事件量表
life events	生活事件
linear family	主干家庭
love support	情感支持

M

managed care	管理化医疗
management by objectives, MBO	目标管理
marginal cost	边际成本
master problem list	主要问题目录
medical help-seeking behavior	就医行为
medical management support	医疗处理支持
medical rehabilitation	医疗康复
medical resources	医疗资源
medical treatment quality	医疗质量
medicine ethnics	医学伦理学
meta analysis	荟萃分析

N

noninfectious chronic disease, NCD	慢性非传染性疾病
nuclear family	核心家庭

O

observation/follow-up	观察/随访
observation	观察
opportunity cost	机会成本

P

palliative treatment	姑息疗法
partnership	合作度
perimenopausal period	围绝经期
perinatal health examination, PHE	周期性健康检查
personalized care	人格化服务
prescription	处方
prevention oriented care	以预防为先导的照顾
prevention	预防
pre-diabetes	糖尿病前期
preventive medicine	预防医学
primary care physician	基础保健医生
primary care	基础医疗保健
problem-oriented medical record, POMR	问题为导向的病历记录
procedure quality of GP	全科医疗环节质量，工序质量

Q

quality	质量

R

randomized controlled trial, RCT	随机对照临床试验
reassurance	支持
referral	转诊
rehabilitation medicine	康复医学
rehabilitation	康复
relative risk, RR	相对危险度
reliability	可靠性
religious resources	宗教资源
resolve	亲密度
rigid	僵硬

S

self-rating anxiety scale, SAS	焦虑自评量表
sensitivity	灵敏度
separated	分离
signal behavior	信号行为
social readjustment rating scale	社会再适应量表
social rehabilitation	社会康复
social resources	社会资源
social worker	社会工作者
specificity	特异度
structural support	结构(环境)支持
structure	有序
sub-health status	亚健康状态
symptom check-list 90, SCL-90	身心症状自评量表

T

team work	团队合作的工作方式
temporary or self-limited problem list	暂时性问题目录
terminal care	临终护理
the affect balance scale, ABS	情感平衡量表
the center for epidemiological studies depression, CES-D	流调用抑郁量表
the general well-being schedule, GWB	总体心理健康问卷
the mental health inventory, MHI	心理健康问卷
the systematic holism	系统整体论
triangulation of family therapy	以家庭治疗三角

U

upper gastrointestinal haemorrhage	上消化道出血
US preventive service task force, USPSTE	美国预防服务专家组

V

validity	真实性
vertigo	眩晕
vocational rehabilitation	职业康复

W

whole-person understanding	全面了解病人
world organization of national colleges and academies of general practice/family medicine, WONCA	全科/家庭医学的国际学术组织